改訂第2版

患者指導に役立つ！

体操療法

オールブック

エビデンス & プラクティス

編集

高平尚伸

北里大学大学院医療系研究科医学専攻主任教授
北里大学医療衛生学部教授

MEDICAL VIEW

本書では，厳密な指示・副作用・投薬スケジュール等について記載されていますが，これらは変更される可能性があります。本書で言及されている薬品については，製品に添付されている製造者による情報を十分にご参照ください。

All Book of Exercise Therapy, 2nd edition
(ISBN978-4-7583-2188-4 C3047)

Editor：TAKAHIRA Naonobu

2016. 4. 1 1st ed.
2024.11.10 2nd ed.

©MEDICAL VIEW, 2024
Printed and Bound in Japan

Medical View Co., Ltd.
2-30 Ichigayahonmuracho, Shinjuku-ku, Tokyo, 162-0845, Japan
E-mail ed@medicalview.co.jp

改訂第2版 序文

　古代ギリシャ時代の医聖ヒポクラテスが，「運動は人間にとって最良の薬である」と言われました。いまだにそれを超すほどの代わりになる治療法は出現していません。つまり「運動（体操を含む）が疾病や障害の予防に役立つ」（逆説的にいえば，「運動不足（不活動）が疾病や障害を惹起する」）とするエビデンスは，古代ギリシャの史実から現代の医科学的研究成果に至るまで，これまでに数多く示されています。「運動はきわめて重要な役割を果たす。近年では多くの新薬が開発され，そのさまざまな効果が明らかとなっているが，運動ほど多面的効果を発揮し，かつ経済的な治療は存在しない」「薬物療法，たとえば消炎鎮痛薬と，体操療法を含む広い意味での運動療法との違いは，前者は効果が認められたら中止するが，後者は効果が認められたら継続・習慣化することである。後者はいわば予防薬とも言える」と本書では解説されています。

　今回，初版からすでに8年が経過しました。お陰様で改訂第2版の発行に至ったことは，体操療法という切り口でのまとまった成書はきわめてまれであったことや，具体的な体操の方法が実技解説とともに，各々の臨床症状や病態に対応にして記載されていたことなどが，多くの読者の手元に届いた理由なのかと推測されます。今回，第2版を上梓する運びになりましたが，時代に合わせて大きく新たな事項を追加しました。

　基礎的な生理学的観点からは，骨格筋におけるエネルギー代謝および骨格筋への酸素供給の視点から循環と呼吸について述べられ，体操療法の基本をより深く理解できるように追加されました。栄養面では，高齢者の6割以上は低栄養もしくは低栄養リスクといった問題を抱えており，体操には栄養についても十分に考慮する必要が出てきました。つまり，医療従事者は，栄養に関する知識を高め，適切な栄養指導（栄養素の種類，適切な量，タイミングなど）も行う必要が求められる時代になりました。さらに，画像診断技術が進歩しており，最新機器としての超音波エコーが最前線に躍り出てきましたので項目に加えました。そして，体操を含む運動について組織を考える際に，骨，筋肉，腱などが重要に関与していますが，近年運動連鎖の主体となる組織としてファシアが注目されており，ファシアの最前線の研究者にも原稿をお願いしました。

　臨床的には，鼠径部痛，膝痛，足関節・足痛は独立した項目とさせて頂きました。究極の体操とも言える音楽をバックにしたダンスについてのリズムトレーニングも追加しました。さらに，内部障害系の範囲を広げて，心疾患だけでなく腎臓病も取り上げました。コラムも経験豊富な先生に加わって頂き，充実した内容に仕上がっています。

　新たに加わって頂いた執筆者の先生には，無理なお願いをさせて頂きました。しかしながら快くお引き受けいただき，相当なレベルの内容に仕上げられ，大きなお力添えを頂きました。そのため，初版よりも内容が一段と充実し，第2版では時代に見合ったフレキシブルな改訂になりました。もちろん初版でご執筆頂いた先生も，ブラッシュアップをお願いしており，さらなる玉稿を作成して頂きました。この場をお借りして深く感謝を申し上げます。すべての先生に，可能な

限りエビデンスも念頭に置いたうえで，ワクワクする内容に仕上げて頂きました。最新の進歩した技術として，ウェアラブル機器のアプリや SNS，YouTube などの近年のテクノロジーの用語にも触れられています。本書をお手に取って頂いた読者の皆様には，きっと実践にお役に立て頂ける内容であると確信しています。

　最後に，本書の発行にはメジカルビュー社の矢部涼子氏に多大なるお力添えを頂きました。今回はさらに QR コードをスキャンして頂くだけで各々の体操の動画が視聴できるように工夫されています。本書と併せてご覧頂くと，体操がよりわかりやすく，さらに実診療で実践的に正しいフォームで継続して使用頂ける課題解決策になります。是非ともご活用頂きたいと存じております。本書を再び企画監修させて頂いたことは，この専門領域に注力してきた私にとってこのうえない喜びです。再び本書が多くの読者の手に取って頂けることを心から願っており，薬剤や手術以外の治療法の選択肢として，あるいは相乗効果として，体操療法が多くの患者さんの症状や運動機能を改善させ，QOL の向上による満足度を向上させる一助になり，さらには国民の健康寿命の延伸まで目標を到達することができれば正に本望です。

2024 年 10 月

北里大学大学院医療系研究科医学専攻主任教授
北里大学医療衛生学部教授

高平尚伸

初版 推薦の言葉

　整形外科で行われる治療は手術を行う外科的治療ばかりではありません。保存療法，つまり外科的治療ではない治療方法も大切なものです。もちろん薬を使った治療方法もこのような保存療法に含まれますが，人間は自然治癒能力も兼ね備えており，重要な治癒の方法であるといえます。もちろん，自らなんら行動を起こさないでも，治ってしまう疾患もありますが，自ら率先して治癒に向おうという，いわばポジティブな治療方法が体操療法であるといえましょう。

　人間は骨格や関節，筋肉などの運動器の不都合により，さまざまな痛みを生じる可能性があります。不都合が生じる部位によってもその治療方法は変わってきます。膝や股関節，腰や頸，肩と，不都合が起こる部位はさまざまです。しかし，今まで，手術に関する適切なガイドといえる本は多数存在しましたが，保存療法のなかでも，きわめて重要な治療方法である体操療法に関して全身にわたって適切に解説し，治癒まで導いてくれるまとまった書物はあまりありませんでした。

　本書は体操療法について，その準備，筋肉の理解，体操指導の方法と分けて解説することにより，体操療法の意義，指導の方法，実際について詳しく述べており，まさに運動器疾患・障害の保存的治療の現場の実践書といえるものです。

　世界的にスポーツが盛んとなり，運動器に障害を生じることも多くなり，年齢にかかわらず，体操療法はとても重要です。また，日本では，超高齢社会の到来とともに，運動器に障害を有する高齢者の数も激増しています。高齢者が運動器の障害のために自立できなくなるのがロコモティブシンドローム（ロコモ）ですが，このロコモを予防するため，また有効に治療するのにも本書はとても役立つものとなるでしょう。

　本書が治療する現場の方にとって，また，何より運動器に疾患・障害をもたれた方にとって大きな助けになれば幸甚です。

2016年2月

北里大学医学部整形外科主任教授

髙相晶士

初版 序文

　整形外科疾患に対し，運動療法が効果的であることは周知のとおりです。なかでも「体操」は，患者さんが自宅でも継続して行っていただくことで，サルコペニアやロコモティブシンドローム予防に寄与するなど，今後，整形外科医だけでなく総合診療科の一般診療医（general practitioner；GP）や医療スタッフなどにとっても外来診療の必須知識になることと思います。

　しかし，いざ，実際の外来で患者さんに対し体操の指導を行おうとしても，限られた診療時間のなかで，言葉だけではうまく伝わりません。また，学会や製薬会社が作成している体操指導のパンフレットは，一部の疾患が取り上げられているのみであり，整形外科外来を受診する患者さんを網羅するには足りません。

　そこで，このたび"外来で患者さんに対し，いかに効果的に体操を指導するか"の指南書として，「体操療法オールブック」と題する本書を企画・編集いたしました。体操の実技解説には，イラストをふんだんに盛り込み，使うべき筋肉が一目でわかるように制作を行いました。また，体操の指導に先立ち，運動機能評価，効果判定・評価法などや，体操と運動療法のエビデンス，体操と筋肉の動きについても項目を設け，知識の充実をはかる内容にしました。さらに，読者の先生方の利便性を考え，患者さんに配布できるような体操の指導箋をPDFにして付録としました。

　本来，運動は局所だけではなく，全身で組み合わせて行うことが重要です。近年，運動連鎖が取り上げられるようになった理由には，局所ばかりに目がいっていたことが見直されてきたからだと思います。つまり，例えば股関節痛の患者さんには，股関節の体操だけでなく，膝から足までの体操の一部を組み合わせてもよいわけです。

　また，体操の指導に当たっては，患者さん個々の体力に合わせて行うことが必要です。治療が目的なのか，予防が目的なのかも，患者さんによって異なり，予防が目的の場合には，可能な限り回数を多くして継続して行うことが重要です。もちろん，痛みが発症あるいは増悪した場合には，中止などの措置を取る必要があります。本書には痛みがあっても行うことのできる体操がありますが，当然ながら短絡的に薦めるものではありません。診断が重要なのはいうまでもありません。冒頭の趣旨をご理解いただければ幸いです。本書で取り上げた体操は，筋肉トレーニングやストレッチなどが中心ですが，専門的で難しいものはなく患者さんが自宅で一人で簡単にできます。本書が少しでも実診療でお役に立つことができれば，これほど嬉しいことはありません。

　もともとメジカルビュー社の月刊医学雑誌「関節外科」のテーマ案として，アイデアを発案したところ，一つの本として出版したらどうかと薦められたのがきっかけです。三宅優美子氏には企画の最初から最後までわれわれを叱咤激励していただき，この本は世に出ることができました。また，本書の企画にご理解を頂いたメジカルビュー社の皆様に深く感謝を申し上げます。

2016年2月

北里大学医療衛生学部リハビリテーション学科理学療法学教授
北里大学大学院医療系研究科整形外科学教授

髙平尚伸

目 次

1章　体操指導の準備

2章　筋肉・ファシアを理解する

3章-1　実践 いざ体操の指導 —疾患・症状にあわせた体操—

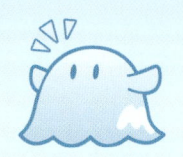

3章 -2　実践 いざ体操の指導 — 健康増進のための体操 —

執筆者一覧

◆編集

髙平尚伸 北里大学大学院医療系研究科医学専攻主任教授，北里大学医療衛生学部教授
（北里大学大学院医療系研究科整形外科学，リハビリテーション科学，スポーツ医学教授）

◆執筆（掲載順）

北川　淳 北里大学一般教育部人間科学教育センター健康科学単位教授
小野高志 周南公立大学人間健康科学部スポーツ健康科学科准教授
神谷健太郎 北里大学医療衛生学部リハビリテーション学科理学療法学専攻教授
堀田一樹 北里大学医療衛生学部リハビリテーション学科理学療法学専攻准教授
佐藤春彦 関西医科大学リハビリテーション学部理学療法学科教授
坂本美喜 北里大学医療衛生学部リハビリテーション学科理学療法学専攻講師
金田浩明 NTT東日本関東病院リハビリテーション医療部
佐々木秀一 北里大学病院リハビリテーション部
二宮一成 苑田会人工関節センター病院リハビリテーション科
大久保朝子 横浜栄養専門学校栄養士科講師
河端将司 北里大学医療衛生学部リハビリテーション学科理学療法学専攻講師
宮城正行 北里大学医学部整形外科学講師
倉坪亮太 北里大学北里研究所病院リハビリテーション技術科
中西理佐子 横浜南共済病院リハビリテーション科作業療法主任
見目智紀 北里大学医学部整形外科学講師
小沼賢治 北里大学医学部整形外科学講師
井村貴之 北里大学医学部整形外科学講師
松永篤彦 北里大学医療衛生学部リハビリテーション学科理学療法学専攻教授
大橋慶久 北里大学医学部整形外科学助教
髙平尚伸 北里大学大学院医療系研究科医学専攻主任教授，北里大学医療衛生学部教授
（北里大学大学院医療系研究科整形外科学，リハビリテーション科学，スポーツ医学教授）
福島健介 北里大学医学部整形外科学講師
渡邊裕之 北里大学医療衛生学部リハビリテーション学科理学療法学専攻准教授
迎　学 北里大学医学部整形外科学助教
東山礼治 北里大学医学部整形外科学助教，茅ヶ崎中央病院整形外科部長
上出直人 北里大学医療衛生学部リハビリテーション学科理学療法学専攻准教授
村田幸佑 北里大学医学部整形外科学助教
津田幸保 一般社団法人スポーツリズムトレーニング協会代表理事
中西啓祐 株式会社HABILIS代表取締役社長
忽那俊樹 東京工科大学医療保健学部リハビリテーション学科理学療法学専攻准教授
東條美奈子 北里大学医療衛生学部リハビリテーション学科理学療法学専攻教授
松沢良太 兵庫医科大学リハビリテーション学部理学療法学科講師
柴　喜崇 福島県立医科大学保健科学部教授
植田拓也 東京都健康長寿医療センター研究所
東京都介護予防・フレイル予防推進支援センター副センター長

本書のダウンロードサービスについて

本書3章「実践 いざ体操の指導」に掲載した体操は，患者さんに自宅でも継続して行っていただくための指導箋のPDFファイルのダウンロードが可能です。

 該当ページにはこのマークが記載されています。

下記ダウンロードページにアクセス後，ユーザーIDとパスワードを入力してファイルをダウンロードし，外来でプリントアウトしてご活用ください。

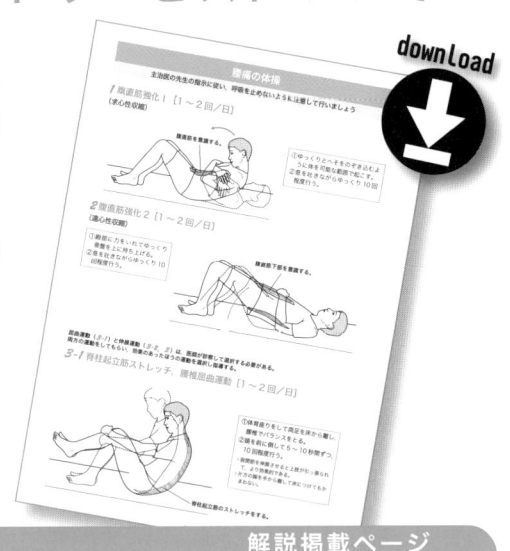

ファイル名	解説掲載ページ
疾患・症状にあわせた体操	
頚部痛の体操	p.100 ～ 104
肩こり・肩痛・肘痛の体操	p.110 ～ 113
手や手指痛の体操	p.117 ～ 121
腰痛の体操	p.124 ～ 127
股関節痛の体操	p.131 ～ 135
鼡径部痛（グロインペイン）の体操	p.138 ～ 141
膝痛の体操	p.144 ～ 148
足関節・足痛の体操	p.152 ～ 155
健康増進のための体操	
ロコモ体操	p.164 ～ 165
サルコペニア予防・進行防止のための体操	p.169 ～ 174
骨粗鬆症（骨折）予防の体操	p.179 ～ 181
運動器疾患への体幹トレーニング	p.185 ～ 189
音楽を取り入れた体操	p.192 ～ 195
静脈血栓塞栓症予防のための体操	p.198 ～ 205
心疾患患者を対象とした体操	p.209 ～ 214
腎臓病患者を対象とした体操	p.218 ～ 221
地域在住高齢者を対象にした体操	p.225 ～ 229
健康増進のためのラジオ体操	p.235 ～ 240
姿勢改善のための体操	p.245 ～ 253

ダウンロードページURL
（下記のURLを入力していただくか，メジカルビュー社ホームページの上のメニューの「ダウンロード」から進んでください）
https://www.medicalview.co.jp/download/ISBN978-4-7583-2188-4/index.php

ユーザーID　mvtaisouk2
パスワード　90075214

＊本書のダウンロードサービスは，著者のご厚意によるものです。ダウンロード後は，自施設の責任においてご指導くださいますようお願いいたします。

『改訂第2版 患者指導に役立つ！体操療法オールブック エビデンス＆プラクティス』
ストリーミング動画視聴方法

本書の内容に関連した動画をメジカルビュー社のホームページでストリーミング配信しております。下記の手順でご利用ください（下記はパソコンで表示した場合の画面です。スマートフォンやタブレット端末などで見た場合の画面とは異なります）。
※動画配信は本書刊行から一定期間経過後に終了いたしますので，あらかじめご了承ください。

1 下記URLにアクセスします。
https://www.medicalview.co.jp/movies/

 スマートフォンやタブレット端末では，二次元バーコードから **3** のパスワード入力画面にアクセス可能です。その際は二次元バーコードリーダーのブラウザではなく，SafariやChrome，標準ブラウザでご覧ください。

2 表示されたページの本書タイトルそばにある「動画視聴ページ」のボタンをクリックします。

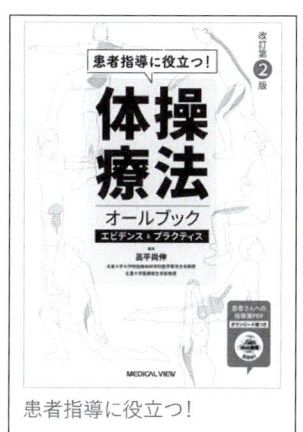

患者指導に役立つ！
体操療法オールブック
改訂第2版
2024年11月3日刊行

▶ 動画視聴ページ
サンプル動画　書籍詳細

3 パスワード入力画面が表示されますので，利用規約に同意していただき，下記のパスワードを半角で入力します。

19002145

4 本書の動画視聴ページが表示されますので，視聴したい動画のサムネイルをクリックすると動画が再生されます。

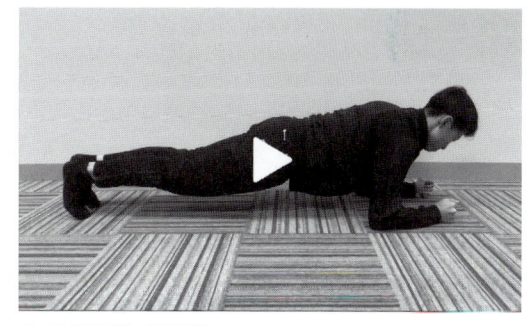

Ⅲ 実践　いざ体操の指導

健康増進のための体操　姿勢改善のための体操

肘立て　[動画提供：高平尚伸]
00:22

動作環境

※動画視聴の際にはインターネットへの接続が必要となります。下記は2024年10月時点での動作環境で，予告なく変更となる場合がございます。
※パソコンの場合は2.0Mbps以上の，タブレットの場合はWiFiやLTE等の高速で安定したインターネット接続をご使用ください。
※通信料はお客様のご負担となります。

Windows
OS：Windows 11/10（JavaScriptが動作すること）
ブラウザ：Microsoft Edge・Chrome・Firefox最新バージョン

Macintosh
OS：13〜11（JavaScriptが動作すること）
ブラウザ：Safari・Chrome・Firefox最新バージョン

スマートフォン，タブレット端末
2024年10月時点で最新のiOS端末では動作確認済みです。Android端末の場合，端末の種類やブラウザアプリによっては正常に視聴できない場合があります。

動画一覧

1章 体操指導の準備

「体操を指導する」とは

北里大学一般教育部人間科学教育センター健康科学単位 **北川 淳**

● 本書で扱う"体操"とは

「健康づくりのための身体活動・運動ガイド2023」によると，身体活動は，安静にしている状態よりも多くのエネルギーを消費する動作であり，生活活動と運動に分けられる（**表1**）。

生活活動には日常生活を営むうえで必要な労働，家事，移動（通勤・通学）などが含まれる。運動とは生活活動以外のスポーツなど，特に体力の維持・向上や健康増進などを目的として計画的，継続的に行われる活動である。

これら身体活動（生活活動・運動）の強度を表す指標としてメッツ（metabolic equivalents；METs）がある。メッツは各種身体活動における強度を，安静時の何倍に相当するかで表す指標であり，坐位安静状態が1メッツ，普通歩行が3メッツに相当する。低強度は3メッツ未満，中強度は3メッツ以上6メッツ未満，高強度は6メッツ以上を表す。

本書で扱う体操とは運動の一部に含まれるが，スポーツクラブなどの運動施設に通わずに，主に自宅で手軽に継続できる低強度から中強度までの運動とする。

具体例を以下に示す。

- ・自分の体重（自体重）を負荷とする筋力トレーニング
- ・ゴムバンドやペットボトルなどを用いた筋力トレーニング
- ・器械を使用せず自由に身体各部を動かして行う徒手体操やラジオ体操
- ・筋肉や腱を意識的に伸ばすストレッチング

表1 主な生活活動および運動時におけるメッツ

メッツ		身体活動	
		生活活動	運動
高強度	8.0〜8.9	重い荷物の運搬，階段を速く上がる	ランニング，クロールで泳ぐ
	7.0〜7.9	農作業（干し草をまとめる，納屋掃除）	ジョギング，エアロビクス，サッカー
	6.0〜6.9	スコップで雪かき	ゆっくりとしたジョギング，山登り
中強度	5.0〜5.9	速歩，シャベルで土や泥をすくう，家具の移動	野球，ゆっくり泳ぐ，バドミントン
	4.0〜4.9	自転車（通勤レベル速度），高齢者の介護	卓球，ラジオ体操，テニス（ダブルス）
	3.0〜3.9	普通歩行，階段を下る，ふき掃除，風呂掃除	ボーリング，自体重を使う筋力トレーニング
低強度	2.0〜2.9	ゆっくりした歩行，料理，洗濯，ピアノ演奏	ストレッチング，ラジオ体操（坐位）
	1.0〜1.9	立位（会話，電話，読書），皿洗い	

（文献1を改変して引用）

「健康づくりのための身体活動・運動ガイド 2023」では、歩行またはそれと同等以上（3メッツ以上の強度）の身体活動を、成人は1日60分以上、高齢者は1日40分以上行うことに加え、筋力トレーニングを含む多要素な運動の実施を推奨している（図1）。

図1 健康づくりのための身体活動・運動ガイド 2023 推奨事項

全体の方向性	身体活動	運動	座位行動
個人差等を踏まえ、強度や量を調整し、可能なものから取り組む 今よりも少しでも多く身体を動かす			
高齢者 歩行又はそれと同等以上の（3メッツ以上の強度の）身体活動を1日40分以上（1日約6,000歩以上）（＝週15メッツ・時以上）	**運動** 有酸素運動・筋力トレーニング・バランス運動・柔軟運動など多要素な運動を週3日以上【筋力トレーニング※1を週2～3日】	座りっぱなしの時間が長くなりすぎないように注意する（立位困難な人も、じっとしている時間が長くなりすぎないように少しでも身体を動かす）	
成人 歩行又はそれと同等以上の（3メッツ以上の強度の）身体活動を1日60分以上（1日約8,000歩以上）（＝週23メッツ・時以上）	**運動** 息が弾み汗をかく程度以上の（3メッツ以上の強度の）運動を週60分以上（＝週4メッツ・時以上）【筋力トレーニングを週2～3日】		
こども （※身体を動かす時間が少ないこどもが対象）	（参考） ・中強度以上（3メッツ以上）の身体活動（主に有酸素性身体活動）を1日60分以上行う ・高強度の有酸素性身体活動や筋肉・骨を強化する身体活動を週3日以上行う ・身体を動かす時間の長短にかかわらず、座りっぱなしの時間を減らす。特に余暇のスクリーンタイム※2を減らす。		

※1 負荷をかけて筋力を向上させるための運動。筋トレマシンやダンベルなどを使用するウエイトトレーニングだけでなく、自重で行う腕立て伏せやスクワットなどの運動（本書で扱う体操）も含まれる。
※2 テレビやDVDを観ることや、テレビゲーム、スマートフォンの利用など、スクリーンの前で余暇に過ごす時間のこと。

（文献1を改変して引用）

体操指導における基本知識

競技力や体力の向上を目的としたトレーニング分野では、基本的な3つの原理（図2）および6つの原則（図3）が体系化されている。いずれかが欠くことができ、強度の低い体操を指導する場合においても、それらの知識として応用できるものがある。

図2 トレーニングの3原理

過負荷

特異性

可逆性

図3 トレーニングの5原則

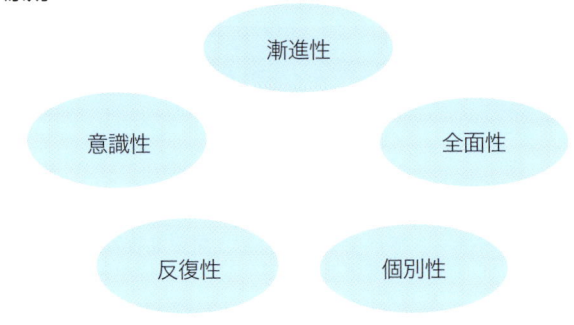

トレーニングの3原理

過負荷の原理

　身体機能を向上させるためには，日常生活で身体にかかる以上の負荷を与える必要がある。
　低負荷（普段の日常生活で経験する程度の負荷）では，現状維持の効果しか期待できない。効果を得るためには，それよりも強い負荷（過負荷）を与える必要がある。

特異性の原理

　トレーニングにより身体のどの機能を亢進させるかは，トレーニングの種類に依存する。
　例えば，ウェイトトレーニングは筋力の向上をもたらし，ジョギングなどの有酸素運動は心肺機能の向上をもたらす。

可逆性の原理

　トレーニングを継続することにより体力や身体機能は向上するが，トレーニングを中止すると速やかに元のレベルに戻ってしまう。

トレーニングの5原則

漸進性の原則

　同じ負荷でのトレーニングを継続して一定レベルに達すると，それ以上の効果は得られにくくなる。定期的な体力テストや運動負荷試験などを実施し，その結果に基づいて負荷の質と量を漸進的に高めていくことが必要である。
　したがって，体操開始初期は楽にできる負荷から始め，しだいに負荷を増して，少しつらいが続けられそうと感じる負荷を与えることが必要である。

意識性の原則

　トレーニングの意義や目的を理解し，それを意識しながらトレーニングを実施すると効果が大きい。
　運動習慣のない患者や，そもそも運動が嫌いな患者にとって，自分の意志に反して「やらされる」ことほどつまらないものはない。患者のやる気や継続性を引き出すためには，体操を勧める前にその目的やどのような効果が得られるのかを説明し，患者自身の意識を高めた（納得を得た）うえで実施するとよい。

反復性の原則

　トレーニング効果は即効的に現れるものではなく，時間をかけて継続・反復する必要がある。一般的に，トレーニング効果が現れるには1〜2カ月が必要である。

個別性の原則

　体力には個人差が大きいため，これに合わせた個別の負荷を設定する。

　体力レベルのほかに，目的，性別，年齢，運動習慣，生活習慣などを考慮する必要がある。

全面性の原則

　トレーニングの内容は，ある特定の機能を高めることだけに固執するのではなく，すべての生理的機能を賦活するような身体全体をバランスよく鍛えるものが望ましい。

文献
1）厚生労働省：健康づくりのための身体活動・運動ガイド2023.

指導のための運動機能評価

周南公立大学人間健康科学部スポーツ健康科学科　**小野高志**

指導のための運動機能評価について，資料提示を中心に解説する。

● ポイント（表1〜4）

- ・体操を指導する前に，まず対象者の状態を的確に把握する。
  - ➡より安全で効果的なサービスの提供につながる。
- ・体操の処方やプログラム立案に必要な情報を，正確に得る＝再現性を確保する。
  - ➡体操の処方後にも繰り返し行うことで，立案したプログラムの妥当性や効果を判断することも可能となる（データの収集自体が目的ではない！）。
- ・機能評価の結果が何を意味するのかを正確に解釈し，対象者にわかりやすく説明する。
  - ➡対象者が体操の必要性を十分に認識し，処方する体操の効果が最大限に発揮されるように努める。

表1 機能評価のプロセス（PDCA サイクル）

1. 情報収集・状況把握……背景，全体像の明確化
   ↓
2. 企画……実施目的の明確化，評価項目の絞り込み(Plan)
   ↓
3. 実施……再現性(フィードバックの可能性)の確保(Do)
   ↓
4. 統合解釈……データを統合し，関連性から問題の本質を探る
   ↓
5. 問題点のリストアップ……対処のプライオリティを確認
   （↓ 以下は体操指導のプロセス）
6. 対応ゴールの設定……体操指導の目標，時期，負荷設定を整理　(Check)
   ↓
7. 問題への対応手順の設定……対象者が抱える問題の重要度からプライオリティを設定
   ↓
8. 問題点への対応プログラムの立案設定……プログラム作成
   （↓ 以下は効果判定のプロセス ➡ p.22「体操の効果判定・評価手法」を参照）
9. 効果判定……実際にどの程度効果があったか，予定どおりに遂行できたかの確認(Assessment)

表2 評価項目

1. 姿勢，身体アライメント（静的・動的），筋萎縮の有無・程度
2. 体格，身体組成
3. 関節弛緩性＋筋タイトネス→関節可動域
4. 筋力，筋持久力
5. 全身持久力（心肺機能）
6. 敏捷性，協調性，平衡機能（バランス能力）
7. 中・高齢者への体操指導のための運動機能評価

表3 情報収集の手続き（HOPS）

H：History（問診）	既往歴，現病歴とそれにつながる背景に関する情報を収集する
O：Observation（視診）	形態および動作の観察・分析
P：Palpation（触診）	圧痛点，緊張感，腫脹，熱感などを評価
S：Special（stress）test（スペシャルテスト）	整形外科学的テスト，身体組織構造への徒手的ストレステスト

表4 情報収集の手続き（SOAP）

S：Subjective（主観）	HOPSのHに相当する。患者本人が感じている症状の経過や心身の状態，復帰に向けた目標などの聴取
O：Objective（客観）	HOPSのうちOPSに相当する。各種検査・測定による情報収集
A：Assessment（評価）	S，Oによって得られた情報から抽出される問題点，傷害・疾病の推定
P：Plan（方針）	目標・ゴールの設定と現在地から目標・ゴールまでの段階的な計画・プロトコルの立案

● 姿勢，身体アライメント，筋萎縮の評価

基本肢位（基本的立位姿勢，解剖学的立位姿勢）（図1）

図1 基本的立位姿勢，解剖学的立位姿勢

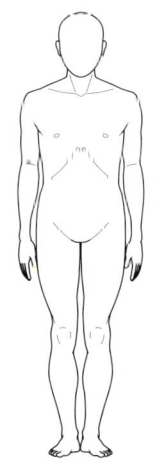
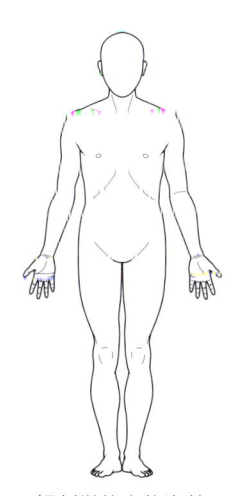

基本的立位姿勢　　　　解剖学的立位姿勢

運動面・軸, ランドマークの主なチェックポイント（図2, 3）

前額面：【後頭隆起, 椎骨棘突起, 殿裂, 両膝関節内側中心, 両内果間中心】

両肩峰の高さ, 両肩甲骨下角の高さ（第7〜9胸椎位が正常）

肩甲骨前突・後退, 肩甲骨回旋, 翼状肩甲

腸骨稜上端の高さ

矢状面：【耳垂, 肩峰, 大転子, 膝関節中心, 外果】

骨盤の傾き（上前腸骨棘と上後腸骨棘を結ぶ角度, 8〜10°が正常）

図2 運動面・軸

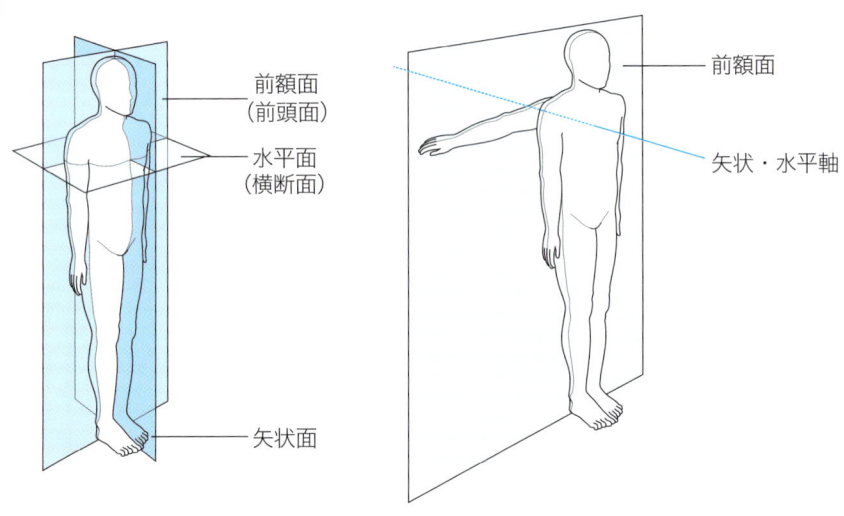

- 前額面（前頭面）
- 水平面（横断面）
- 矢状面
- 前額面
- 矢状・水平軸

身体アライメント（図3）

「運動面・軸, ランドマーク」で記した, 前額面・矢状面のランドマークのうち, 【 】で示したランドマークが一直線上に並んでいるか（前・後・側弯の有無）, 過度な高さの左右差がないかによって身体アライメントをチェックする。

下肢に関してはO脚・X脚, Q-angle, 反張膝, leg-heel angle, 扁平足, 開張足, 外反母趾などの有無を確認する。

図3 ランドマーク, 身体アライメント

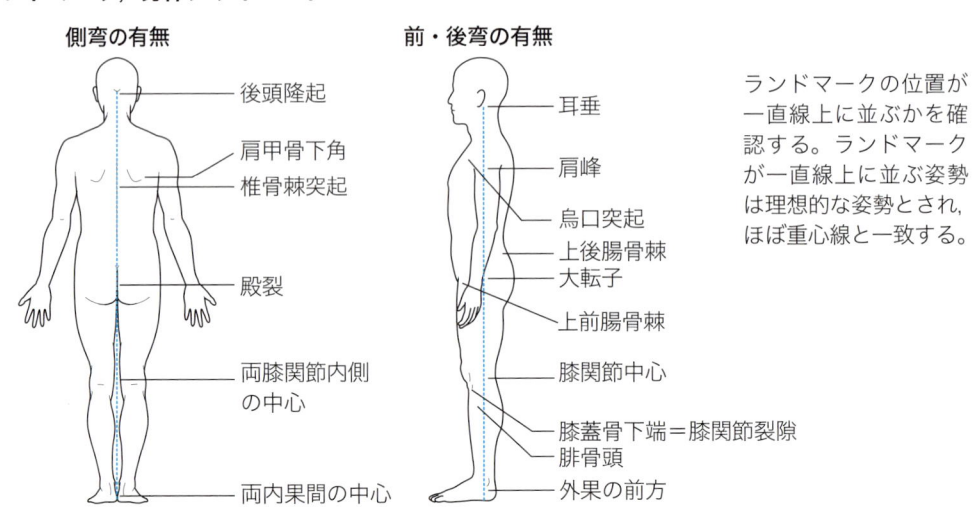

側弯の有無
- 後頭隆起
- 肩甲骨下角
- 椎骨棘突起
- 殿裂
- 両膝関節内側の中心
- 両内果間の中心

前・後弯の有無
- 耳垂
- 肩峰
- 烏口突起
- 上後腸骨棘
- 大転子
- 上前腸骨棘
- 膝関節中心
- 膝蓋骨下端＝膝関節裂隙
- 腓骨頭
- 外果の前方

ランドマークの位置が一直線上に並ぶかを確認する。ランドマークが一直線上に並ぶ姿勢は理想的な姿勢とされ, ほぼ重心線と一致する。

筋萎縮 （図4）[1]

　　　周径囲（上腕，前腕，大腿，下腿，胸囲，腹囲，殿囲）の測定によって，筋の萎縮を評価する。皮脂厚が厚い場合は等尺性収縮時の筋の膨隆も観察する。

図4 筋萎縮

a：上腕周径の計測

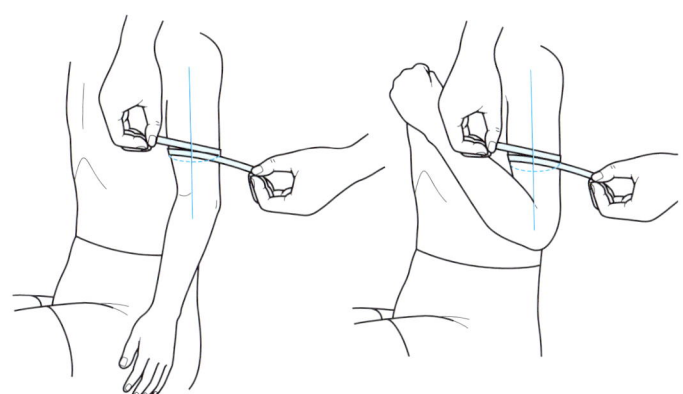

b：前腕周径の計測

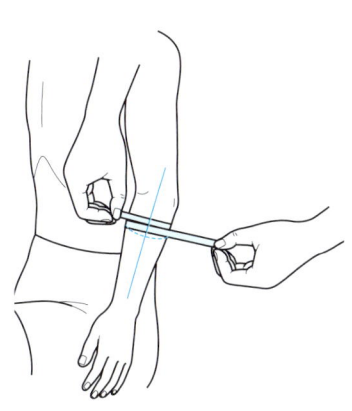

肘伸展位上腕周径　　　　　肘屈曲位上腕周径　　　　　最大前腕周径

c：下肢の周径の計測

膝蓋骨上端から上前腸骨棘のライン上で
5cm →内側広筋　15cm →大腿四頭筋

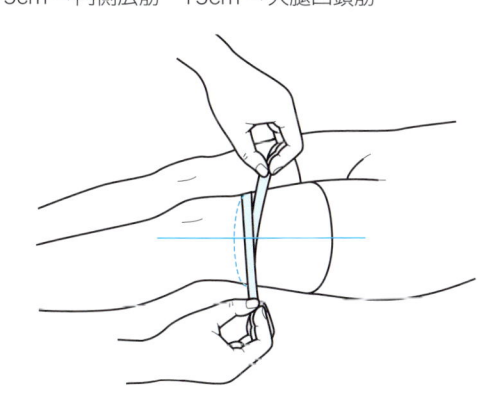

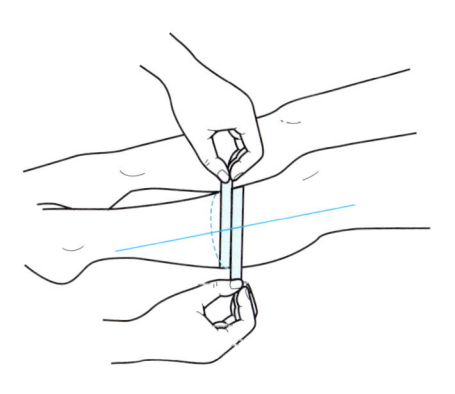

大腿周径　　　　　　　　　　　　最大下腿周径

● 体格，身体組成

体型分類（図5）[2]

外胚葉型（やせ型）……関節可動域が増大し，安定性が減少する。
中胚葉型（中型）……関節可動域・安定性ともに正常範囲内の体型である。
内胚葉型（がっしり型）……関節可動域が減少し，安定性が増大する。

体格指数（body mass index；BMI）（表4）

肥満度を間接的に評価することができる。筋肉質で除脂肪量が多いアスリートは肥満傾向，肥満予備群と判断されてしまうことがあるため，個々の性別や年齢，活動レベルなどを考慮する必要がある。

身体組成測定法

インピーダンス（BI）法　図6

生体内に周波数の異なる数種類の微弱電流を流し，そこから得られる生体電気抵抗（bio-electrical impedance；BI）値から除脂肪量（水と電解質で構成される組織量）を推定する。

利点：低価格，測定が簡便にできる，測定誤差が比較的少ない
欠点：数値が変動しやすい（体内の水分量，測定時間帯，むくみなど）
　　➡測定条件をできる限り一定にする必要がある。あくまで相対値であり，絶対値ではない。横断的な比較には適さず，個人内の縦断的変化の評価に用いる。

皮下脂肪厚（キャリパー）法　図7

2点法（上腕背部，肩甲骨下部）と3点法（2点法＋腹部へその横）がある。
1. 所定部位の皮下脂肪をつまみ，手から1cm離れたところの厚みを計測する。
2. 2〜3回計測し，近似値で平均値を求める。
3. 得られた数値を計算式に代入し，体脂肪率を算出する。

図5 体型分類

体型	外胚葉型（やせ型）	中胚葉型（中型）	内胚葉型（がっしり型）
	やせ，ほっそりした体型	中型，競技体型	がっしりした体型
	比較的低いBMI	中程度のBMI	比較的高いBMI
関節形状	小さく平坦な表面	中間の関節形状	大きく弯曲した形状
筋量	最少の筋量，薄い筋	中間の筋量	厚い筋量
関節可動域	増大	正常範囲内	減少
関節安定性	減少	正常範囲内	増大

表4 BMI値

＜ 18.5 ：	低体重（やせ）
18.5 〜 24.9 ：	正常
≦ 25.0 ：	過体重
25.0 〜 29.9 ：	肥満前段階
30.0 〜 34.9 ：	クラスⅠ肥満
35.0 〜 39.9 ：	クラスⅡ肥満
≦ 40.0 ：	クラスⅢ肥満

1章
体操指導の準備

図6 インピーダンス(BI)法

（マルチ周波数体組成計　MC-980A-N plus）

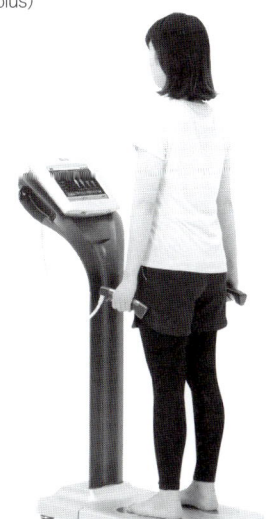

（(株)タニタ提供）

図7 皮下脂肪厚(キャリパー)法

a：キャリパー（皮下脂肪計MK-60）

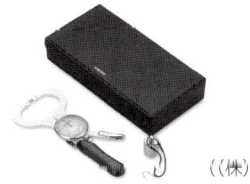

（(株)ヤガミ提供）

b：キャリパーでの測定法

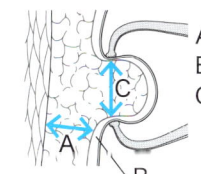

A. 皮下脂肪組織
B. 皮膚（表皮＋真皮）
C. キャリパーによるいわゆる皮下脂肪厚

c：皮下脂肪厚の測定法

1. 上腕背部

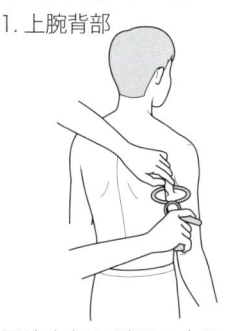

肩峰突起と肘頭の中間点に当たる上腕背部を長軸に対して平行につまむ。

2. 肩甲骨下部

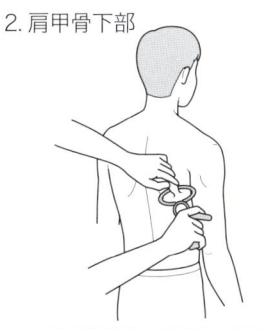

肩甲骨下端の直下を脊柱より肩甲骨下点に向って斜め下方（約45°）につまむ。

3. 腹部

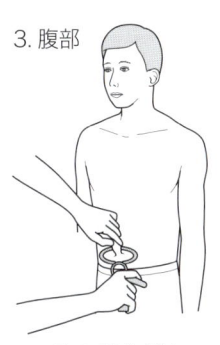

へその横を縦につまむ。

● 関節弛緩性，可動域，筋タイトネス

関節弛緩性（joint laxity）（図8）

関節構成体（靭帯，関節包など）の性状に起因し，運動方向は正常であるが，過剰な可動性を有する状態のことで，多くは先天的なものである。異常な運動方向への過剰な可動性である関節動揺性・不安定性（多くは靭帯損傷や脱臼後の外傷性のもの）とは異なる。

東大式関節弛緩性テスト（中嶋ら，1984）が汎用されている。

図8 関節弛緩性

①手関節

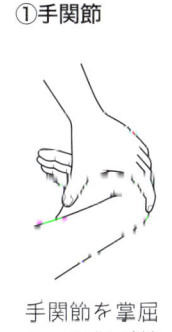

手関節を掌屈し，母指が前腕につく。

②肘関節

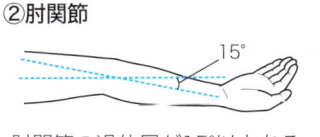

肘関節の過伸展が15°以上ある。

③肩関節

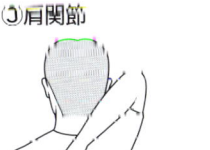

背中で上下から伸ばした手の指先が握れる。

④膝関節

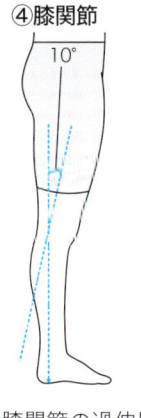

膝関節の過伸展が10°以上ある。

⑤足関節

足関節の背屈が45°以上ある。

⑥脊柱

立位体前屈で手掌全体が床につく。

⑦股関節

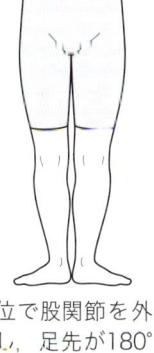

立位で股関節を外旋し，足先が180°以上開く。

上記7項目について，陽性（＋）の場合を1点（①〜⑤は左右各0.5点）とし，合計が4点以上の場合，全身の関節弛緩性が高いと判定される。

関節弛緩性を有する場合，関節の傷害の既往を有する，もしくは将来的な傷害発生リスクも予見されるため，注意を要する。また，関節弛緩性への対応策として，各関節の周囲筋の強化，主働筋と拮抗筋の同時収縮を促すような指導を行い，関節の安定性・支持性を高め，過度な動揺やストレスが加わることを防ぐ必要がある。

関節可動域（range of motion；ROM）（図9）

筋タイトネステスト（図10）

　指床間距離テスト（finger floor distance；FFD），Thomas test，膝伸展下肢挙上テスト（straight leg raising；SLR），踵殿間距離（heel buttock distance；HBD），下腿三頭筋，内転筋，大腿筋膜腸筋，肩関節周囲筋などの評価が可能である。

図9 関節可動域（range of motion；ROM）

a：全円型角度計による肘関節屈曲の測定

b：半円型角度計による肘関節屈曲の測定

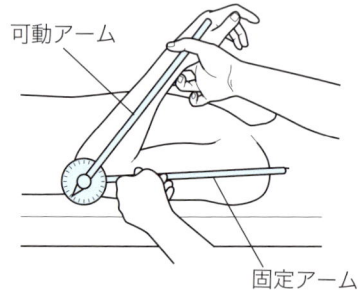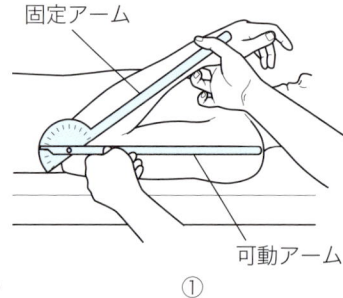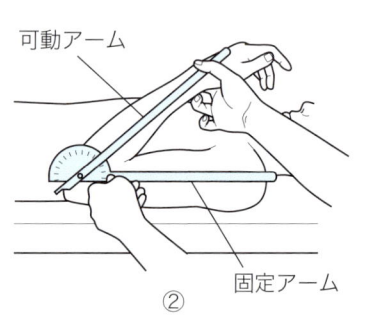

肘関節屈曲の測定では上腕骨が基本軸，橈骨が移動軸となる。全円型角度計では，目盛りのついたアームが基本軸，矢印のついたアームを移動軸にあわせる。

肘関節屈曲の測定では上腕骨が基本軸，橈骨が移動軸となる。半円型角度計では，①のように目盛りが読めるように固定アームを移動軸にあわせる。②の方法では正確に目盛りを読むことはできない。

図10 筋タイトネステスト

腰部・ハムストリングス

腸腰筋（Thomas test）

ハムストリングス

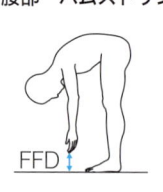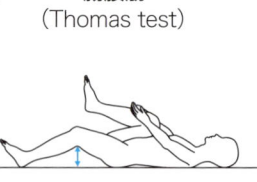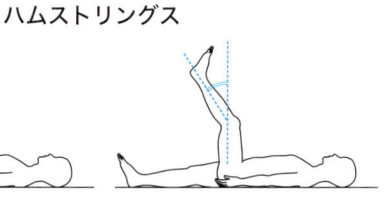

指床間距離（cm）

膝かかえ姿勢での床から膝窩までの距離（cm）

①いわゆるSLR（°）

②股関節90°屈曲位からの膝伸展（°）

大腿四頭筋

下腿三頭筋

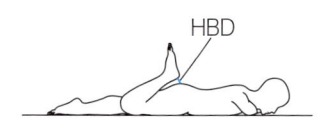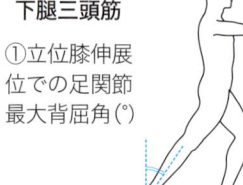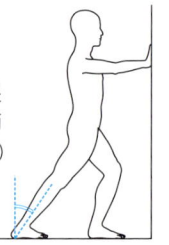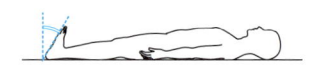

腹臥位での踵・殿間距離（cm）

①立位膝伸展位での足関節最大背屈角（°）

②仰臥位膝伸展位での足関節最大背屈角（°）

● 筋力，筋持久力

徒手筋力検査（manual muscle testing；MMT）

　大腿四頭筋（図11）やハムストリングス（図12）の検査などがある。MMTは表5に挙げるような特徴があるが，末梢神経損傷や脊髄損傷の障害部位診断に役立つほか，筋のアンバランスによる変形や動作障害を予測するための資料となる。

図11 大腿四頭筋の検査（膝関節伸展）

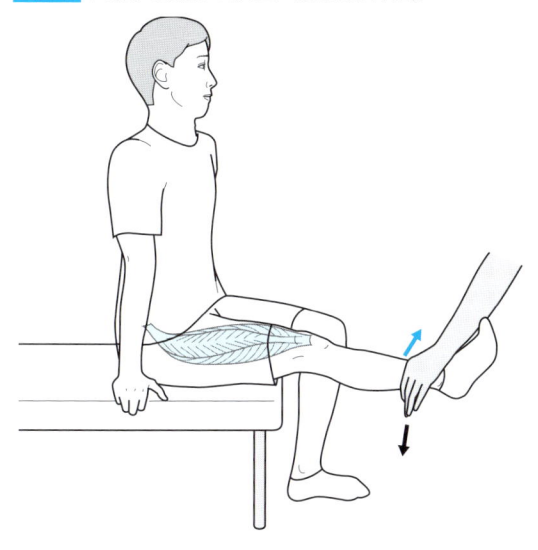

図12 ハムストリングスの検査（膝関節屈曲）

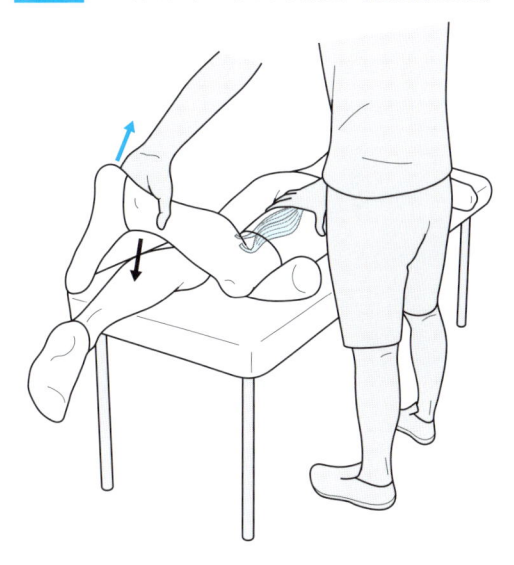

表5 MMTの特徴

・特別な機器や器具を必要としないため，実施場所の制約がない
・主観的検査である
　　→徒手筋力測定装置［コマンダーエコー MMT（図13）など］を用いた客観的な評価も可能。原則として単関節運動による検査法であるため，共同運動や連合反応，姿勢反射，痙性などの影響を受ける中枢神経性の障害に適用するには注意が必要である

図13 コマンダーエコー MMT

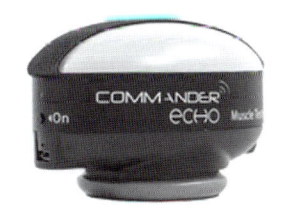

（(株)日本メディックス提供）

日本では，Daniels と Worthingham の徒手筋力検査法が広く用いられており，重力と外力を用いて筋力を 0（ゼロ）〜 5（正常）の 6 段階で判定する（**表6**）。抑止テスト（break test）と抗抵抗自動運動テスト（full ark test）があり（**表7**），検査の際には，代償運動と徒手抵抗に留意する（**表8**）。

MMT の手順を**表9**にまとめる。

表6 徒手筋力検査法（MMT）の判定基準

数的スコア	質的スコア	判定方法
5	normal（N）正常	関節の運動範囲を完全に動かすことが可能で，最大の抵抗を加えても最終運動域を保持することができる
4	good（G）優	関節の運動範囲を完全に動かすことが可能で，強力な抵抗を加えても最終運動域を保持することができる。最大抵抗に対しては，抗しきれない
3	fair（F）良	重力の抵抗だけに抗して運動可能範囲を完全に最後まで動かすことができるが，どんなに弱い抵抗であっても，抵抗が加われば運動が妨げられる
2	poor（P）可	重力の影響を最小にした肢位でなら，運動範囲全体にわたり完全に動かすことができる
1	trace（T）不可	テストする運動に関与する筋あるいは筋群に，ある程度筋収縮活動が目に見えるか，手で触知できる
0	zero（Z）ゼロ	触知によっても，視認によってもまったく筋収縮活動のないもの

注：判定に用いる際の関節運度範囲とは，その時点で対象者が運動可能な関節可動範囲を意味し，関節可動域測定による参考可動域とは異なる。

表7 抑止テストと抗抵抗自動運動テスト

抑止テスト （break test）	運動最終域で徒手による抵抗を加え，運動を抑止する 運動最終域で抵抗を加えることで，操作の一定不変性を確実なものにできる
抗抵抗自動運動テスト （full ark test）	関節運動開始から運動最終域まで，徒手抵抗を加え続ける 抑止テストと併用し，その結果を比較することで，障害の分析に役立つ 主軸に対して垂直に，円運動の接線に抵抗をかける

表8 MMTで留意すべき点

代償運動	ある筋の筋力低下によって，ほかの筋あるいは筋群がその作用を代償しようとするもの 正確な検査および段階付けを阻害する要因となるため，検査中の姿勢・肢位，固定部位，抵抗の部位と強さが適切となるよう，細心の注意を払う
徒手抵抗	抵抗をかける部位は，原則として筋の付着する肢節の末梢端とする 抵抗を加える際には，急激な抵抗，不規則にねじれる抵抗は避け，ゆっくりと徐々に抵抗を増大させていく 抵抗の方向は，検査される身体部位の主軸に常に垂直に加える

表9 MMTの手順

①スクリーニング	いくつかの動作を観察することで大まかな筋力を把握し，検査の効率化や検査後の結果の分析に役立てる（歩き方，椅子への座り方・立ち上がり方，衣服の着脱，書字，手を握る，など）
②説明	検査の目的，具体的な運動の方向，代償運動への注意などについて十分に説明し，理解と協力を求める
③検査順序の確認	体位変換が最小限になるように検査順序，肢位，固定部位を整理しておく
④運動範囲の確認	検者が他動的に関節を動かし，検査する筋・運動方向・運動範囲を確認する
⑤自動運動	自動的に関節を動かすように指示し，運動方向・固定部位・代償運動を確認する
⑥抵抗運動	自動運動によって3（fair）が可能であれば，最終運動域で抵抗を徐々に加え，4（good），5（normal）の判定へと進める 3（fair）が不可能であれば，2（poor）の検査肢位に変更する
⑦検査結果の記録	判定した結果を記録する 痛みや代償運動の出現の有無についても記録する
⑧検査結果の分析，フィードバッグ	検査結果は最大随意収縮（maximal voluntary contraction；MCV）時の筋力を表し，筋力の低下は身体機能障害として日常生活やスポーツ活動などの遂行能力に影響を与える一つの要因となる。左右差や拮抗筋とのバランスなども考慮した解釈も必要である 筋力低下がある場合，どの筋もしくは筋群にどの程度の低下があるのか，その結果が日常生活やスポーツ活動などの遂行にどのような影響を与えるのかをわかりやすく説明する。経時的な筋力の変化を日常生活やスポーツ活動などの遂行への影響の有無とともに比較することで，運動介入の効果判定の資料の一つとなる

ロコモ度テスト，立ち上がりテスト [4]

　片脚（または両脚）で座った姿勢から安定して立ち上がることができるかを判定する。下肢筋力が弱まると移動機能が低下するため，立ち上がるのに困難がある場合はロコモの可能性がある（p.158「ロコモ体操」参照）。

イス座り立ちテスト [5]

　両手を交差して胸に当てた椅座位の姿勢から，両膝が完全に伸展するまで立ち上がり，すばやく座位姿勢に戻る座り立ちを繰り返す。30秒間で何回できたかを数え，回数が多いほど脚筋力が高いと判定される。

機器を用いた筋力，筋持久力の検査（図14）

　握力計，背筋力計，徒手筋力測定装置，等速性筋力測定装置（Biodex，Cybex Norm　図14a など），ハンドヘルドダイナモメーター（図14b）などが代表的な測定機器として挙げられる。

図14 機器を用いた筋力，筋持久力の検査

a：Cybex Norm（CSMi社）　　　　　　　　　　b：ミュータス（アニマ㈱）

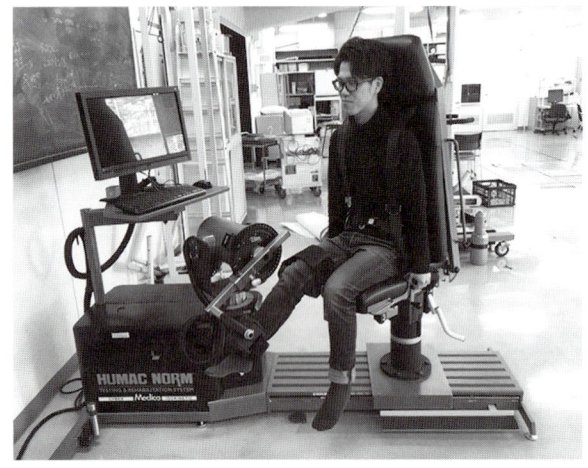
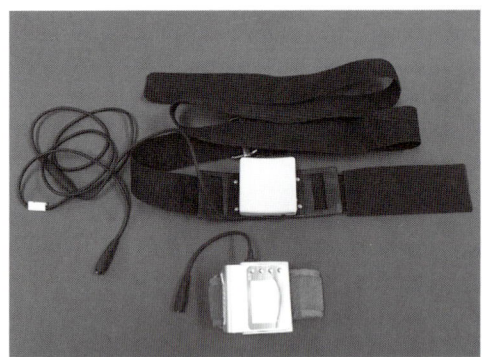

全身持久力

全身持久力（心肺機能）

　筋肉が長時間の運動を継続できる身体作業能力のことである。一般的に最大酸素摂取量（VO_2max）が大きいほど，運動強度が増しても筋収縮の阻害が起こりにくく，全身持久力が高い。

酸素摂取量

　呼吸によって体内に取り込まれる酸素量（吸気と呼気中の酸素濃度差）のことである。一般的に「mL/kg/分」で表す。運動強度に比例して増加するが，呼吸循環機能が限界になる時点で頭打ちになる。酸素摂取能力にはさまざまな要因が影響する（表10）。

測定方法

①固定負荷法…………終始一定強度の運動をする。

②間欠漸増負荷法……間に休息を入れながら段階的に強度を高めていく。

③連続漸増負荷法……休息を入れずに段階的に強度を高めていく，最も一般的な方法。

・トレッドミルを用いる場合 ⇒ 150m/分から開始し，その後 160m/分，170m/分と 10m/分ずつペースアップ

・自転車エルゴメータを用いる場合 ⇒ 20〜30W/分で負荷を漸増

　⬇

心拍数による相対値で評価する

　　運動強度（%VO$_2$max）

　　＝（運動時心拍数−安静時心拍数）／（最大心拍数（表11）−安静時心拍数）× 100

・3分間歩行テスト[5]

　直線距離で最低 10m 以上とれる場所で，3分間の直線歩行の往復によって計測された歩行距離から全身持久力を判定する。歩行距離が長いほど全身持久力が高いと判定される。あくまでも，全身持久力の目安，ウォーキングの動機づけという意味で効果的とされている。

自覚的運動強度（rate of perceived exertion；RPE）（表12）

　運動時の主観的負担度を数字で表したものである。Borg Scale が代表的。数字を 10 倍するとほぼ心拍数になるように工夫されているが，おおよその目安と考えるのが妥当である。

表10 酸素摂取能力に影響する因子

1. 肺のガス交換能力
2. 心臓のポンプ能力
3. ヘモグロビン濃度
4. 筋肉における酸素拡散能力
5. 筋の酸素利用能力

表11 最大心拍数の推定式

1. 220 −年齢　※鍛錬者は 210 −年齢
2. 204 − 0.69 × 年齢
3. 214 − 0.8 × 年齢（男性）
4. 200 − 0.7 × 年齢（女性）
5. 1.1 × 安静時心拍数 ＋ 115

表12 自覚的運動強度（RPE）

主観的な「きつさ」を目安にする。

きつさの度合い	RPE	心拍数の目安
限界（maximal exertion）	20	200（表11）
非常にきつい（extremely hard）	19	180〜190
	18	
かなりきつい（very hard）	17	170〜160
	16	
きつい（hard）	15	150〜140
	14	
ややきつい（somewhat hard）	13	130〜120
	12	
楽である（light）	11	110〜100
	10	
かなり楽である（fairly light）	9	90〜80
	8	
非常に楽である（extremely light）	7	70〜60
	6	

敏捷性，協調性，平衡機能

敏捷性（アジリティ）

身体を素早く動かす能力［身体の一部,全体,姿勢や運動方向の切り替え］のことである。神経系要素の強いもの［全身反応時間（図15），ステッピングテスト］と，筋力や動的柔軟性などを含めた総合的なもの［反復横跳び，Tテスト（図16）など］に大別できる。

協調性，平衡機能（バランス能力）

ある動作や運動を円滑に遂行するために，1つもしくは複数の関節を効率よく動かす能力のことである。片脚閉眼立ちや biodex stability system などのバランステスト，timed up & go test，functional reach test，star excursion balance test（SEBT）（図17）などがある。

図15 全身反応時間測定器

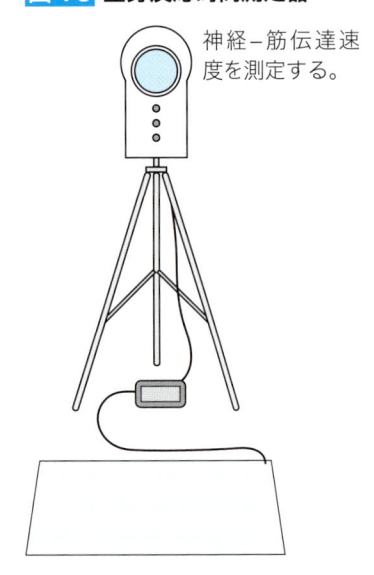

神経−筋伝達速度を測定する。

図16 Tテスト

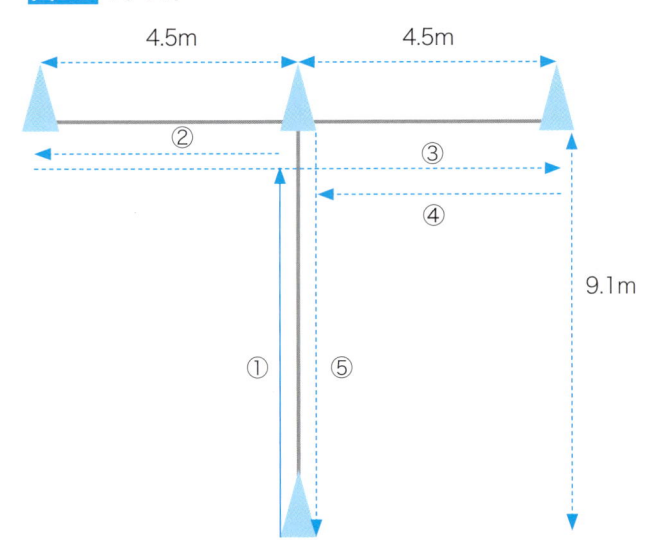

①前進
②〜④サイドステップ
⑤後進

すべてのターンでコーンを触る

①から②へは右手
②から③へは左手
③から④へは右手
④から⑤へは左手でタッチする

図17 star excursion balance test（SEBT）

下肢の動的バランスを簡便に評価できるテスト。片脚立位の状態で対側下肢を8方向に向かって伸ばし，伸ばした足尖の到達距離を評価する。到達距離が長いほど動的バランスが高いと判定される。

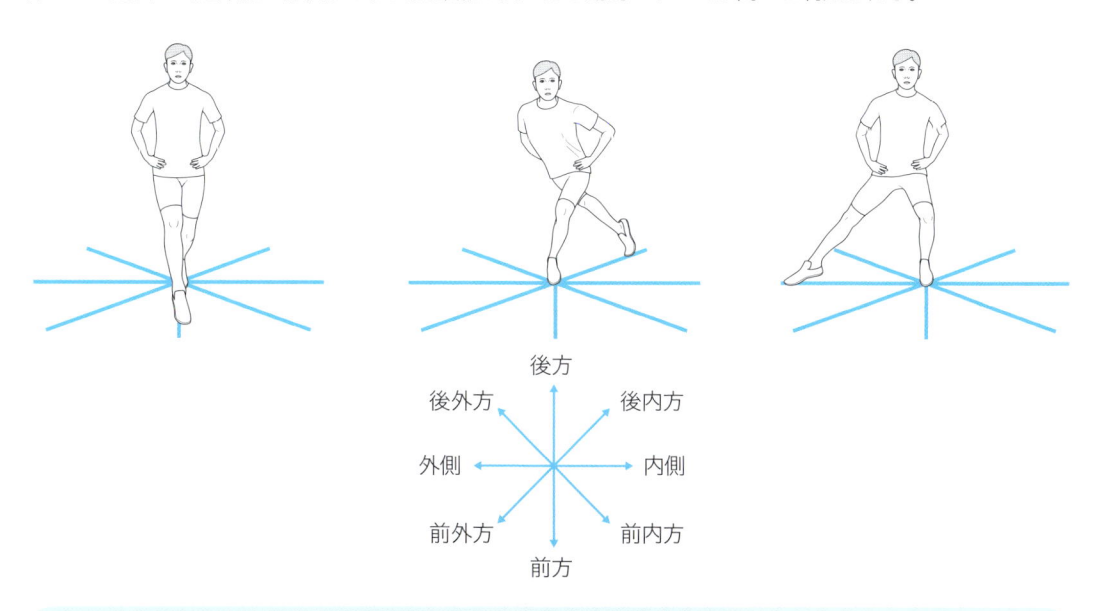

● 中・高齢者への体操指導のための運動機能評価 [3]

　中高齢者に対する運動機能（体力）評価は，メタボリックシンドローム（内臓脂肪症候群）やロコモティブシンドローム（運動器症候群），要介護のような病態・機能状態像が広く人々の健康や生活を阻害していることにより，近年その重要性が増している。これらの状態像には体力や運動習慣が深く関与していることが明らかとなっており，体操を指導するうえで対象者の運動機能評価を行うことは，その目的や意義の認識を高めるために欠くことのできない必須項目である。

　わが国の社会通念や法律，老年学や社会学においては，一般的に65歳以上を"高齢者"としており，65〜74歳は"前期高齢者"，75〜84歳は"後期高齢者"，85歳以上は"超高齢者"とよばれている。近年の平均寿命の延伸によって"高齢者"をカバーする年齢範囲は拡大し，それによって"高齢者"に該当する人々の運動機能の差異も拡大している。高齢者では運動器や体力などの諸機能がほぼ直線的に低下し，かつその個人差が拡大するという特徴がある。

　従って，体操を指導する際には対象者の年齢や見た目にとらわれず，運動機能を客観的に評価することが重要となる。また，人間にとって老化は普遍的で逃れられないものであり，その程度に違いはあっても，加齢に伴う心身の機能低下が必ず存在しているということを念頭に置く必要がある。

　高齢者は慢性疾患や不顕性疾患を有していることが多いため，運動機能評価を実施する際には事前にその存在を把握し，適切に対処することが望まれる。

　高齢者の機能的状態（functional status）を把握する指標の1つに，老研式活動能力指標がある。この指標は，日常生活活動（activity of daily living；ADL）よりも高度な活動能力（手段的自立，知的能動性，社会的役割）を評価するもので，地域在住高齢者の約70％が満点をとるとされていることとの比較から，機能的状態を類推する1つの基準となる。つまり，

非満点者は手段的自立以降の生活機能に何らかの支障をきたしている（虚弱高齢者）と評価できる。

このほかの指標として，ADL テストや motor fitness scale などの質問紙テストがある。また，体操を指導する際の受け入れ・中止の基準として，参加に当たっての体調チェックを必ず行う（表13，14）。

表13 日常の健康状態に関するチェック項目

□ 現在，治療中の病気がある

□ 高血圧と言われたことがある
　もしくは，最近の血圧が 140/90mmHg を超えたことがある

□ 安静時または労作時に胸が痛くなったことがある

□ 安静時にしばしば脈が乱れることがある

□ 軽い負荷の運動・就寝中に息切れがする

□ 糖尿病と言われたことがある

□ この半年で，自然に体重が 3 〜 4 kg 減った

□ 慢性的に痛みを抱えている部位がある。あればその部位名（　　　　　　）

□ 大腿骨・腰椎・手首などの骨折をしたことがある。あればその部位名（　　　　　　）

□ 歩行時にお尻から太ももにかけて痛みを感じる

□ ふくらはぎや足がむくむ

表14 体操実施直前のチェック項目

□ 最高（収縮期）血圧（　　　　）mmHg ／ 最低（拡張期）血圧（　　　　）mmHg

□ 安静時心拍数（　　　　）拍／分

□ 常用薬のある方 ⇒ 薬は飲みましたか？

□ 水分を十分に摂取しましたか？

（以下，該当する症状があれば✓してください）

□ 体がだるい　　□ 下痢気味である　　□ 体が熱っぽい　　□ めまいがする

□ 頭痛がする　　□ 寝不足である　　□ 冷や汗が出る　　□ 腰や膝が痛い

□ 少し動くと息切れがする　　□ 体や顔がむくんでいる　　□ 吐き気がする

文献

1) 片寄正樹 (編集代表)：検査・測定と評価. 公認アスレティックトレーナー専門科目テキスト第 6 巻 (公益財団法人日本スポーツ協会発行). 文光堂, 東京, 2022.

2) Chad S, Sara DB, Jeff R：整形外科・スポーツ傷害診察ハンドブック (別府諸兄監訳). ナップ, 東京, 2012.

3) 都竹茂樹：高齢者の筋力トレーニング. 講談社, 東京, 2013.

4) 日本整形外科学会 / ロコモティブシンドローム予防啓発公式サイト https://locomo-joa.jp/

5) 日本健康運動研究所ホームページ https://jhei.net/

1
章

体操指導の準備

体操の効果判定・評価手法

周南公立大学人間健康科学部スポーツ健康科学科 **小野高志**

　体操療法を含むより広義の「運動療法」は，「身体機能を向上させ，症状を軽減し，福利を保持する身体運動の処方」と定義される[1]。ここでいう「療法」とは，すなわち「疾病・障害の症状を軽減させる方法」であり，「福利」とは，すなわち「心理的な安寧や快適な生活」のことを指す。従って，体操療法においても，身体機能の向上や症状の軽減などの効果が得られたからといってすぐに中止するのでは意味がなく，効果を認識してなお継続・習慣化することが最も重要である。それにより，疾病・障害の再発防止，さらに疾病・障害を生じていない人にとっては「予防薬」として機能するということを，体操を指導する際には対象者に十分説明する必要がある。

　上記を踏まえると，体操療法の効果判定・評価手法としては，処方前に比べて対象者の主観的な満足度と客観的な運動機能評価（p.6「指導のための運動機能評価」を参照）の値，医学的検査に基づく医師の診断結果が"体操療法の効果があったかどうか"を判定・評価する基準となる。指導の現場にかかわる対象者，医師，看護師，理学療法士，健康運動指導士，スポーツ指導者などにとって，それぞれの判定・評価基準が異なるとお互いの信頼感が薄れる原因となるだけでなく，体操療法処方の前提である対象者の意欲が減退するため，体操療法の内容が円滑に伝達され，正確かつ安全に実践されるための"共通言語"となる客観的指標を得て，共有しておくことが求められる。最終的に"効果があった"といえるのは，罹患していた疾病や障害が完全に治癒し，その状態がそれ以降も継続・習慣化し，再発を予防し続けられた場合であり，効果判定・評価は体操療法の処方と並行して定期的かつ継続的に行われる必要がある。

主観的な満足度の判定・評価

　対象者が抱えている疾病・障害に起因する疼痛の程度を的確に評価することは，その原因を把握しかつ体操療法の効果を判定する上で不可欠である。p.6「指導のための運動機能評価」で述べた HOPS に加え，以下のような評価法を用いて評価を行うことが可能である。

痛みの強さの評価法

　痛みは本質的には対象者個人の主観的な感覚であり，先入観や心理的な要因が複雑に関与する。従って，これを客観的に評価するには多くの困難を伴い，現時点では適切な評価法が存在するとは言えないが，以下に一般的に用いられている方法を挙げる。

言葉・数字による評価法

visual analogue scale（VAS）

　最も広く用いられている評価法である。長さ 10cm の黒い線（左端が「痛みなし」，右端が「想像できる最高の痛み」）を対象者に示し，現在の痛みがどの程度かを指し示してもらう（図1）。この方法の欠点は，対象者によってこれまでに経験したことがある痛みの程度が異なることから，「想像できる最高の痛み」の決定があいまいとなってしまうことである。

VAS と似た方法として，numerical rating scale（NRS）（0 〜 10 までの 11 段階でどの程度かを口頭ないしは目盛りの入った線上に記入してもらう），verbal rating scale（VRS）（0：痛くない，1：少し痛む，2：かなり痛む，3：耐えられない程痛む，の 4 段階で答えてもらう）などがある。また，痛みによって日常生活動作がどの程度制限を受けているのかについて判定する場合には，疼痛行動評価表を用いる（図2）。

face scale（図3）

対象者自身に現在の気分に最も合致する表情を 1 つ選んでもらう評価法。特に小児や高齢者の痛みの評価に頻用されている。VAS による評価との相関は高いが，被験者の感情が含まれやすいという欠点がある。

図1 VAS

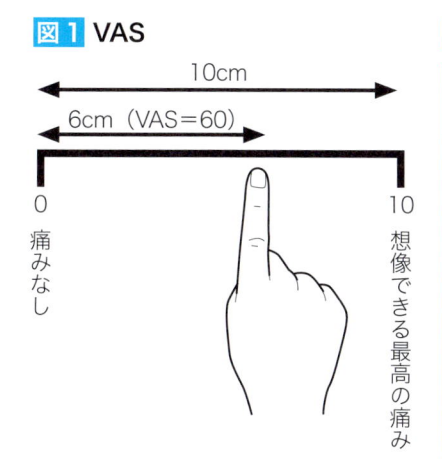

図2 疼痛行動評価表

痛みの病気になる前に，以下の各項目が十分にできた状態を10として，今のできる状態が何点にあたるかをお聞かせ下さい。

1）家庭で自分が引き受けていた仕事ができる割合
　　庭掃除，子供の送り迎えなど

0 1 2 3 4 5 6 7 8 9 10
まったくできない　　　　　　　　痛みが出現する前と同様十分にできる

2）気晴らしのできる割合
　　趣味，スポーツ，読書など

0 1 2 3 4 5 6 7 8 9 10
まったくできない　　　　　　　　病気になる前と同様十分にできる

3）交際ができる割合
　　家族以外の友人や職場の人との外食や集まりへの参加など

0 1 2 3 4 5 6 7 8 9 10
まったくできない　　　　　　　　病気になる前と同様十分にできる

4）仕事（家事含む）のできる割合
　　家事では掃除，洗濯など

0 1 2 3 4 5 6 7 8 9 10
まったくできない　　　　　　　　病気になる前と同様十分にできる

5）身の回りのことができる割合
　　シャワーを浴びる，服を着る，車の運転など

0 1 2 3 4 5 6 7 8 9 10
まったくできない　　　　　　　　病気になる前と同様十分にできる

6）生活するうえで最低限のことができる割合
　　食事，睡眠など

0 1 2 3 4 5 6 7 8 9 10
まったくできない　　　　　　　　病気になる前と同様十分にできる

質問紙法による評価法[2]

McGill Pain Questionnaire（MPQ）"マクギルの疼痛質問表"

痛みを表現する感覚・情動などの 102 種類の言葉から患者の選択した言葉を総ランク数，選択した言葉の数，痛みの程度の 3 つについて分析する評価法。痛みの場所，性質，時間的変化，強さの 4 項目に分けて評価が可能であり，痛みの程度は VAS と相関するが，質問紙の記入にかかる時間が平均で 20 分程度と時間を要する欠点がある。

QOL 評価法

痛みの評価に加えて患者の立場に立って作成された評価法であり，MOS-Short Form 36（SF-36）や Roland-Morris Disability Questionnaire（RMDQ）などがある。平均寿命の増加に伴って慢性疾患が増加し，治療の目標が生存期間から QOL の向上へ，医療が医師中心から患者中心へ，健康観が「治癒させる」から「生活の質を向上させる」へとそれぞれシフトし，限られた医療資源で治療効果を上げるために包括的な評価が必要となったことから，注目されている。

機器を用いる評価法

電流知覚閾値（current perception threshold；CPT）

CPT とは，皮膚に与えられた電流によって知覚を感じる最小電流値のことで，CPT が低値であれば神経過敏状態を，高値であれば知覚低下または感覚鈍麻状態を表す。CPT 測定は障害の程度を定量化できる利点があり，皮膚の厚さや体温などに左右されないという利点がある一方，被験者が意思表示できなければならず，同一人物の同一部位でも測定結果が異なったり，運動機能を評価できなかったりする欠点もある。

現在，CPT を検査する装置として Neurometer や PainVision（**図4**）が使用されている。

図3 face scale

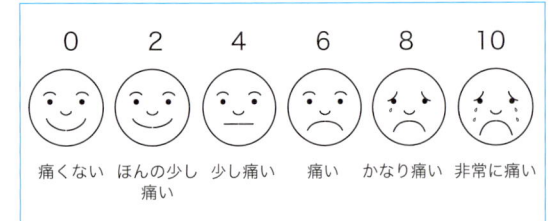

0	2	4	6	8	10
痛くない	ほんの少し痛い	少し痛い	痛い	かなり痛い	非常に痛い

図4 PainVision

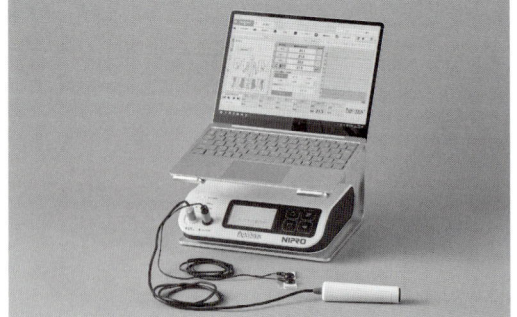

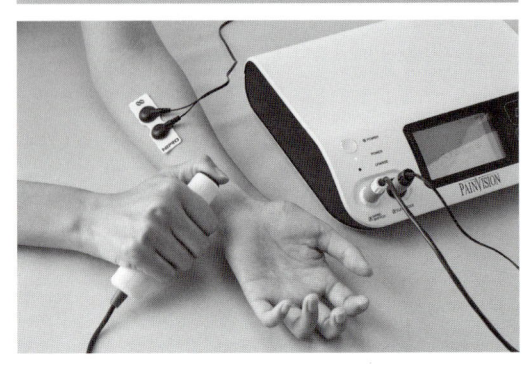

（ニプロ（株）提供）

サーモグラフィー

HOPS の P（触診）で検者が触れた手で感じる主観的な体表面の温度感覚を，客観的に評価する方法といえる。環境温 20 〜 30℃の範囲における皮膚温は交感神経で調節されている皮膚血流に依存している状態であり，サーモグラフィーによる検査は間接的な自律神経機能の検査ともいえる。検査は即時的かつ非侵襲的であり，場所を選ばないため反復検査が可能であるなどの利点がある。一方，体内環境や外的環境，体調の影響を受けるため，正常値や基準値が存在しない。

● 運動機能評価 [3]

具体的な評価項目とその手法については，p.6「指導のための運動機能評価」を参照されたい。特に，運動機能評価によって体操療法の効果があったかどうかを判断するためのポイントを以下に示す。

● ポイント

・体操を処方する前の対象者の状態を的確に把握できているか。
　➡比較対象となる初期値が不正確だと効果が十分に得られない。
・体操の効果判定に必要な情報を，正確に得る＝再現性を確保する。
　➡体操の処方前に実施したときと可能な限り同じ方法（評価者，用具，時間，場所）で行うことで，立案したプログラムの妥当性や効果をより正確に判定・評価することが可能となる。
・体操の処方前後の結果を比較することで，値がどのように変化したか，その変化が何を意味するのかを正確に解釈し，対象者にわかりやすく説明する。
　➡対象者が体操の効果や必要性を十分に認識し，処方する体操の実施継続，症状のさらなる改善につながるように努める。

● 医学・理学的検査

対象者が抱えている疾病・障害に応じ，血液検査や画像診断などの医学的検査，各関節・筋へのストレステストなどを行う。各検査手法の詳細については，専門書をご参照頂きたいが，本書にて扱う各疾患・症状（p.98 〜 253「3 章 実践　いざ体操の指導」を参照）に特化した検査方法を以下に挙げる。いずれも，体操療法の効果を判定・評価するポイントは，前述のと同様である。何より，対象者が体操の効果や必要性を十分に認識し，処方する体操の実施継続，症状のさらなる改善につながるように努めることが第一と考える。

各疾患・症状に特化した検査法 [4]

頚部痛（p.102 3章「頚部痛の体操」，p.110 3章「肩こり・肩痛・肘痛の体操」）
　➡視診による頚椎の矢状面上のアライメントチェック（過度の後弯の有無）
肩痛 [4]
　➡肩関節 JOA スコア，shoulder pain and disability index（SPADI）
膝痛
　➡膝関節 JOA スコア
ロコモティブシンドローム [4]
　➡関節リウマチ：Modified Health Assessment Questionnaire（MHAQ），Disease Activity Score 28（DAS 28），American College of Rheumatology preliminary core set（ACR core se）
　➡変形性膝関節症：Western Ontario and McMaster Universities osteoarthritis index（WOMAC），Knee injury and Osteoarthritis Outcome Score（KOOS）
心疾患
　➡心臓超音波検査，心臓カテーテル検査，心筋シンチグラフィー，血圧脈波検査

文献

1) Kottke FJ, Lehman JF：Krusen's Handbook of Physical Medicine and Rehabilitation. WB Saunders, Philadelphia, 1990.
2) 濱口眞輔：痛みの評価法．日臨麻会誌 2011；31-4：560-9.
3) 片寄正樹（編集代表）：リコンディショニング．公認アスレティックトレーナー専門科目テキスト第4巻(公益財団法人日本スポーツ協会発行). 文光堂, 東京, 2022.
4) 野崎大地, 小松泰喜(編)：運動療法ガイド(第5版)(武藤芳照監). 日本医事新報社, 東京, 2012.

予防医学としての体操

周南公立大学人間健康科学部スポーツ健康科学科　**小野高志**

"The doctor of the future will give no medicine but will interest his patients in the care
of the human frame, in diet, and in the cause and prevention of disease."
（将来の医者は，患者に対して投薬をせず，患者自身の骨格構造の療養，食事，
そして病気の原因と予防に注意を払わせるようになるだろう）

　この言葉は，"発明王"として有名なトーマス・エジソン（1847〜1931年）が語ったものとされている。彼の生きた時代を鑑みるに，およそ100年前にはすでに「予防医学」の考えをもち，現代社会，ひいては本書の目的をも予言していたかのような言葉である。80歳を過ぎても1日16時間のペースで仕事を続けていたとされ，白熱電球や電話など，現代社会においてなくてはならない数々の発明を残した彼は，一方で糖尿病を患っていたとする説もあるが，84歳という当時にしてはかなりの長寿を全うした。それが可能であった理由を垣間みる彼の言葉がある。

"The first requisite for success is to develop the ability to focus and apply your mental
and physical energies to the problem at hand – without growing weary."
（成功に不可欠なのは，疲労を溜めずに，1つの問題に肉体的・精神的エネルギーを
注ぎ込める能力を培うことである）

　人並み外れた努力を重ねた彼であったからこそ，自身の心身のコンディションを良好に保つことの重要性を強く認識していたと考えられる。その努力の甲斐もあって，現代ではモノが豊かになり，機械化・省力化が進む便利な世の中となっているわけだが，一方でメタボリックシンドローム（内臓脂肪症候群）やロコモティブシンドローム（運動器症候群），要介護のような病態・機能状態像が広く人々の健康や生活を阻害している現状を考えると，「病気の原因と予防への注意」というのもまた，彼の遺した大きな副次的遺産といえるだろう。

運動療法のエビデンス

　「運動（体操を含む）が疾病や障害の予防に役立つ」（逆説的にいえば，「運動不足（不活動）が疾病や障害を惹起する」[1]）とするエビデンスは，古くは古代ギリシャの史事から現代の医科学的研究成果に至るまで，これまでに数多く示されている。"医学の父"ヒポクラテス（B.C. 5世紀ごろ）は，『On Regimen in Acute Diseases』および『On the Articulation』の2冊の著書のなかで，弱った筋の強化，体力回復の促進，精神状態の改善を目的とした運動の重要性，身体の不使用による骨や筋の萎縮などの弊害について指摘した[2]。古代ギリシャにおいては，貴族・自由市民・奴隷という身分制度が確立し，一切の労働を奴隷に任せて怠惰な生活を送っていた貴族や自由市民のなかには運動不足による肥満病を患う者もおり，その対策として当時すでに健康体操が考案され，指導を行う専門家（ソフィスト）も存

在していたとされる[3]。ヒポクラテスの考えは，古代ローマ時代の医師 Galen（A.D. 2世紀ごろ）や Aurelianus（A.D. 5世紀ごろ）などによって次第に体系化され，これらの概念を踏襲する形で1569年にイタリア人医師 Hieronymus Mercurialis（1530 〜 1606年）が，近世では最も重要な運動療法の著書とされる『De Arte Gymnastica』を出版した[2]。この著書のなかでは，「運動は健康を保持する」，「運動は調和を乱さず，身体各部位に対して適切に行うべきである」，「健康な人々は定期的に運動を行っている」，「病気の症状が悪化する恐れのある運動は避ける」，「回復期の患者には特殊な運動を個々に合わせて行う」，「座りっぱなしの生活をしている人は運動が必要」，などの運動と健康との関連性に関する基本的事項が述べられており，その後の学問的研究につながっていったとされる。現在，American College of Sports Medicine（ACSM）が標榜している "Exercise is Medicine" の理念[4]もまた，ヒポクラテスの考えを礎としている。また，アジアにおいても，"中国医学の祖" 華佗（A.D. 2 〜 3世紀ごろ）が「適度な運動は消化を助け，気血を暢通し，病気を予防するばかりでなく，寿命を延ばす」と語ったとされ，これが現代の太極拳などの健康・養生法の基礎となっている[2]。

　現在のリハビリテーションで行われる運動療法の体系の祖とされるのが，スウェーデン人医師，Per H. Ling（1776 〜 1839年）である。彼は，1813年に世界初の医療体操施設「ストックホルム中央体育教習所」を設立し，運動療法を一般的な体操と区別して運動の量，方向，速度，リズムを明確化し，開始および終了肢位の重要性を説いた（これが等尺性・求心性・遠心性運動の概念の由来となった）[2]。そして，「スウェーデン体操」を開発し，のちにヨーロッパ・アメリカに拡大していくこととなる。今日，「体操」＝「身体各部の均斉（釣り合いがとれて整っている）な発育，健康の増進，体力の鍛錬などを目的として行う，一定の規則正しい運動」（広辞苑）と定義されているのも，このような歴史的背景に由来していると考えられる。

予防医学としての体操の意義

　そして現在，健康関連リスク要因の予防・軽減に対する運動の意義が，さまざまな科学的見地から実証されている。

　厚生労働省が行った2022年の人口動態統計[5]によると「日本人の死因」の順位は，1位：悪性新生物（がん）（24.6%），2位：心疾患（14.8%），3位：老衰（11.4%），4位：脳血管疾患（6.9%），5位：肺炎（4.7%）と，上位5項目のうち3項目（悪性新生物，心疾患，脳血管疾患）がいわゆる生活習慣病であったことが示された（図1）。また，同じく厚生労働省が行った2022年の国民生活基礎調査[6]によると，「介護が必要になった主な原因」の順位は「要支援者」で1位：関節疾患（19.3%），2位：高齢による衰弱（17.4%），3位：骨折・転倒（16.1%），「要介護者」で1位：認知症（23.6%），2位：脳血管疾患（19.0%），3位：骨折・転倒（13.0%）という結果が示されている。

　これらの現状を踏まえ，国は国民の健康を増進させる総合的な取り組みである「健康日本21（第三次）」を推進するため，現在得られる科学的知見に基づき「厚生労働省：健康づくりのための身体活動・運動ガイド2023」[7]（※注1）を策定した。これによると，表1の基準を満たすことで，健康関連リスク要因が予防・軽減されることが示されている。この基準とともに示されている「運動のメッツ表」のなかで，「体操」に関連したものは次の3項目である。

- メッツ 3.5：体操（家で，軽・中程度）
- メッツ 4.0：ラジオ体操第 1
- メッツ 4.5：ラジオ体操第 2

図1 日本人の死因（2022 年の人口動態統計）

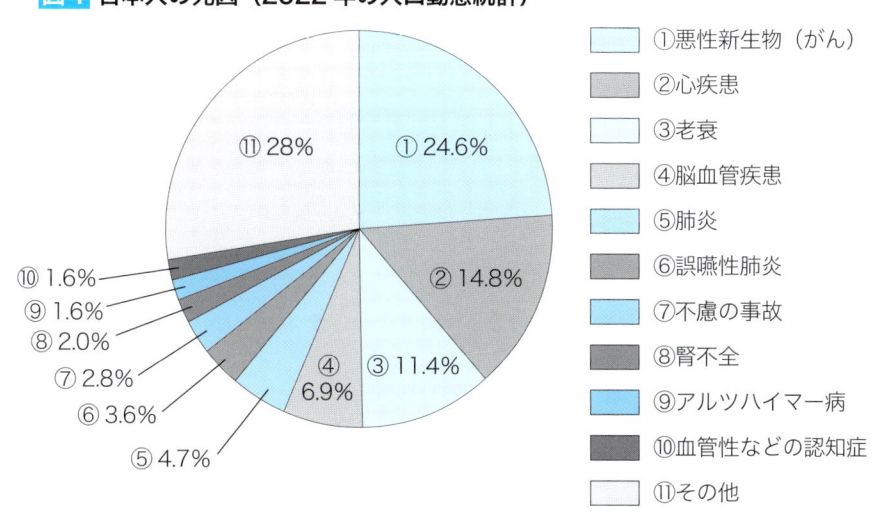

- ①悪性新生物（がん）
- ②心疾患
- ③老衰
- ④脳血管疾患
- ⑤肺炎
- ⑥誤嚥性肺炎
- ⑦不慮の事故
- ⑧腎不全
- ⑨アルツハイマー病
- ⑩血管性などの認知症
- ⑪その他

（文献 5 を参考に作成）

表1 健康関連リスク要因が予防・軽減されることが示されている強度

3 メッツ（※注 2）以上の身体活動（安静にしている状態よりも多くのエネルギーを消費するすべての動作）を 23 メッツ・時 / 週行う（歩行またはそれと同等以上の強度の身体活動を毎日 60 分以上行う，歩数で 1 日当たり約 8,000 〜 10,000 歩）

3 メッツ以上の運動（体力向上を目標に意図的に実施する活動）を 4 メッツ・時 / 週行う（息が弾み汗をかく程度以上の運動を毎週 60 分以上行う）

65 歳以上の高齢者に対しては，強度を問わず，身体活動を 10 メッツ・時 / 週行う（横になったままや座ったままにならなければどんな動きでもよいので，身体活動を毎日 40 分行う）

現在の身体活動量を，少しでも増やす（今より毎日 10 分ずつ長く歩くようにする）

(注 1) WHO（世界保健機関）が 2018 年に策定した「身体活動に関する世界行動計画 2018-2030（GAPPA；Global Action Plan on Physical Activity 2018-2030）や，2020 年に策定した「身体活動および座位行動に関するガイドライン」（Guidelines on physical activity and sedentary behaviour），2016 年に国際的な医学誌である『The Lancet』において発表された身体活動特集号 第 2 報などで示された国際的な動向を踏まえ，令和 5 年に開催された「健康づくりのための身体活動基準・指針の改訂に関する検討会」においてとりまとめられた。

(注 2) メッツ（metabolic equivalents；METs）＝代謝当量。活動代謝量を安静代謝量（約 3.5 mL/kg/ 分）で割った値。

つまり，上記を総合的に考えると，「体操」を 1 日 10 ～ 15 分程度行うことで生活習慣病や要介護のリスクを予防・軽減できる可能性があるということになる。"たったそれだけで？"と思われるかもしれないが，逆に考えれば，"たったそれだけ"のことすらも失われているのが現代社会の生活様式であるともいえる。

　文部科学省が 2022 年に発表した「スポーツの実施状況等に関する世論調査」[8] の結果によると，"運動不足を感じる"とする人の割合が 76.2% と，回答者全体の 3/4 以上にも達していたにもかかわらず，運動・スポーツをしなかった人（22.2%）の大半（41.0%）がその理由を"仕事や家事が忙しいから"と答えており，さらにそのような理由付けの裏には"面倒くさい"などの真の理由があるともいわれている（心理学でいうところの，いわゆる"合理化"）（図2）。このような実態は，日常生活を思い返すと誰もが実感するところであり，実に人間味を感じる結果とも思われる。

　しかし，その一方で前向きな結果も示されており，"何らかの運動・スポーツを始めてみたい"と答えた人が全体の 65.4%，そして"今後行ってみたい運動・スポーツ"の上位 3 項目は，1 位：ウォーキング（散歩，ぶらぶら歩き，一駅歩きなどを含む）（30.6%），第 2 位：

図2　スポーツ実施状況等に関する世論調査の結果

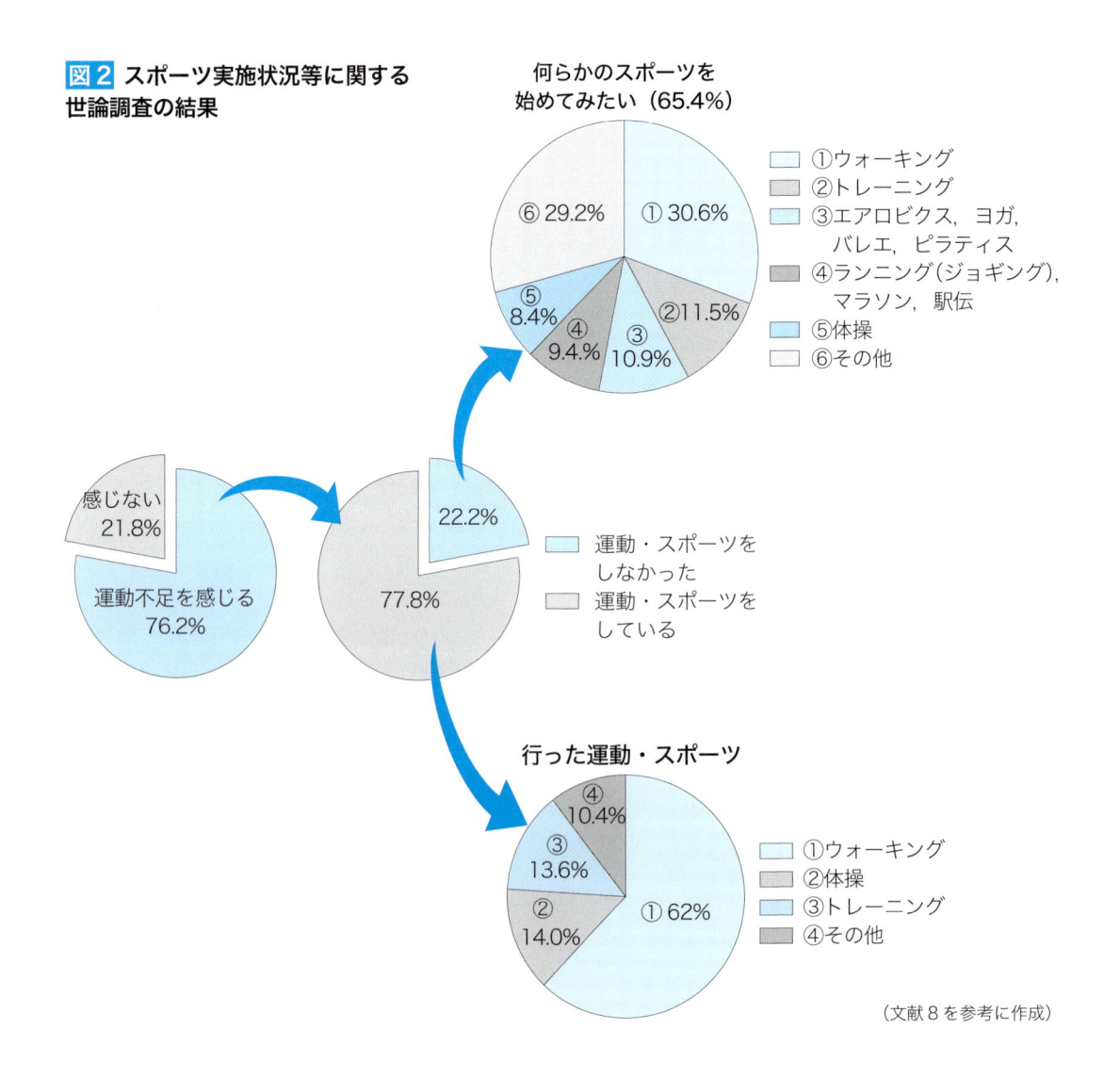

何らかのスポーツを始めてみたい（65.4%）
- ⑥ 29.2%
- ① 30.6%
- ② 11.5%
- ③ 10.9%
- ④ 9.4%
- ⑤ 8.4%

□ ①ウォーキング
▨ ②トレーニング
▧ ③エアロビクス，ヨガ，バレエ，ピラティス
▩ ④ランニング（ジョギング），マラソン，駅伝
▨ ⑤体操
□ ⑥その他

感じない 21.8%
運動不足を感じる 76.2%

22.2%
77.8%

□ 運動・スポーツをしなかった
□ 運動・スポーツをしている

行った運動・スポーツ
- ④ 10.4%
- ③ 13.6%
- ② 14.0%
- ① 62%

□ ①ウォーキング
□ ②体操
□ ③トレーニング
▨ ④その他

（文献 8 を参考に作成）

トレーニング（11.5%），3位：エアロビクス，ヨガ，バレエ，ピラティス（10.9%），4位：ランニング（ジョギング），マラソン，駅伝（9.4%），5位：体操（8.4%）であった。実際，"運動やスポーツをしている"と答えた77.8%の人のうち，"行った運動・スポーツ"の第2位にも体操（14.0%）がランクインしている［1位：ウォーキング（散歩，ぶらぶら歩き，一駅歩きなどを含む）（62.0%），3位：トレーニング（13.6%）と続く］。

確かに，疾病や障害のリスクを避けようと運動の必要性を感じたとしても，「時間がない」，「お金がない」，「場所がない」などの弊害が立ち塞がったり，一念発起して運動を始めてみたものの，「やり方がわからない」，「つい若い頃と同じ感覚でやったらケガをした，持病を悪化させてしまった」などの問題が出てきたり，といったトラブルは誰しもが経験するところであると思われる。しかし，健康関連リスク要因の予防・軽減においては，なにもアスリートのような激しい運動を1時間も2時間も行う必要などはなく，"ほんの少し"の軽い運動を1日10～15分，日常生活に取り入れるだけで効果が得られることが科学的にも示されているのであるから，その点で，自宅で気軽にできてお金もかからない「体操」を，医療の専門家がむしろケガや疾病からの回復の手段として，具体的な方法とともに紹介する本書は，まさに現代社会のニーズに合致する，いわば"バイブル"のような存在といっても過言ではない。

本書を高覧された諸兄には，前項で示した体操療法の意義への理解，的確な機能評価・効果判定，後項で紹介される体操処方の実践的手技の確認とともに，指導する対象者の効果や必要性への認識，処方する体操の実施継続，症状のさらなる改善，そして健康関連リスク要因の予防・軽減による心理的な安寧や快適な生活へとつなぐ契機として，本書をご活用頂ければ幸甚である。

文献

1) Lee IM, et al：Effect of physical inactivity on major non-communicable diseases worldwide：an analysis of burden of disease and life expectancy. Lancet 380：219-229, 2012.
2) 野崎大地, 小松泰喜(編)：運動療法ガイド(第5版)(武藤芳照監). 日本医事新報社, 東京, 2012.
3) 髙橋健夫, 大築立志, 本村清人, ほか(編著)：基礎から学ぶスポーツリテラシー. 大修館書店, 東京, 2012.
4) Berryman JW：Exercise is Medicine：A Historical Perspective. Curr Sports Med Rep 9：1-7, 2010.
5) 厚生労働省：令和4年(2022)人口動態統計. 2022.
6) 厚生労働省：令和4年(2022)国民生活基礎調査. 2022.
7) 厚生労働省：健康づくりのための身体活動・運動ガイド2023.
8) 文部科学省：令和4年度スポーツの実施状況等に関する世論調査. 2013.

生活習慣病における体操療法のエビデンス

北里大学医療衛生学部リハビリテーション学科理学療法学専攻　**神谷健太郎**

生活習慣病と身体活動・運動

　生活習慣病は，食生活，運動習慣，喫煙，飲酒などの生活習慣が発症に関与する病気である。主なものには，糖尿病，高血圧，脂質異常症，肥満，心血管疾患が含まれる。

　身体活動不足は生活習慣病発症や増悪の主要な危険因子の１つであり，運動が極めて重要な役割を果たす。近年では多くの新薬が開発され，そのさまざまな効果が明らかとなっているが，運動ほど多面的効果を発揮し，かつ経済的な治療は存在しない。いまだに，加齢に伴う骨格筋量や筋力の低下を予防・改善する治療薬は確立されておらず，運動が最も強いエビデンスを有する。

　図1は身体活動量の増加と乳癌，大腸癌，糖尿病，虚血性心疾患，虚血性脳卒中による死亡リスクとの関連を示している。生活習慣病による死亡リスクは，身体活動量の増加に伴い大きく低下することが明らかである[1]。

　また近年，十分な身体活動をしていても，坐位行動の時間（sedentary time）が長くなると，さまざまな健康リスクが上昇することが明らかとなっている。坐位行動は坐位および臥位におけるエネルギー消費量が 1.5 メッツ以下のすべての覚醒行動と定義される。代表的な行動としてテレビやパソコン，自動車の運転などがあげられる。

図1 **身体活動量と乳癌，大腸癌，糖尿病，虚血性心疾患虚血性脳卒中による死亡リスクとの関連**

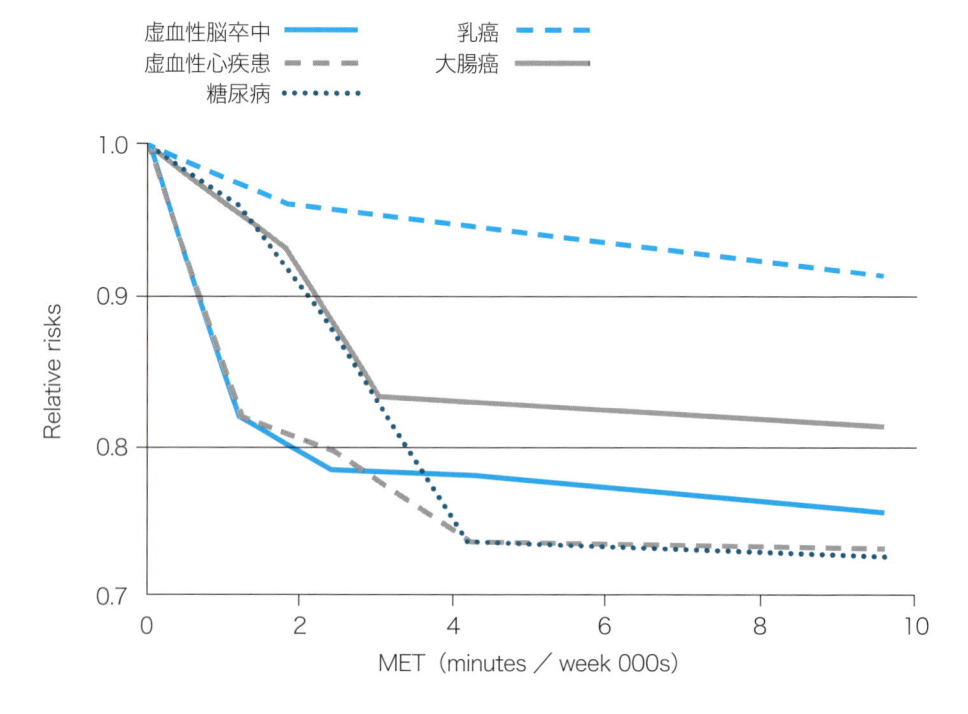

　英国の代表的なコホート研究であるUKバイオバンクの37〜73歳までの360,047名の参加者を対象に行われた研究では，余暇の時間で1日に6時間以上の坐位行動を行っている対象者は，2時間以下の坐位行動を行っている参加者に比べて，虚血性心疾患，糖尿病，慢性閉塞性肺疾患，喘息，慢性腎臓病，慢性肝疾患，甲状腺疾患，うつ病，片頭痛，痛風，リウマチ性関節炎，憩室疾患を含む12種類の疾患のリスクが高いことが明らかとなった（図2）[2]。

　（図2に示されている人口寄与割合は，長時間坐位への曝露がもしなかったとすると，疾病の発生が何パーセント減少することになったかを表わす数値である）

　近年の多くの身体活動ガイドラインでは，これらの研究成果を踏まえて，坐位行動の時間を減らすことについても注意喚起されている。

図2 長時間の坐位時間（6時間／日以上）と疾病発生との関連

人口寄与割合とは長時間坐位への曝露がもしなかったとすると，疾病の発生が何パーセント減少することになったかを表す数値である。

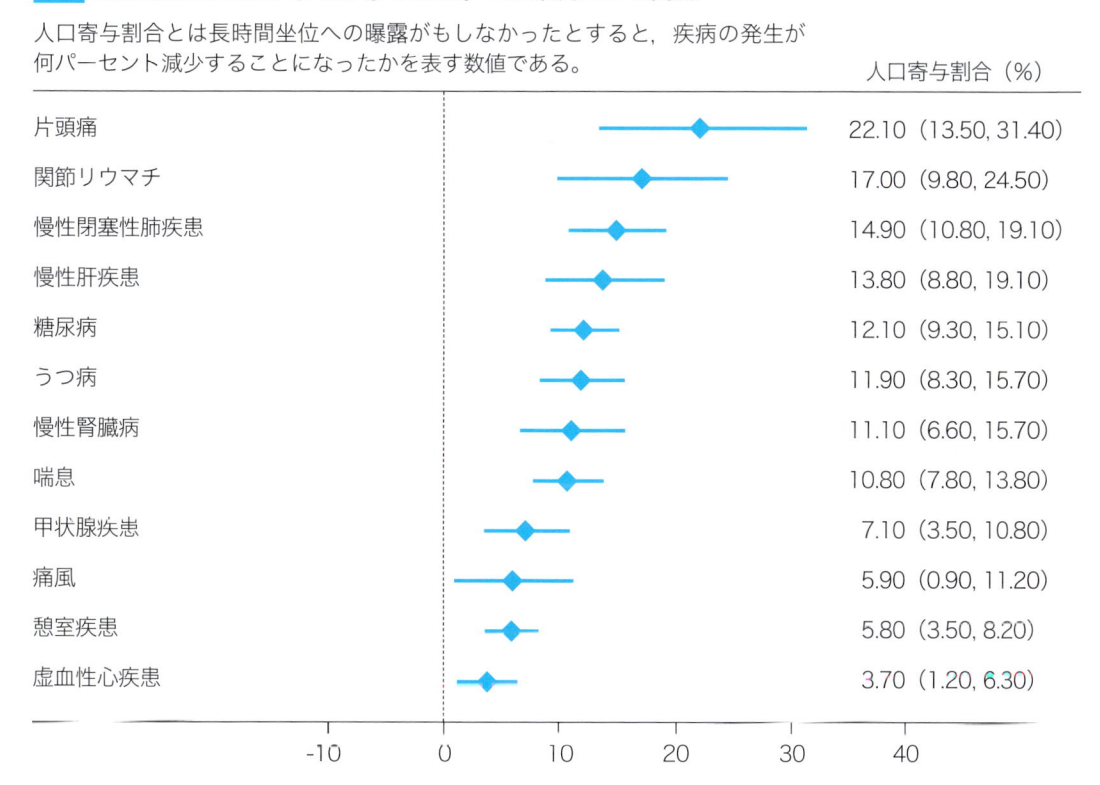

人口寄与割合（%）

疾患	人口寄与割合（%）
片頭痛	22.10（13.50, 31.40）
関節リウマチ	17.00（9.80, 24.50）
慢性閉塞性肺疾患	14.90（10.80, 19.10）
慢性肝疾患	13.80（8.80, 19.10）
糖尿病	12.10（9.30, 15.10）
うつ病	11.90（8.30, 15.70）
慢性腎臓病	11.10（6.60, 15.70）
喘息	10.80（7.80, 13.80）
甲状腺疾患	7.10（3.50, 10.80）
痛風	5.90（0.90, 11.20）
憩室疾患	5.80（3.50, 8.20）
虚血性心疾患	3.70（1.20, 6.30）

健康づくりのための身体活動・運動ガイド 2023

　厚生労働省は，最近「健康づくりのための身体活動基準 2013」を改訂し，「健康づくりのための身体活動・運動ガイド 2023」を 2023 年に策定した (https://www.mhlw.go.jp/stf/seisakunitsuite/bunya/kenkou_iryou/kenkou/undou/index.html)。

　改訂のポイントは，「個人差を踏まえ，強度や量を調整し，可能なものから取り組む」ことである。

・筋力トレーニングを週 2 〜 3 日取り入れることや，坐位行動の時間が長くなりすぎないように注意することなどが新たに示されている。

・高齢者については，バランス運動などを含む多要素な運動を週 3 日以上取り入れることも推奨されている。

　一般成人に対する推奨内容は p.3「体操を指導するとは」の図 1 を参照されたい。**表 1** は慢性疾患を有する患者に対する身体活動の推奨が示されている。

表1 慢性疾患を有する患者に対する身体活動の推奨

疾患	エビデンス	推奨の目安		注意点
		全体	各疾患の特記事項	
高血圧	高血圧の改善に強いエビデンス。心血管疾患の予防，身体機能や健康関連QOLにも中程度のエビデンス。	・週150分以上の定期的な中強度の身体活動(1日30分以上)・筋力トレーニング週2〜3日・筋力トレーニングは低強度から開始し，体力・病態にあわせて漸増する。	高強度・高用量で出血性脳卒中のリスクの可能性あり，推奨量以上は慎重にする。	180／110mmHg（家庭血圧160／100mmHg）以上の場合は，まず血圧をコントロール。脳心血管疾患のある場合は，行える範囲を事前に確認する。β遮断薬などの降圧薬で運動時に脈が上がりにくいことに留意。
2型糖尿病	有酸素性身体活動や筋力トレーニング，あるいはその組み合わせによる運動療法は，血糖コントロールや心血管疾患の危険因子を改善させる（強いエビデンス）。身体機能やQOLにも改善効果が期待できる。		非運動日が2日以上続かない。筋力トレーニング：週2〜3日日常の坐位時間が長くならない。軽い活動を合間に行う。	低血糖の有無，合併症の有無を事前確認。心血管疾患のスクリーニングに関しては，一般的には無症状，かつ行う運動の強度が軽度〜中等度の運動（速歩など日常生活活動の範囲内）であれば必要ない。
脂質異常症	週150分以上の定期的な中強度の有酸素性身体活動は脂質異常症を改善させる。		筋力トレーニングについて，脂質異常症を改善させるか否かは不明瞭であるが，筋力および身体機能を高め，生活機能の維持・向上が期待できる。	脂質異常症治療薬（スタチン系）使用時に筋力低下や筋肉痛をきたすことがある。
変形性膝関節症	疼痛の改善や身体機能の改善に強いエビデンス。健康関連QOL，疾患進行抑制については，中程度のエビデンス。		有酸素運動（陸上でも水中でも），筋力トレーニング，柔軟性運動，mind body exercise（太極拳，ヨガ，気功など）いずれも疼痛軽減や身体機能向上に効果あり。指導下の運動では週3回以上の実施が疼痛軽減に効果的。8〜12週，計24回以上が目安。	運動で悪化する疼痛がある，高度の変形を有する，または歩行や日常生活動作が不安定な人は要チェック。

高血圧患者に対する運動療法の効果

高血圧患者に対する運動療法は，多くの研究でその有効性が示されている。

近年のランダム化試験34件，合計1,787名の参加者を対象としたメタ解析では，毎週30分の有酸素運動の増加ごとに，収縮期血圧（systolic blood pressure；SBP）は1.78 mmHg，拡張期血圧（diastolic blood pressure；DBP）は1.23 mmHg低下することが明らかになった[3]。

特に有酸素運動の週150分の実施が最も効果的であり，SBPは7.23 mmHg，DBPは5.58 mmHg低下した。これらの結果により，有酸素運動が臨床的に意義のある降圧効果をもたらすことが明らかとなった。週150分の中強度以上の有酸素運動は，国内外の多くの身体活動ガイドラインで示されている量と一致しており，改めてガイドラインで推奨される運動の有効性が確認された。

また，有酸素運動は安静時心拍数や平均動脈圧の低下にも寄与し，安静時心拍数は1.08 bpm，平均動脈圧は1.37 mmHg低下することが明らかとなっている。

メタボリックシンドロームに対する運動療法の効果

メタボリックシンドロームは，肥満，高血圧，高血糖，脂質異常症など複数のリスク要因が重なることで，心血管疾患や糖尿病の発症リスクが高まる状態である。

有酸素運動はメタボリックシンドロームの改善に有効であることが明らかにされている。

最近のメタ解析により，有酸素運動がメタボリックシンドロームをもつ成人の脂質プロファイルに対して良好な影響を及ぼすことが明らかとなっている。最近のメタ解析では，12週間以上の有酸素運動により，総コレステロールは7.3〜11.2 mg/dL，トリグリセリドは15.0〜15.9 mg/dL，LDL-Cは4.6〜7.7 mg/dL減少し，HDL-Cは1.9〜3.9 mg/dL増加した[4]。メタ回帰分析により，有酸素運動の強度がトリグリセリドの変化に，運動の量がHDL-CおよびLDL-Cの変化に関連する可能性が示された。

糖尿病に対する運動療法の効果

有酸素運動は，2型糖尿病患者における糖代謝とインスリン感受性を改善し，血糖コントロールの指標であるHbA1c値を0.5〜0.7％低下させる[5]。運動により体重が減らなくても，インスリン感受性，脂質プロファイル，血圧や運動耐容能の改善がもたらされる。また，有酸素運動により内臓の脂肪細胞が小さくなることで肥満を改善し，脂肪組織から産生されるアディポサイトカインなどのインスリンの働きを妨害する物質の分泌が少なくなる。このため筋肉や肝臓の糖の処理能力が改善し，血糖値が安定する。

レジスタンストレーニング

レジスタンストレーニングは，2型糖尿病の成人において，筋力，骨密度，血圧，脂質プロファイル，骨格筋量，インスリン感受性を改善させる効果がある。さらに，有酸素運動とレジスタンストレーニングを組み合わせたトレーニングは，どちらか一方だけの運動よりも，HbA1cの減少に優れた効果があることが示されている。

高強度インターバルトレーニング

　　高強度インターバルトレーニングは，運動時間が短くても，重要な生理的および代謝的適応を引き起こす可能性がある時間効率のよい運動形態として注目されている。このトレーニング形式は，2型糖尿病の成人における食後高血糖を短期間で軽減し，HbA1c値と体格指数（BMI）の改善に寄与する可能性がある。

　　ただし，高強度運動時には最大心拍数の90％程度を目安に行うため，事前の運動負荷試験を含めたメディカルチェックにより，狭心症やその他の心疾患など，高強度運動を行ううえでの安全性の担保をすることが重要である。

　　運動を実施するうえでの注意点としては，

①運動の前後に5分間程度の準備・整理運動を行う。

②血糖がコントロールされていない1型糖尿病患者，空腹時血糖250mg/dL以上または尿ケトン体陽性者は，運動中に高血糖になることがあるため注意が必要である。

③インスリンや経口血糖降下薬（特にスルホニル尿素薬）で治療を行っている場合は低血糖になりやすいため，運動量が多い場合には補食をとる，または運動前後のインスリン量を減らすなどの対策が必要である。

心疾患に対する運動療法の効果

　　心疾患に対する運動療法は，主に包括的な心臓リハビリテーション介入による研究でその効果が検証されてきた。

心臓リハビリテーション

　　心臓リハビリテーションとは，心血管疾患患者の身体的・心理的・社会的・職業的状態を改善し，基礎にある動脈硬化や心不全の病態の進行を抑制あるいは軽減し，再発・再入院・死亡を減少させ，快適で活動的な生活を実現することをめざしながら，個々の患者の「医学的評価・運動処方に基づく運動療法・冠危険因子是正・患者教育およびカウンセリング・最適薬物治療」を多職種チームが協調して実践する取り組みで，長期にわたる多面的・包括的プログラムにより行われている。心臓リハビリテーションは，虚血性心疾患や心不全患者の長期予後を改善するという多くのエビデンスも認められている。

メタ解析：虚血性心疾患患者

　　最近のメタ解析では，85件のRCT，計23,430名の虚血性心疾患患者を含む解析において，運動療法を主体とした心臓リハビリテーションが心血管死亡20％，再入院5％，心筋梗塞発症18％の有意なリスク低下と関連していることが示されている[6]。

メタ解析：心不全患者

　　同様に心不全患者においても，無作為化比較対照試験44件，合計5,783例の心不全患者を含んだメタ解析において，安定した心不全患者に対して運動療法を中心とした心臓リハビリテーションを行うことにより，心不全再入院のリスクを41％，すべての再入院のリスクを30％低下させ，ミネソタ心不全質問票で評価したQOL指標を7.1ポイント改善させることが明らかになっている[7]。

　　わが国の心不全患者を対象とした研究において，著者らは同様の効果が期待できることを

報告した[8]。国内15施設において心不全患者4,339例を対象に，多職種による外来心臓リハビリテーションが心不全患者の長期生存および再入院に関連するかどうかを検討した。その結果，心臓リハビリテーション群では非実施群に比べて，全死亡および心不全再入院の複合イベントの発生リスクが23%，全死亡リスクが33%，心不全再入院リスクが18%低かった。さらに，心臓リハビリテーション群の良好なアウトカムは，軽度〜中等度のフレイルを呈する心不全患者においても一貫して認められた。

アウトカムの改善

運動療法は，さまざまな機序で心疾患患者のアウトカムを改善させる。

具体的には，血管内皮機能の改善，抗炎症作用，抗酸化ストレス，自律神経機能の改善などがあげられる。運動により血流が増加すると，血管内皮の一酸化窒素合成酵素が活性化され，血管の拡張反応が促進される。また，運動は心筋酸素消費量を減少させ，冠側副血行路の発達を促進する。これにより，心筋への酸素供給が改善し，虚血性心疾患の症状が軽減される。

また，レジスタンストレーニングによる骨格筋力や筋量の改善は，筋ポンプ機能の改善をもたらし，低下した心機能を補う役割も有する。事実，心機能が極度に低下した心不全患者における運動耐容能の改善は，主に骨格筋機能の改善によってもたらされることが明らかになっている。また，運動は心理的な効果もあり，心疾患患者に多い不安や抑うつの軽減、生活の質の向上にも寄与する。

呼吸器疾患に対する運動療法の効果

呼吸器疾患に対する運動療法は，慢性閉塞性肺疾患（COPD）や間質性肺疾患（ILD）などの患者に対して，その有効性が広く認められている。

McCarthyらのメタ解析によると，COPD患者に対する呼吸リハビリテーションは，6分間歩行距離の改善に加え，QOLの指標であるSGRQスコアの改善にも寄与していることが示されている[9]。また，ILDに関する研究では，呼吸リハビリテーションが運動耐容能，息切れの改善，QOLの向上に効果があることが報告されており，特に特発性肺線維症患者においても同様の効果が確認されている。

呼吸器疾患に対する運動療法は，複数の生理学的効果を通じて効果を発揮すると考えられている。運動療法は筋力と持久力を向上させ，呼吸筋の効率を高める。これにより，日常生活における運動耐容能が向上し，息切れの症状が軽減される。さらに，運動は抗炎症作用をもち，呼吸器系の慢性的な炎症を軽減する効果がある。特に，有酸素運動は，心肺機能を向上させるとともに，心理的なストレスを軽減し，不安や抑うつ症状の改善にも寄与することが確認されている。ILD患者においても，運動療法は肺機能の低下を遅らせ，全身の筋力を維持するために重要な役割を果たす。

運動療法を始める際は，少しずつ時間と強度を増やすことが重要である。特に息切れが強い患者では，つらい経験が運動のアドヒアランスを低下させる。最初は1分程度でもよいので，呼吸筋ストレッチ体操など軽い運動から始め，徐々に運動の時間と強度を増やす。

有酸素運動としてはウォーキングが汎用される。少し息苦しさを感じる程度の速度で20分歩くのを目指す。口すぼめ呼吸を指導し，呼吸コントロールをしながら実施することが重要である。日本人はやせ型のCOPD患者が多く，十分なカロリー摂取も重要である。

文献

1) Kyu HH, et al. Physical activity and risk of breast cancer, colon cancer, diabetes, ischemic heart disease, and ischemic stroke events：systematic review and dose-response meta-analysis for the Global Burden of Disease Study 2013. BMJ 2016；354：i3857. doi：10.1136/bmj.i3857.

2) Cao Z, et al. Associations of sedentary time and physical activity with adverse health conditions：Outcome-wide analyses using isotemporal substitution model. EClinicalMedicine. 2022；48：101424. doi：10.1016/j.eclinm.2022.101424.

3) Jabbarzadeh Ganjeh B,et al. Effects of aerobic exercise on blood pressure in patients with hypertension：a systematic review and dose-response meta-analysis of randomized trials. Hypertens Res 2024；47：385-98. doi：10.1038/s41440-023-01467-9

4) Wood G,et al. Determining the effect size of aerobic exercise training on the standard lipid profile in sedentary adults with three or more metabolic syndrome factors：a systematic review and meta-analysis of randomised controlled trials. Br J Sports Med 2021. doi：10.1136/bjsports-2021-103999.

5) Kanaley JA, et al. Exercise/Physical Activity in Individuals with Type 2 Diabetes：A Consensus Statement from the American College of Sports Medicine. Med Sci Sports Exerc 2022；54：353-68. doi：10.1249/MSS.0000000000002800.

6) Dibben GO,et al. Exercise-based cardiac rehabilitation for coronary heart disease：a meta-analysis. Eur Heart J 2023；44：452-69. doi：10.1093/eurheartj/ehac747.

7) Long L,et al. Exercise-based cardiac rehabilitation for adults with heart failure. Cochrane Database Syst Rev 2019；1：CD003331. doi：10.1002/14651858.CD003331.pub5.

8) Kamiya K, et al. Multidisciplinary Cardiac Rehabilitation and Long-Term Prognosis in Patients With Heart Failure. Circ Heart Fail. 2020；13：e006798. doi：10.1161/circheartfailure.119.006798.

9) McCarthy B, et al. Pulmonary rehabilitation for chronic obstructive pulmonary disease. Cochrane Database Syst Rev 2015；2015：CD003793. doi：10.1002/14651858.CD003793.pub3.

1 章

体操指導の準備

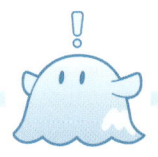

Column

血管機能とストレッチング

　ストレッチングは柔軟性の改善を目的に実施されますが，最近血管への影響が着目されています[1]。動脈硬化や血管の拡がりやすさ（血管内皮機能）にストレッチングが有効であることが報告されています。

　上肢，体幹，下肢の大きな筋群を対象に，ゆっくりと筋を伸ばしてみましょう。伸ばしている最中は筋血流が 50%以下に減少し，筋線維と同様に微小血管に対して刺激が加わります。また，伸ばされた骨格筋内は低酸素となります。

　このような種々の刺激を繰り返し与えることで，長期的には動脈硬化や血管内皮機能が改善していきます。

文献
1) Hotta K,et al. Microvascular Adaptations to Muscle Stretch: Findings From Animals and the Elderly. Front Physiol 2022 Jul 4;13:939459.doi:10.3389/fphys.2022.939459. PMID:35860661;PMCID:PMC9289226.

（北里大学医療衛生学部リハビリテーション学科理学療法学専攻　堀田一樹）

2章 筋肉・ファシアを理解する

運動療法のエビデンス

関西医科大学リハビリテーション学部理学療法学科　**佐藤春彦**

　運動が健康によいとの認識は，社会全体に広がり浸透している。運動によって生活習慣病を予防し，加齢による筋力低下を遅らせる。認知機能の維持にも有効かもしれない。運動と健康に関するエビデンスが次々と示されている。筋肉を単に関節を動かす動力源として捉えるだけでなく，今は他の臓器の機能を調整するホルモン分泌器として捉える見方が広がっている。

　運動が健康によいというのに，運動がしにくい状況となったのが，新型コロナウイルスのパンデミックである。多くの人が外出を控え，自宅にこもった。ジムに通っていた人は，家での運動が中心になり，運動の指導者は，対面を避ける形を模索するしかなかった。そうしたなかで，ホームエクササイズも，専門家がいる施設で行う運動療法の補完というより，それと同等，あるいは，それ以上の効果を狙うものへと変容しつつある。

　ここでは，運動の筋への作用を，関節を動かす動力源としてみたときと（**図1**），ホルモンを分泌する器官としてみたとき（**図2**）に分けて解説する。運動の効果は，ホームエクササイズによるものを中心とした。室内という限られた空間，指導者の直接的な接触がないホームエクササイズは，体操を実践する場にも通じる。加えて，年を重ねても元気に過ごす，フレイル予防に関する研究報告を概観し，移動能力別に鍵となる筋についても解説する。

図1 運動による筋力増強のメカニズム

a：神経適応。収縮に参加する運動単位の数とタイプ，頻度を調整して出力を上げる。
b：筋肥大。筋タンパク質を増やして出力を上げる。

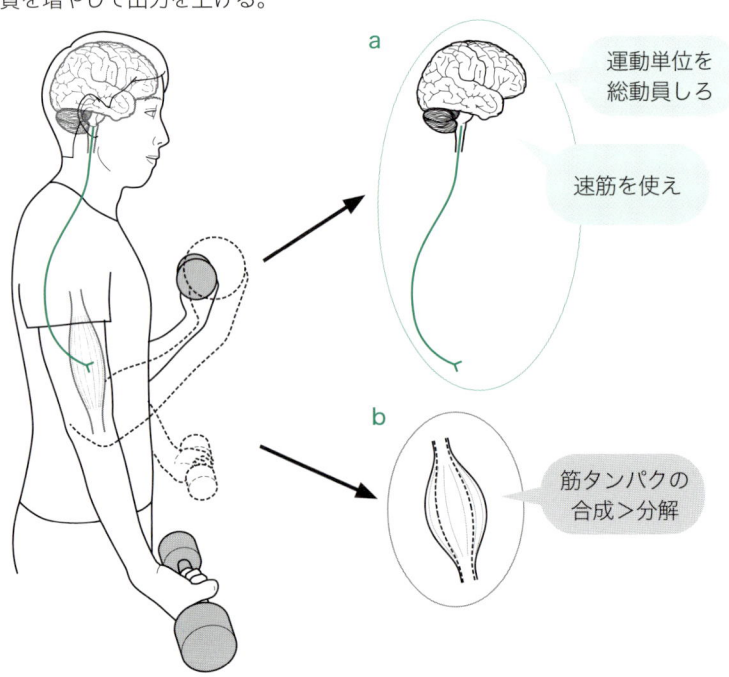

a
運動単位を総動員しろ

速筋を使え

b
筋タンパクの合成＞分解

図2 ホルモン分泌器としての筋の作用の一例

運動によってマイオカインが生成され，筋以外の臓器の機能を調整する。

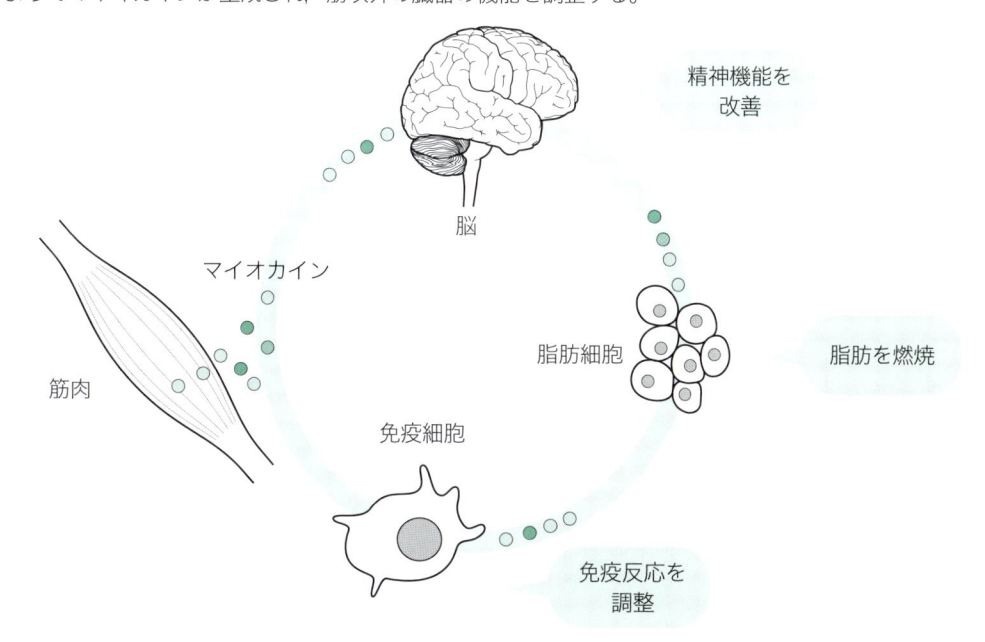

● 運動による関節機能の向上

筋力を高める：抵抗運動

　筋力増強には，大きく分けて"筋肥大"と"神経適応"という2つの方策がある。筋肥大は，力を発揮する収縮要素（筋タンパク質）を増やすこと，神経適応は脳が力の出し方を学習することである。筋肥大がみられる前の筋力の向上は，神経適応によるところが大きい[1]。

　筋力を高める運動としては，抵抗運動が基本である。抵抗運動は，筋タンパク質の分解と合成を引き起こすが，合成のほうが分解を上回ることで筋肥大が起きる。負荷は運動量（抵抗の大きさ×回数）が大事で，同じ運動量なら，回数よりも抵抗が大きいほど効果が高い。一方，負荷が小さくても回数が多ければ同様の効果が得られる[2]。

　ジムでマシンを使ったトレーニングではなく，ホームエクササイズにおいても筋力が高まったとの報告もみられている。スクワットを取り入れたホームエクササイズで，膝伸展筋力の向上が確かめられ，椅子から立って歩く時間（timed up and go test）も短縮するなどの効果が認められている[3]。

筋の柔軟性を高める：ストレッチ

　関節の可動性を規定する要因には，骨や関節包など関節そのものの要因，皮膚や皮下組織の要因，筋そのものの硬さによる要因，筋の緊張を調整する神経性の要因がある[1]。骨や皮膚は，骨折や熱傷などの傷害により，可動範囲を制限する大きな要因になる。しかし，そのような外傷を除けば，筋の柔軟性が可動性の鍵を握る。

　筋の柔軟性は，"静的柔軟性"と"動的柔軟性"の2つの要素をもつ。静的柔軟性は，筋を弛緩させた他動運動での関節可動域（range of motion；ROM），動的柔軟性は，筋を収縮させて関節を動かす自動運動でのROMで表される。一般に他動運動でのROMのほうが自動運動よりも大きく，柔軟性の指標とされる。

柔軟性を高める運動としては静的ストレッチ，動的ストレッチ，PNFストレッチ（proprioceptive neuromuscular facilitation：固有受容性神経筋促通法）がある。

　静的ストレッチは，ゆっくりと行い，最終姿勢を一定時間保持するものである。最適な保持時間については決定的なものはないが，少なくとも15秒以上，30秒程度が好ましいとされる[1]。

　動的ストレッチは，反動を使わず四肢を動かし，筋を伸ばすものである。静的ストレッチ後に反動をつけたジャンプで高く飛べないこともあるのに対し，動的ストレッチではパフォーマンスの低下はみられない。そのため，運動前の準備体操として，静的ストレッチよりも動的ストレッチが推奨される。

　PNFストレッチは，筋を緊張させた後の弛緩を利用したストレッチである。例えば，仰臥位で股関節を90°屈曲し，膝をできるだけ伸展させてハムストリングスを伸張位で保持する。次にハムストリングスの最大収縮を数秒間行わせる。収縮直後はハムストリングスが弛緩するので，膝関節伸展の可動域が増大する（**図3**）。

図3 PNFストレッチの例

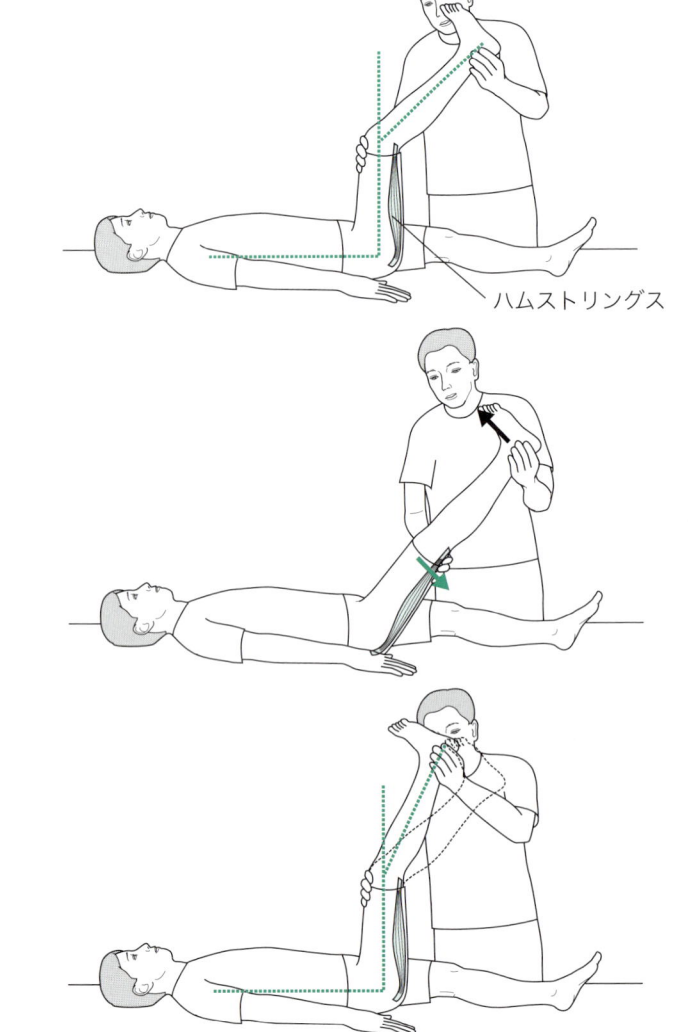

ハムストリングス

仰臥位，股関節90°屈曲位から膝を伸展しハムストリングスを伸張する。

被験者に股関節の伸展，膝関節の屈曲にできる限り力を入れてもらい（緑矢印），検者はその位置から動かないよう抵抗をかけて抑える（黒矢印）。

収縮後，弛緩したときに再び膝関節を伸展しハムストリングスを伸張する。筋が十分弛緩するので，可動域が拡大しやすい。

痛みによって肩の可動域制限が生じた患者に対して，ストレッチを含むホームエクササイズを2カ月間行わせた無作為臨床試験では，可動域の改善と肩の痛みの減少が報告されている[4]。この研究では，家で運動を正しく行うために，動画を作成して提供し，初回と介入1カ月後には理学療法士が訪問して，運動が正しい形で実施されているかを確認している。正しい運動を徹底すれば，他の一般的な治療法と変わらない効果が期待できる[5]。

筋の協調性を高める：バランス運動

片脚立ちや歩行は，複数の関節を制御することで安定を図るバランス運動と捉えることができる。

バランス能力には，筋力はもちろんのこと，感覚や神経制御などの要素も絡んでいる。そのため，各要素を鍛えることでバランスの改善につなげる取組もあり，またすべてを包括的に含んだ運動で動作の安定を図る取組もある。

包括的な運動を転倒経験のある70歳以上の高齢女性に2年間継続させた研究では，転倒の発生率自体は運動をしていない対照群と同程度だが，大きなケガに至る例は対照群の半数以下と少なかった[6]。

バランス動作を含むホームエクササイズを高齢者に行い，転倒に対する効果を検討したシステマティックレビューでは，ホームエクササイズは転倒者数を減少させ，バランスや生活機能を改善すると結論づけている[7]。

Clemsonら[8]は，生活動作を使ってバランスや筋力を向上させるトレーニングLiFE（Lifestyle integrated Functional Training）を考案した。例えば，キッチンで作業をする際にはタンデムで歩く，床に落ちたものを拾うときにはスクワットでしゃがむ，立ち仕事のときに片脚立ちをしてみる，などである（図4）。このLiFEを組み入れた運動を

図4 生活の中で運動を取り入れるLiFEの例

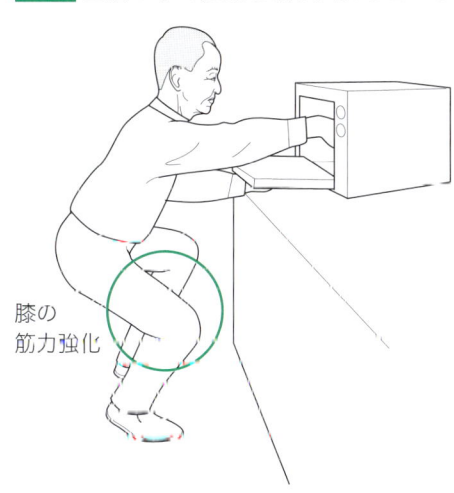

膝の
筋力強化

電子レンジから温めた物を取り出したり，下の物を拾い上げる際，スクワット姿勢を取るようにする。ほかん立ち仕事を行う際に踵挙上運動をする，できるだけ階段を使うなどがある。

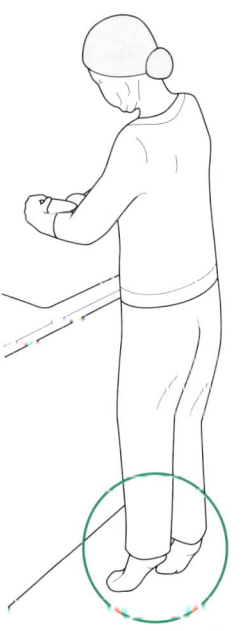

下腿三頭筋力強化

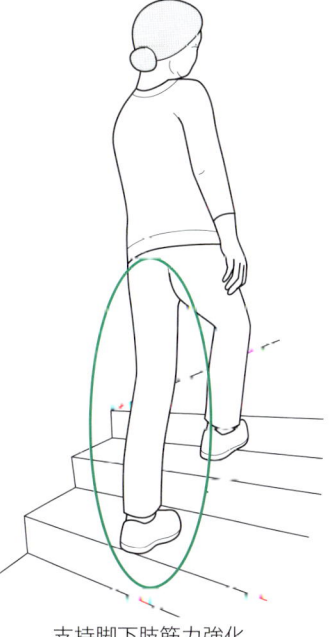

支持脚下肢筋力強化
片脚バランス

1年間続けた群は，対照群と比較して転倒発生率で31％の減少がみられた。

こうした日常生活動作になじむ形で運動を取り入れる介入研究の効果をみたシステマティックレビューでは，多くの研究でバランス機能の向上などの効果を認めているものの，無作為対象試験が少なく，さらなる検討が必要であると結論している[9]。これは，日常生活になじむ形にするほど，どこまでが運動なのかあいまいとなり，効果をわかりにくくしているのだろう。

● ホルモン分泌器としての筋の作用

身体の機能を調整するホルモンは健康に欠かせない。筋肉もマイオカインというホルモンを分泌し，脳や脂肪組織，免疫細胞に働きかけている。

ここでは，筋肉をホルモン分泌器としてみたときの，他の臓器への作用の一端を解説する。

精神機能を改善する

運動によって精神機能の改善がみられたとの報告は多い。

地域在住高齢者に対するホームエクササイズの効果を調べたシステマティックレビューで，精神の安定(うつ，不安，ストレス)に対する効果を認めている[10]。このレビューはパンデミック後に行われたもので，真に「屋内での運動」に限定し，屋外でのウォーキングなどの運動は除外している。また，テレビ画面を見ながらゲーム感覚で楽しむ全身運動のホームエクササイズの効果を無作為臨床試験で調べた報告[11]でも，運動介入群でワーキングメモリーや実行機能の改善を認めている。

運動による精神機能の改善は，活動性が増すことで行動範囲が広がり，社会とつながる機会が増えることがその背景にあるとの見方があるが，屋内での運動に限定した介入において改善が認められたこれらの報告に照らし合わせて考えると，運動自体が脳にポジティブな作用をもたらしている見方もできる。

これまでの，運動によって記憶や認知を司る海馬のニューロンが増え，ネットワークが複雑化することが確認されている[12]。ニューロンの増加には脳由来神経栄養因子（brain-derived neurotrophic factor；BDNF）がかかわっている[12]。この BDNF は筋肉でも作られる。筋で作られた BDNF が脳に届くのか，あるいは，運動によって脳内で BDNF が作られるのかははっきりしないが，運動が海馬のニューロンの可塑性を高めている可能性は高い。

脂肪を燃焼する

肥満は脂肪の蓄積が余剰に起こった状態である。

運動には，脂肪細胞で熱産生を増加させ，体脂肪を減らす効果があるが，この媒介として筋肉から放出されるマイオカインの関与が指摘されている。

ある種のマイオカインは，脂肪細胞を褐色化（白色脂肪細胞の褐色脂肪細胞へ変化）する。白色脂肪細胞はエネルギー消費量が少なく，褐色脂肪細胞は多いので，エネルギー代謝が亢進する[12]。Wang ら[13]は体重増加，肥満がみられる妊婦を対象に，定期的な運動によって脂肪細胞を褐色化するマイオカインが増えることを見出し，妊婦糖尿病予防につながる可能性を指摘している。

免疫反応を調整する

運動は感染症に対する予防策となるかもしれない。

新型コロナウイルス感染症（COVID-19）に罹患した患者で，病状が悪化して入院に至ったのは，運動習慣がない人が多く，運動習慣がある人（1週間で中等度の運動を150分間か，高強度の運動を75分以上）は入院率が低かった[14]。COVID-19に限らず，体内の細胞がウイルスに攻撃されると，免疫細胞が活性化し，さまざまな生理活性物質（サイトカイン）を放出して炎症反応を引き起こし，ウイルスを撃退する。

新型コロナウイルスでは，このサイトカインの分泌が過剰になる免疫細胞の暴走が起こり，正常な細胞まで攻撃してさまざまな臓器を傷害するサイトカインストームとよばれる状態に至ることがある。筋肉が出すマイオカインのなかには，免疫細胞の活性化を抑制するものがあるので，こうした過剰な反応を避けられたのかもしれない[15]。

● 立つ・歩く・走る・階段を上る：移動能力別にみた強化の鍵となる筋

いつまでも自立して活動的な生活を送りたい。そのための，立つ，歩く，走る，階段の上がり下りといった生活動作の鍵となる筋は何か。生活動作と下肢筋力の関係をみた研究報告を概観し，運動学的な知見も踏まえて整理する（図5）。

図5 移動能力別にみた遂行の鍵となる筋

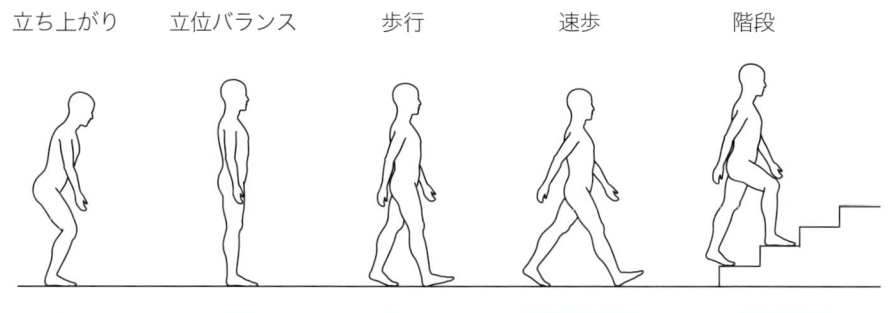

	立ち上がり	立位バランス	歩行	速歩	階段
鍵となる筋	膝関節伸筋	足底屈筋	股関節外転筋	股関節伸筋 膝関節伸筋 足底屈筋	股関節伸筋 膝関節伸筋 足底屈筋

立ち上がりの鍵となる筋

　椅子から立ち上がる動作をビデオで撮影し，コマ送りしてみると，①体幹を前傾する，②殿部が椅子から離れて膝が伸展する，③膝の伸展とともに股関節も伸展し直立する，という順で関節が動く様子が観察される。②の殿部が椅子から離れた直後に，膝関節の伸筋に大きな負荷がかかり，この負荷を超える張力を発揮できないと立ち上がれない。

　運動学的にみて，立ち上がるために重要な筋は膝関節の伸筋，大腿四頭筋である。また，低い椅子から立ち上がれるほど膝伸展筋の筋力も高い[16]。

立位でのバランスの鍵となる筋

　直立姿勢では重心線が股関節，膝関節の中心付近を通るため，筋の負担は比較的小さい。立位の支持面は左右方向に長く，前後方向に短い。バランスを崩しやすい前後方向の安定を保つ鍵が足関節の底屈筋である[17]。

　静止立位では重心は足関節の前方にあるため，底屈筋は常に収縮し，重心が前へ偏位すると収縮を強め，後ろへ偏位すると収縮を弱める。若年者は筋力が十分に備わっているため，前後動揺と足関節の最大筋力の間には相関関係はみられないが，筋力の低下した高齢者では，底屈筋の最大筋力が高いほど，前後方向に安定して動ける範囲が大きくなる相関関係が認められる[18]。

快適な速度での歩行の鍵となる筋

　歩行は重力を巧みに利用した移動運動である。

　振り子のように下肢を振り出し，筋の負担を最小限に抑えている。足を振り出す鍵となるのは，遊脚側の筋力ではなく，立脚側の下肢，特に股関節外転筋である。股関節外転筋は，振り出した側の骨盤の落下を防ぎ，足と床との接触を防いでいる。

　高齢女性においては，股関節外転筋の筋力と歩行周期時間の変動の関連が認められている[19]。歩行周期時間の変動は，小さいほど歩行が安定していると捉えられるが，転倒経験者ではこの変動が大きい傾向がある。

　股関節外転筋は安定した歩行の鍵といえそうである。

速歩での歩行の鍵となる筋

　日常生活では，屋内で歩く際にはそれほど速さは求められないが，外出して街中を歩く際は，横断歩道を渡りきるために速足となる場面も多い。

　速く歩くには，前後方向の動きにかかわる筋（股関節の屈筋と伸筋，膝関節の屈筋と伸筋，足関節の底屈筋と背屈筋）を積極的に使うことになるが，高齢者の歩行変数と下肢筋力の関係を調べた Stoz らの研究[20]では，男性においては，推進力を担う足関節底屈筋と股関節伸展筋，着地後の衝撃を受け止める膝伸展筋が強いと速度が速い傾向が認められた。女性ではこれらの筋に加え，膝関節屈筋，股関節屈筋，股関節外転筋，股関節内転筋も速度と関連していた。比較的筋力の弱い女性では，速度との関連する筋肉が増えている。若年者と中年者では下肢筋力と歩行速度の関連はみられない[18]。

　速度を速める鍵となるのは，足底屈筋，膝関節伸筋，股関節伸筋となりそうだが，全般的に筋力が低下している場合は，その他の筋にも目を向ける必要があるだろう。

階段昇降の鍵となる筋

　　商業施設や駅でバリアフリー化が進み，階段を使わずエレベーターなどで移動できるようになってきている。とはいえ，階段がなくなっているわけでもない。階段昇降の不安が外出の障壁となりうるだけに，活動性の維持には階段昇降の能力も必要である。

　　階段昇降は，平地歩行よりも筋，関節への負担が大きい。関節を動かす範囲は拡大し，関節を動かす力のモーメントも大きくなる。膝伸展筋に求められるモーメントは歩行の3倍，股関節の伸筋に求められるモーメントは1.5倍ほどにもなり，運動角度については，股関節と膝関節の最大屈曲角度と足関節の最大背屈角度で歩行の約2倍に広がる[21]。筋力も柔軟性も加齢により低下する高齢者ではハードルの高い動作である。

　　階段昇降で鍵となる筋は，体重を持ち上げる膝伸展筋が中心となるが，股関節の伸筋と足底屈筋も重要な役割を果たす。また，股関節屈筋も次の段に足を振り上げるのに必要である。こうしたことから，1つの筋に焦点を当てるより，下肢，特に足関節の柔軟性を含めて運動を考える必要があるだろう。

2章 筋肉・ファシアを理解する

文献

1) Haff GG, ほか. ストレングストレーニング＆コンディショニング：NSCA決定版. 第4版 ed：ブックハウス・エイチディ；2018. xvi, p.783.

2) 小笠原 理. 運動による骨格筋肥大メカニズム：筋タンパク質同化にかかわる運動シグナル. 化学と生物. 2021；59(8)：377-84.

3) Li ML, et al. Health maintenance through home-based interventions for community-dwelling older people with sarcopenia during and after the COVID-19 pandemic: A systematic review and meta-analysis. Exp Gerontol. 2023；174：112128.

4) Santello G, et al. Effects on shoulder pain and disability of teaching patients with shoulder pain a home-based exercise program：a randomized controlled trial. Clinical Rehabilitation. 2020；34(10)：1245-55.

5) Liu J, et al. Effectiveness of home-based exercise for nonspecific shoulder pain：a systematic review and meta-analysis. Archives of Physical Medicine and Rehabilitation. 2022；103(10)：2036-50.

6) Patil R, et al. Effects of a Multimodal Exercise Program on Physical Function, Falls, and Injuries in Older Women：A 2-Year Community-Based, Randomized Controlled Trial. J Am Geriatr Soc 2015；63(7)：1306-13.

7) Hill KD, et al. Individualized home-based exercise programs for older people to reduce falls and improve physical performance: A systematic review and meta-analysis. Maturitas 2015；82(1)：72-84.

8) Clemson L, et al. Integration of balance and strength training into daily life activity to reduce rate of falls in older people (the LiFE study)：randomised parallel trial. BMJ 2012；345：e4547.

9) Weber M, et al. Feasibility and effectiveness of intervention programmes integrating functional exercise into daily life of older adults：a systematic review. Gerontology 2018；64(2)：172-87.

10) Santos IKd, et al. Home-Based Indoor Physical Activity Programs for Community-Dwelling Older Adults：A Systematic Review. Sports Health 2023：19417381231175665.

11) Adcock M, et al. Effects of an In-home Multicomponent Exergame Training on Physical Functions, Cognition, and Brain Volume of Older Adults：A Randomized Controlled Trial. Front Med (Lausanne) 2019；6：321.

12) Severinsen MCK, Pedersen BK. Muscle-organ crosstalk: the emerging roles of myokines. Endocr Rev. 2020；41(4)：594-609.

13) Wang C, et al. Irisin participates in the beneficial effects of exercise in preventing gestational diabetes mellitus in overweight and obese pregnant women and a mouse model. Front Nutr 2022；9：1034443.

14) de Souza FR, et al. Association of physical activity levels and the prevalence of COVID-19-associated hospitalization. J Sci Med Sport. 2021;24(9):913-8.

15) Alves HR, et al. Irisin, Exercise, and COVID-19. Front Endocrinol (Lausanne) 2022；13：879066.

16) Eriksrud O, et al. Relationship of knee extension force to independence in sit-to-stand performance in patients receiving acute rehabilitation. Physical therapy 2003；83(6)：544-51.

17) Tavakkoli Oskouei S, et al. Is ankle plantar flexor strength associated with balance and walking speed in healthy people? A systematic review and meta-analysis. Physical therapy 2021；101(4).

18) Melzer I, et al. Association between ankle muscle strength and limit of stability in older adults. Age Ageing

2009 ; 38(1) : 119-23.

19) Inoue W, et al. Are there different factors affecting walking speed and gait cycle variability between men and women in community-dwelling older adults? Aging Clin Exp Res 2017 ; 29(2) : 215-21.

20) Stotz A,et al. Relationship between muscle strength and gait parameters in healthy older women and men. Int J Environ Res Public Health 2023 ; 20(7).

21) Lewis J,et al. Changes in lower extremity peak angles, moments and muscle activations during stair climbing at different speeds. J Electromyogr Kinesiol 2015 ; 25(6) : 982-9.

50

体操と筋肉の働き

北里大学医療衛生学部リハビリテーション学科理学療法学専攻 **坂本美喜**

人体には，約400個の骨格筋があり，体重の約40～50％を占める。一般的に筋の両端は腱組織となって骨や靱帯に付着しているが，関節包に付く筋，皮膚に付く筋などもある。これらの骨格筋は，運動の生成や姿勢の保持，関節の安定化などに働いている。また，筋活動による熱の産生や循環器における筋ポンプとしての働きもある[1]。

骨格筋の構造

骨格筋の形状

骨格筋の形状はさまざまであるが，筋束の走行によって大きく2つに分類することができる。

1つは紡錘筋・平行筋とよばれるもので，筋束は筋の全長にわたって筋の長軸と平行に走る。両端が細くなり中央部が膨らんでいるものを紡錘筋，帯状の形状のものを平行筋とよぶ。

もう1つは羽状筋で，筋内の腱に沿って片側もしくは両側に斜めに筋束が走行している[2]。なお，筋の作用軸と筋線維の走行がなす角度を羽状角という（**図1**）[3]。筋束の走行は，筋肉の運動と力の範囲を決めるため，紡錘筋（平行筋）と羽状筋には，それぞれに異なる力学的特性がある。紡錘筋（平行筋）は筋線維の長さが長く，その代わり力学的に並列にならぶ筋線維の数が少なくなる。逆に羽状筋は筋線維の長さが短く，その代わり力学的に並列にならぶ筋線維の数が多くなる。つまり，両者の筋の長軸に垂直な面での断面積（解剖学的断面積［anatomical cross-sectional area；ACSA］）は同じでも，筋線維に垂直に横断した断面積（生理学的断面積［physiological cross-sectional area；PCSA］）は羽状筋のほうが大きい（**図2**）[4]。

図1 筋束の配列　平行筋と羽状筋

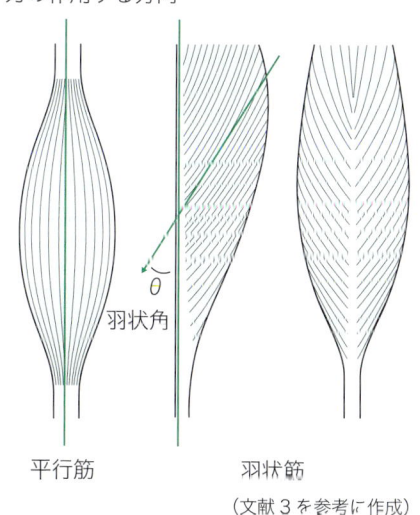

力の作用する方向

θ

羽状角

平行筋　　　　羽状筋

（文献3を参考に作成）

図2 解剖学的断面積と生理学的断面積

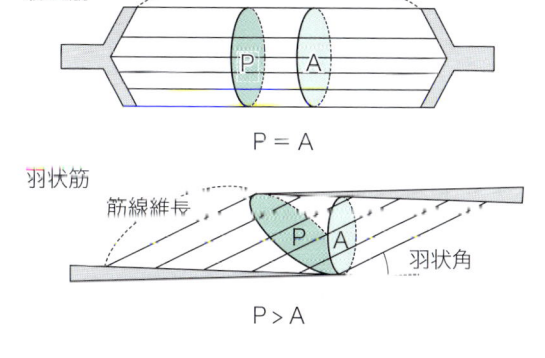

紡錘筋

筋線維長

P　A

P ＝ A

羽状筋

筋線維長

P　A

羽状角

P ＞ A

A：解剖学的断面積
P：生理学的断面積

（文献4を参考に作成）

一方，収縮する比率をみると，例えば筋線維が30％収縮したとき，紡錘筋（平行筋）は筋全体が全長のほぼ30％収縮（短縮）できるのに対し，羽状筋は短縮量がはるかに小さくなる。最大筋力は，その筋の生理学的断面積にほぼ比例することから，紡錘筋・平行筋や羽状角の小さな羽状筋は，筋力は少ないが大きく収縮する性質をもち，羽状角の大きな羽状筋では，筋力は大きいが収縮は少ないという性質をもつ。

　ヒトの体では，股・膝・足関節などの主要な関節の伸筋には羽状筋が多く，逆に屈筋には紡錘筋・平行筋（または羽状角の小さい羽状筋）が多い傾向がある。これらの関節の伸筋は主に重力に抗した身体の支持や，姿勢の維持，ジャンプ時に重要であり，骨格筋の形状は実際の運動と関連しているものと推測される[5]。

骨格筋・筋線維の構造

　骨格筋は，筋線維（筋細胞）とよばれる細長い多核細胞の集合体である。成人の場合，筋線維径は $30 \sim 100 \mu$ m であり，長さは数 mm 〜数十 cm と筋肉により異なっている。個々の筋線維は1つの細胞であるため，筋線維の膜は細胞膜であり，各筋線維は基底膜とよばれる薄い結合組織で包まれている。

　基底膜と筋細胞膜の間に存在する筋衛星細胞は，筋の幹細胞であり，筋の成長や再生時に中心的な役割を果たす。基底膜のさらに外側にはやはり個々の筋線維を包む筋内膜が存在する。筋内膜に包まれた筋線維は，数本から数十本がまとまって筋周膜で束ねられ筋束を形成し，筋束がさらに束ねられて1つの筋肉となる。筋全体は筋上膜に包まれている（**図3**）[6]。

　基底膜・筋内膜・筋周膜・筋上膜はすべて結合組織であり，これらの膜は個々の筋線維を束ねることにより筋線維で生成された力を分散することなく腱に伝え，また筋に強度を与える役割ももつ。太い血管と神経，筋紡錘は筋周膜に分布し，毛細血管と細い神経は筋内膜に分布している。なお，筋膜は，浅筋膜と深筋膜に[7]分類されることもある。

図3 骨格筋・筋線維の構造

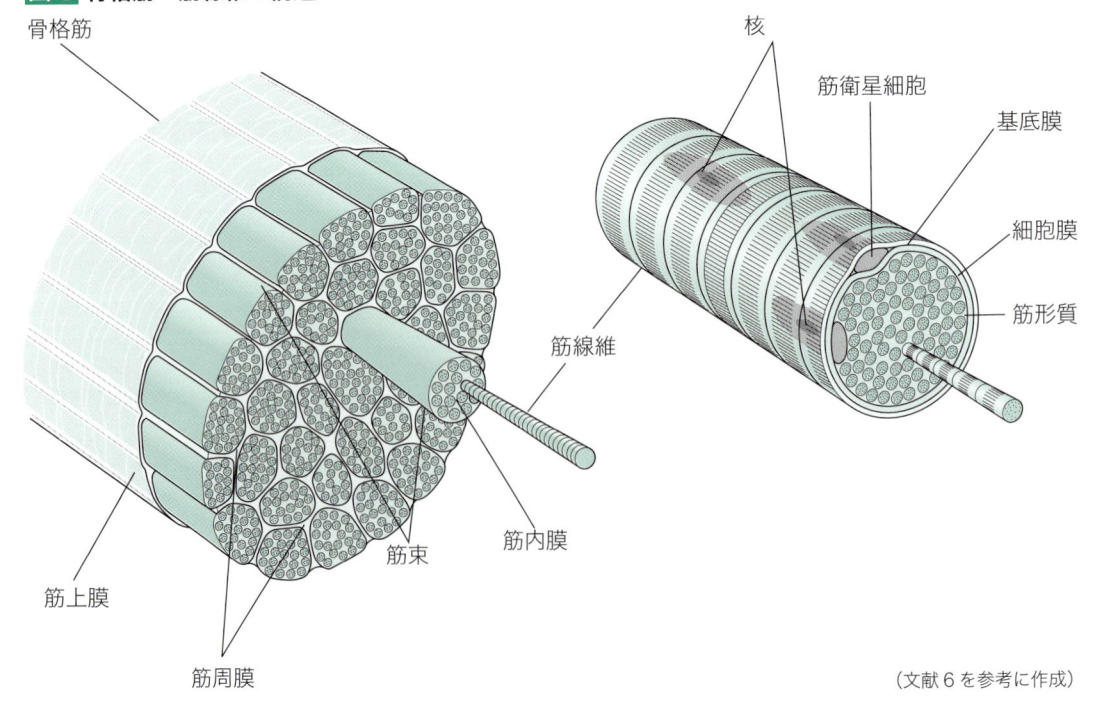

（文献6を参考に作成）

　筋線維の内部は，収縮タンパク質である筋原線維と，その周りを取り囲む袋状の筋小胞体（sarcoplasmic reticulum；SR），筋原線維の内部に達する横行小管（transverse tuble；T管），ミトコンドリアなどの細胞内小器官，多数の核，グリコーゲン顆粒などが存在し，その間を筋形質が満たしている（図4）[6]。

　筋原線維は，直径1〜2μmの円柱状で，筋線維の長軸方向に並行に存在する。1本の筋線維は数百〜数千の筋原線維の集まりであり，筋原線維はさらに筋節とよばれる構造がその長軸方向に並んでいる。顕微鏡により筋線維の内部を観察すると，筋原線維の長軸方向に沿って明るい帯（I帯）と暗い帯（A帯）が交互に繰り返す，いわゆる横紋がみられ，I帯の中央にZ線（Z膜）とよばれる部分がある。このZ線から隣接するZ線までが筋節（sarcomere）であり，筋の構造における機能的最小単位である。筋節の静止時の長さは約2.4〜2.5μmである。

　筋節内では，筋節の両端にあるZ線から中心に向けて細いフィラメント（アクチンフィラメント）が一定間隔で配列し，その間を太いフィラメントが位置している。1つの筋節は，太い筋フィラメントと細い筋フィラメントが組み合わさるようにしてできている。太い筋フィラメントは，主としてミオシンというタンパク質からなり，細いフィラメントは，アクチンが重合した二重らせんにトロポミオシンおよびトロポニンが結合してできている（図5）[8]。

図4 骨格筋・筋線維の構造

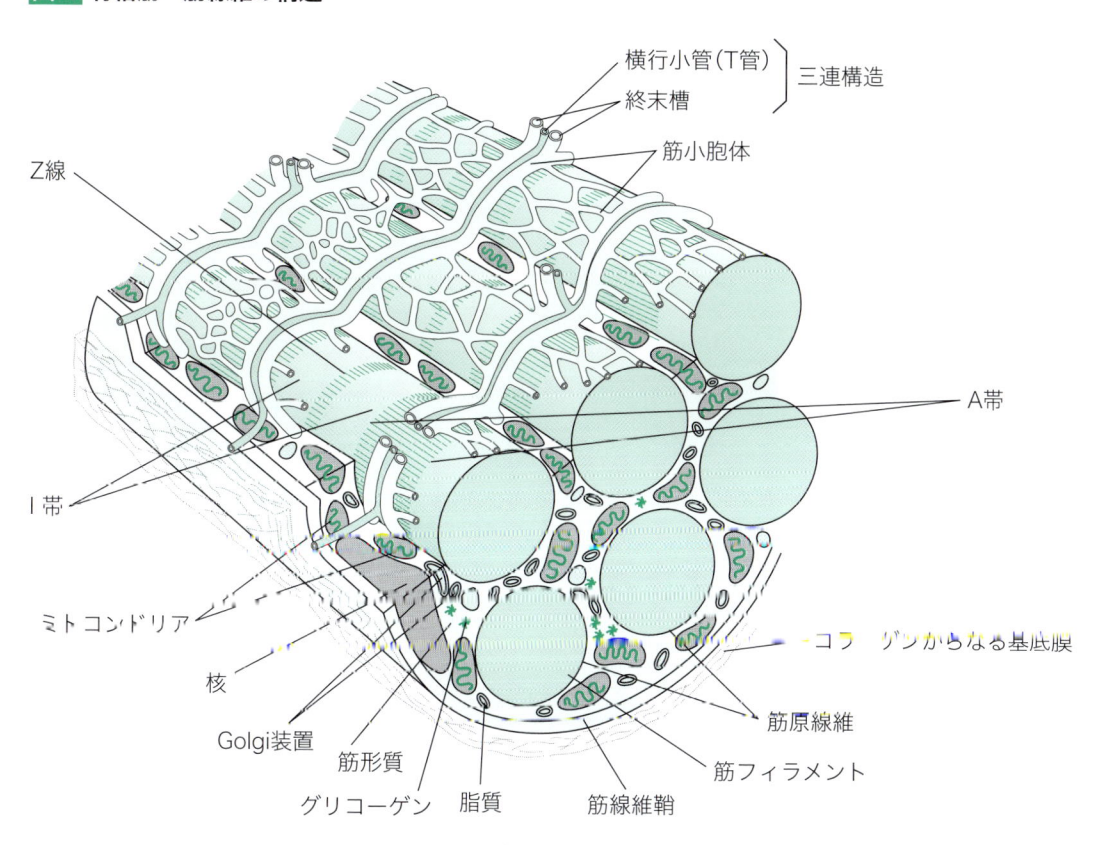

（文献6を参考に作成）

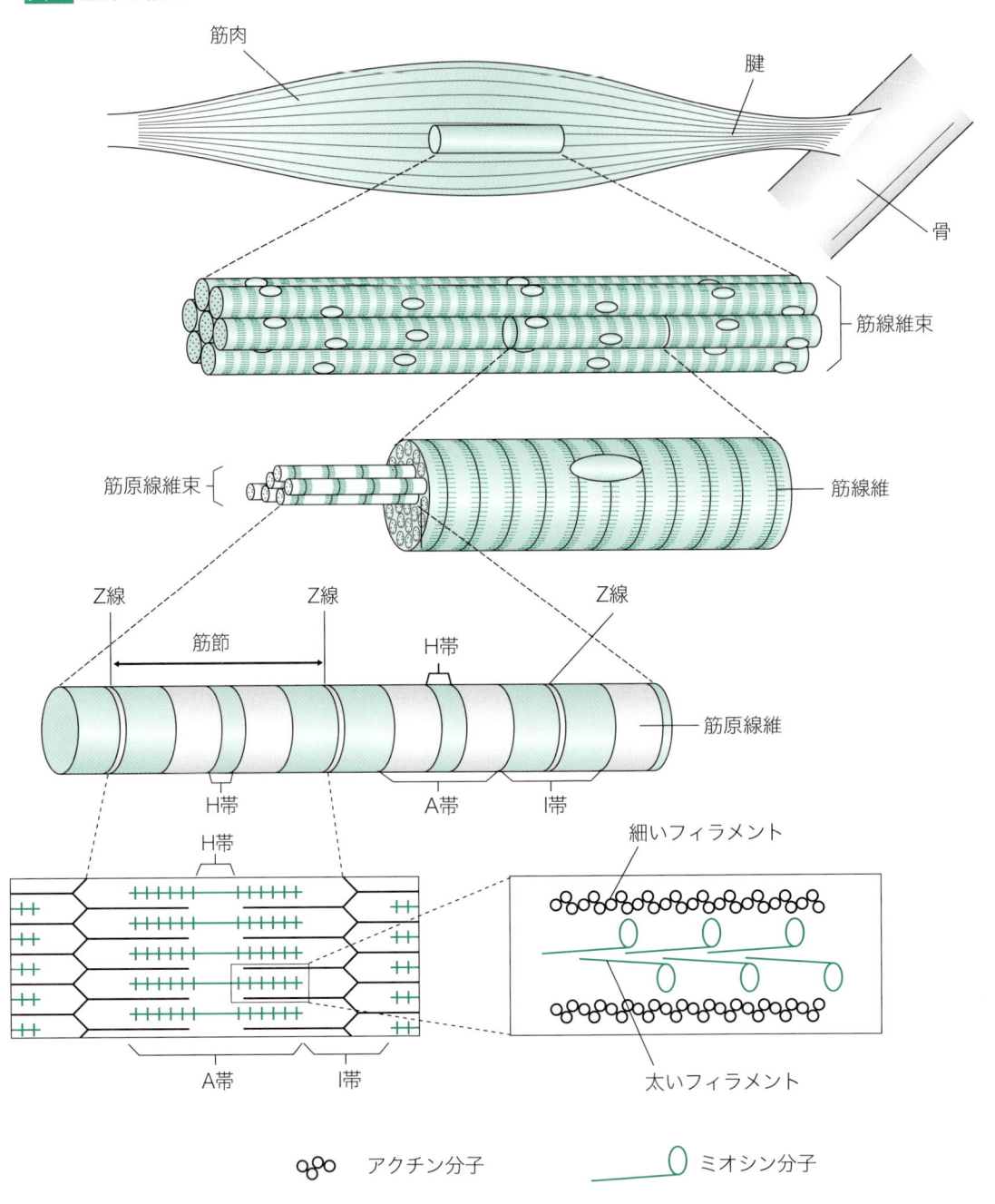

図5 筋節の構造

筋肉

腱

骨

筋線維束

筋原線維束

筋線維

Z線

Z線

Z線

筋節

H帯

筋原線維

H帯

A帯

I帯

H帯

A帯

I帯

細いフィラメント

太いフィラメント

アクチン分子　　　　　ミオシン分子

（文献7を参考に作成）

● 骨格筋の収縮機構

生体内における随意的筋収縮の発現

　生体内での随意的筋収縮は，大脳皮質運動野の神経細胞の興奮から生じる。

　大脳皮質運動野からの運動命令は運動性の下行性伝導路（錐体路・錐体外路）を経由し，筋を支配する運動神経終末へと伝播する。神経筋接合部にはわずかな隙間があり，化学的伝達物質であるアセチルコリンがこの間隙に放出される。筋細胞膜にあるアセチルコリン受容体にアセチルコリンが結合し，筋細胞の静止電位が上がる。この電位が閾値に達すると筋細胞の活動電位が生じ，筋細胞膜から膜に伝わった興奮は横行小管（T管）から筋線維内部へと伝わり，そして筋小胞体の終末槽に伝えられる。筋小胞体はカルシウムイオン（Ca^{2+}）を内部に蓄えた袋状の貯蔵庫であり，興奮が伝わるとカルシウムイオンを細胞内に放出する。遊離したカルシウムイオンがアクチンに結びついたトロポニンCと結合することにより，アクチンとミオシンの収縮作用が始まり筋が収縮する。そして，カルシウムイオンが再び筋小胞体に取り込まれることにより筋は弛緩する[9]。

骨格筋線維のタイプ分類

　骨格筋線維は，収縮速度の遅い遅筋（slow twitch：type I 線維）と収縮速度の速い速筋（fast twitch muscle：type II 線維）に大別される。ヒトの場合には，type I，type II 線維と分類することが多い。このほか，収縮特性と代謝特性の両方に着目した分類では，SO（slow-twitch oxidative），FOG（fast-twitch oxidative glycolytic），FG（fast-twitch glycolytic）線維に分類される。また，筋線維に含まれるミオシン重鎖（myosin heavy chain；MHC）成分により，MHC I，MHC II a, MHC II b に type 分類することもできる（**表 1**）。

　遅筋線維（type I 線維）は，slow type のミオシン重鎖をもち，収縮速度は，遅いが疲労しにくい収縮特性をもつ。ミトコンドリアは大きく発達し，数も多く，酸化酵素活性も高い。細胞内エネルギー基質も有酸素性代謝を受ける中性脂質が多く，グリコーゲンは少ない。ミオグロビン含有量が多く遅筋の多い筋では赤み（ミオグロビンの色）を帯びてみえる。毛細血管の分布が多く，酸素の獲得に有利である。

　速筋線維（type II 線維）は，fast type のミオシン重鎖をもち，筋小胞体が大きく発達していることから速やかに大きな力が発揮され，収縮速度も速い。解糖系酵素活性が高く細胞内のグリコーゲン貯留も多いことから，無酸素エネルギー代謝による作動に適しており，すばやく大きな力の発揮を必要とする四肢の筋などに多い。

　速筋線維は，酸化酵素活性による差から同じ type II 線維でも酸化酵素活性の高い type II A 線維と type II B 線維のサブタイプに分類することができる。type II A 線維の疲労耐性は，type I 線維にほぼ匹敵するほど高い場合もある。一方，type II B 線維は疲労しやすく，その収縮は瞬発的なものとなる[10]。これらの筋線維タイプを決定しているのは，脊髄前角細胞である。神経支配を受ける前の未熟な筋線維は，type II C 線維とよばれる。胎児筋や再生筋，また脱神経を受けた筋線維などは type II C 筋である。正常筋では，type II C 線維の頻度は1％以下である[11]。

　ヒトの筋肉は，これらの異なったタイプの筋線維が1つの筋にモザイク状に分布している。筋によりその比率が異なり，例えば速い関節運動に関与する腓腹筋や外側広筋では速筋線維が多く，ヒラメ筋や脊柱起立筋など姿勢保持に関する筋では遅筋線維が多い。また筋線維タイプ組成は遺伝による影響も強い。

表1 筋線維 type 分類と特徴

		遅筋（赤筋）	速筋（白筋）	
		type I SO（slow-twitch oxidative fiber）	type II A FOG（fast-twitch oxidative glycolytic fiber）	type II B FG（fast-twitch glycolytic fiber）
生理学的特徴	収縮時間	遅い	速い	速い
	支配神経伝達速度	遅い	速い	速い
	疲労	遅い	中等度	速い
生化学的特徴	酸化酵素活性	高い	高い	低い
	解糖系酵素活性	低い	中間	高い
	ミオグロビン量	高い	高い	低い
	グリコーゲン含有量	低い	高い	中間
	脂質	高い	低い	低い
組織学的特徴	直径	小さい	小さい〜中間	大きい
	毛細血管分布	多い	多い	少ない
	ミトコンドリア	多い	多い	少ない
	ミオシン重鎖成分	MHC I	MHC II a	MHC II b

運動単位

　運動単位は，脊髄 α 運動ニューロンと，それによって支配される筋線維群を総称したものである。したがって，ある運動単位に属するすべての筋線維は，機能的および代謝的に同じ特性をもつ。

　運動単位は，slow（S），fast fatigue resistant（FR），fast fatiguable（FF）の3タイプに大別されており，それぞれの運動単位は SO（type I）線維, FOG（type II A）線維, FG（type II B）線維が含まれる。1個の運動ニューロンが支配する筋線維の数を，その運動単位の神経支配比という。神経支配比は，指や舌，眼球などを動かす筋のように，微細な運動に関与する筋で小さく，力の強い粗大な運動をする大腿や体幹では大きい[12]。

　筋力は，筋収縮（運動）に参加する運動単位数や運動神経の発火頻度が増加すると大きくなる。また，一般的には，筋収縮強度の増大に伴って，運動単位は S type, FR type, FF type の順で動員される[13]。

筋の収縮様式

　筋収縮の様式は，収縮時の関節の動きと筋長の変化で分類される。筋収縮時に関節の動きを伴わない場合は「等尺性収縮」，関節の動きを伴いながら一定の張力を発揮しているものを「等張性収縮」とよぶ。等張性収縮は，さらに筋長が短くなりながら収縮する「短縮性収縮」と，筋長が長くなりながら収縮する「伸張性収縮」に分類される。通常のわれわれの動作は，これらの収縮様式が含まれている。

　関節の痛みや安静のために関節を動かすことが困難な場合は，等尺性収縮での運動を実施することが多い。伸張性収縮は，短縮性や等尺性収縮に比べて速筋タイプの運動単位が優先

的に動員され，また短縮性や等尺性収縮と同じ力を出しながらも運動に参加している運動単位は少なく，個々の筋線維に大きな負荷がかかる。したがって，筋力強化を目的とした場合には伸張性収縮を取り入れた運動が効果的である。しかし，伸張性収縮では，等尺性収縮や短縮性収縮ではみられない微細な筋損傷が発生するので注意が必要である。これらの特性をふまえて体操を行うことが重要である。

筋力の発揮に関係する因子

ここまで，筋の構造と筋収縮機序について概説した。随意的な筋力発揮には，筋の形態学的因子（筋量・筋断面積・筋線維組成）と神経性因子が関連する。

つまり，筋力トレーニングによって生じる最大筋力の増加は，筋の肥大と神経性因子の改善（活動参加する運動単位の数や発火頻度の増加，同期化）の両方が関与する。トレーニングを開始した際に早期に改善するのは神経性因子であり，筋横断面積の増加など筋肥大が生じなくても筋力は改善する。その後トレーニングを継続することにより筋肥大が生じ，さらに筋力は増加する。

筋力トレーニングをする際には，これらの因子が関係することを考慮して実施することが重要である。

文献

1) 伊藤 隆 . 筋系 . 解剖学講義（改訂 3 版）（高野廣子改訂）. 南山堂；東京：2012.p.21-9.
2) 川上康雄 . 骨格筋の形状と機能 . 骨格筋 運動による機能と形態の変化（山田 茂，福永哲夫，編）. ナップ；東京：1997.p.1-28.
3) 齋藤明彦 . 骨格筋の構造 . 理学療法科学 2003；18：49-53.
4) 市橋則明(編) . 筋の構造と機能 . 運動療法学 障害別アプローチの理論と実際(第 2 版) . 文光堂；東京：2014.p.69-89.
5) 石井直方 . 筋の構造と機能 . 筋と筋力の科学 (1) 重力と闘う筋 . 山海堂；東京：2001.p38-45.
6) Netter FN. 骨格筋の構造 . ネッター医学図譜 筋骨格系 (1) 学生版（杉岡洋一監）. 丸善；東京：2005 . p.150-5.
7) Drake RL,et al. グレイ解剖学（第 4 版）秋田恵一（訳）. エルゼビアジャパン；東京：2019.p.20.
8) 貴邑冨久子，ほか . 骨格筋の構造 . シンプル生理学（改訂第 6 版）. 南江堂；東京：2008.p.31 2.
9) 山内秀樹 . 筋収縮と筋力の多様性 . 筋力をデザインする（吉岡利忠，後藤勝正，石井直方，編）. 杏林書院；東京：2003.p.21-32.
10) 小堀かおる . 骨格筋細胞の生理学的特性 . 骨格筋 運動による機能と形態の変化（山田 茂，福永哲夫，編）. ナップ；東京：1997.p.48-62.
11) 西野一三 . 筋肉の形態 . 標準神経病学(第 2 版)(水野美邦監，栗原照幸，中野今治，編) 医学書院；東京：2012.p.6-13.
12) 貴邑冨久子，ほか . 運動機能の調節 . シンプル生理学（改訂第 6 版）. 南江堂；東京：2008.p.63.
13) 石原昭彦 . 運動神経細胞と筋力発揮の多様性 . 筋力をデザインする(吉岡利忠，後藤勝正，石井直方，編). 杏林書院；東京：2003.p.33-49.

筋肉（生理学的観点から）

北里大学医療衛生学部リハビリテーション学科理学療法学専攻　**堀田一樹**

　運動時には酸素需要が安静時の 10 倍程度に増加する。効果的に体操療法を実施するためには，骨格筋の収縮および弛緩を支える代謝，循環，および呼吸が必要不可欠である。

　ここでは，骨格筋におけるエネルギー代謝，および骨格筋への酸素供給の視点から循環と呼吸の生理学について概説する。

運動時のエネルギー代謝

　筋収縮時に必要なエネルギーはアデノシン三リン酸（adenosine triphosphate；ATP）である。ATP はアデノシン二リン酸(adenosine diphosphate；ADP)と無機リン酸の結合によって生じる。また，筋弛緩においても筋小胞体へのカルシウムイオン再吸収に際して ATP を必要とする。

　このように，運動中に即時的かつ持続的に ATP が必要となる。筋収縮時には①クレアチンリン酸の分解，②解糖系，③酸化的リン酸化の 3 つの代謝経路が ATP 産生に寄与する。

無酸素性代謝

　クレアチンリン酸の分解，および解糖系は酸素を利用しないエネルギー代謝であり，無酸素性代謝ともよばれる。短時間の高強度運動（例えば短距離走など）では，数秒で運動が終了するものであり，速やかな ATP の供給が求められる。

　最も即時的に ATP を産生できるのは，クレアチンリン酸の分解である。クレアチンリン酸が分解して ADP にリン酸基を渡し，即座に ATP が再合成される。ただし，筋細胞内に貯蔵されているクレアチンリン酸はわずかであるため，この経路による ATP 産生量は限定的である。

　解糖系では，グルコースあるいはグリコーゲンを分解して，ピルビン酸あるいは乳酸を産生する。この過程において，正味 2 〜 3 分子の ATP が生成される。もし筋細胞内で酸素が利用可能であれば，ピルビン酸は有酸素性の ATP 産生に寄与する（**図 1** のミトコンドリア内）。

有酸素性代謝

　酸素を用いた ATP 産生過程は，酸化的リン酸化とよばれる。

　解糖系で生じたピルビン酸，あるいは脂肪酸とアミノ酸の酸化によってアセチル CoA が生成される。アセチル CoA はミトコンドリアでクエン酸回路に入り，酸化されて電子伝達系に電子を送る（**図 1**）。電子伝達系において有酸素性の ATP 産生が生じる。

　呼吸により大気中から取り込まれた酸素は，電子伝達系で電子を受け取る。解糖系ではグルコース 1 分子あたり 2 〜 3 分子産生されるのに対し，酸化的リン酸化の過程では 32 〜 33 分子が生成される。

　後述する循環と呼吸が酸素を取り込み運搬することで，この有酸素性代謝が利用される。

図1 有酸素性代謝

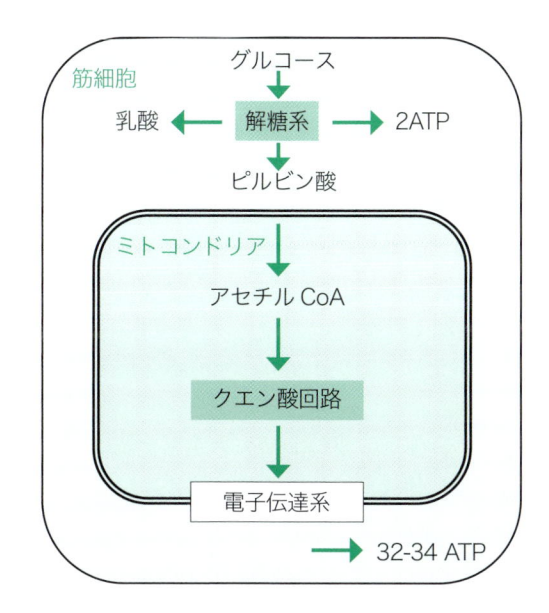

● 骨格筋への酸素供給経路

　酸素摂取量（VO_2）は，1分間に体重 1 kg あたりに消費される酸素量である。安静時の VO_2 は 3.5 mL/kg/ 分である。

　運動を開始すると ATP 産生速度は即座に増大する。そうでなければ，骨格筋は収縮できずに運動を持続できない。運動開始直後は，ATP 産生のすべてが有酸素性の代謝に依存しているわけではない。運動開始時にはクレアチンリン酸の分解であり，それに引き続いて解糖系，そして最後に有酸素性の代謝が活性化される。その証拠に，VO_2 は運動開始と同時に即座に定常化するわけではない（**図2**）。VO_2 が増加して定常化するまでには数分間の時間が必要である（**図2** の緑点線）。したがって，運動開始時には無酸素性の代謝に依存せざるを得ない。

図2 運動時の酸素摂取量の変化

グラフ線は非鍛錬者における酸素借を表している。同じ運動強度であっても，鍛錬者と比べて非鍛錬者の酸素借は多い。
黒は高強度運動時の酸素借を示しており，強度が増加すると酸素借が増える。

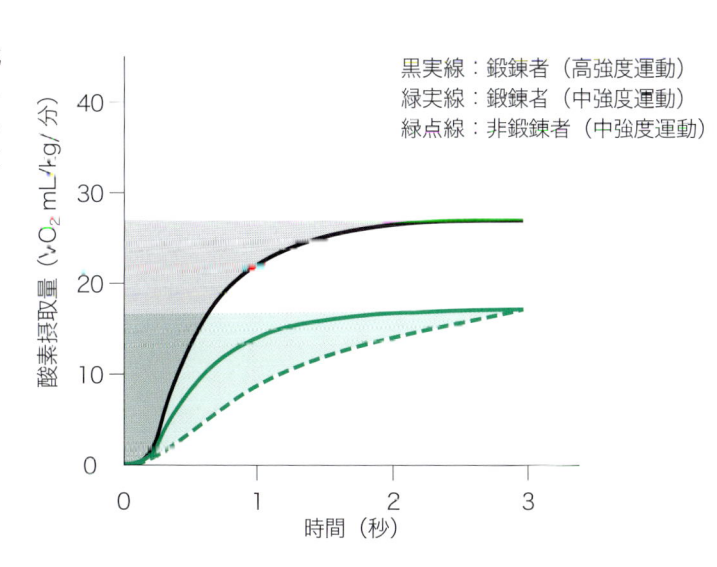

このように，運動時に必要なエネルギーは3つの代謝経路のどれか一つを利用しているわけではなく，複数の代謝経路が巧みに組み合わされている。運動開始初期には酸素需要が供給を上回っており，不足している酸素量が酸素借である。

これらの生理学的知識は体操療法を実施する際にどのように役立つのであろうか。普段運動していない非鍛錬者は，トレーニングを積んだ鍛錬者と比較して酸素借が増える（**図2**の緑の領域が非鍛錬者の酸素借である）[1]。酸素借については，無酸素性の代謝で補わなければならない。非鍛錬者においては，ミトコンドリアへの酸素供給の不足，酸化的リン酸化の速度の制限が酸素借の増加に影響している。したがって，非鍛錬者を対象に体操療法を指導する際には，VO_2 の定常化に時間がかかり，無酸素性代謝に依存することを念頭に置く必要がある。

低強度の運動と比べて，高強度の運動は VO_2 の定常化により時間を要するため，酸素借が増える。非鍛錬者を対象に体操療法を指導する際には，急な高強度の体操療法は避ける。ウォーミングアップを設け，低強度の運動から開始するなどの工夫が求められる。運動に慣れてきた後は，運動時間を延長し，その後運動強度を増やす。

運動時の循環応答

運動時に酸素需要は安静時の10倍以上に増加しうる。この酸素需要の増加に見合う供給を満たすには，活動筋への血流量の増加が必須である。筋血流の増加には，①心拍出量の増加，②血流再配分の2つが主に関与する。

心拍出量の増加

心拍出量とは心臓のポンプ機能の指標であり，心臓の1回拍出量と心拍数の積で算出される。肺胞で酸素化された血液は，心臓のポンプ力によって末梢へと運搬される（**図3**）[2]。運動時には1回拍出量と心拍数の両方が増加する。心拍出量は運動時に最大で5倍程度に増加するが（**表1**），VO_2 は10倍以上に増加しうる。

血流再配分

心臓のポンプ機能の増大を超えて酸素が取り込まれるのはなぜだろうか。その理由は，消化器や腎臓などの臓器への血流を制限し，活動筋へと血流を配分（血流再配分）することで酸素の需給バランスを保とうとするためである。血流が不要な臓器の血流を制限し，血流が必要な臓器へと配分される。

血流再配分には各臓器内を走行する微小血管が重要な役割を担っている。骨格筋内には血管径が $100\ \mu\mathrm{m}$ 以下の細動脈が存在し，血管平滑筋が収縮・弛緩することで筋血流を調節している。運動時には血管拡張が生じ，活動筋への血流が増大する。**表1**に運動時の各臓器の血流応答を示す。心拍出量が5倍増加するのに対して，骨格筋の血流量は20倍に増加する。

このように全身の血管抵抗を調節することで，私たちは持続的な運動を可能としている。

図3 骨格筋への酸素供給経路

肺胞で酸素を取り込み，心臓のポンプ機能により末梢臓器へ運搬される。骨格筋内毛細血管において酸素を排出し，二酸化炭素を血中へ取り込む。
静脈血は心臓から肺へと運搬され，肺胞から二酸化炭素が排出される。
酸素分圧は，肺胞から末梢組織まで徐々に低下する（酸素カスケード）。

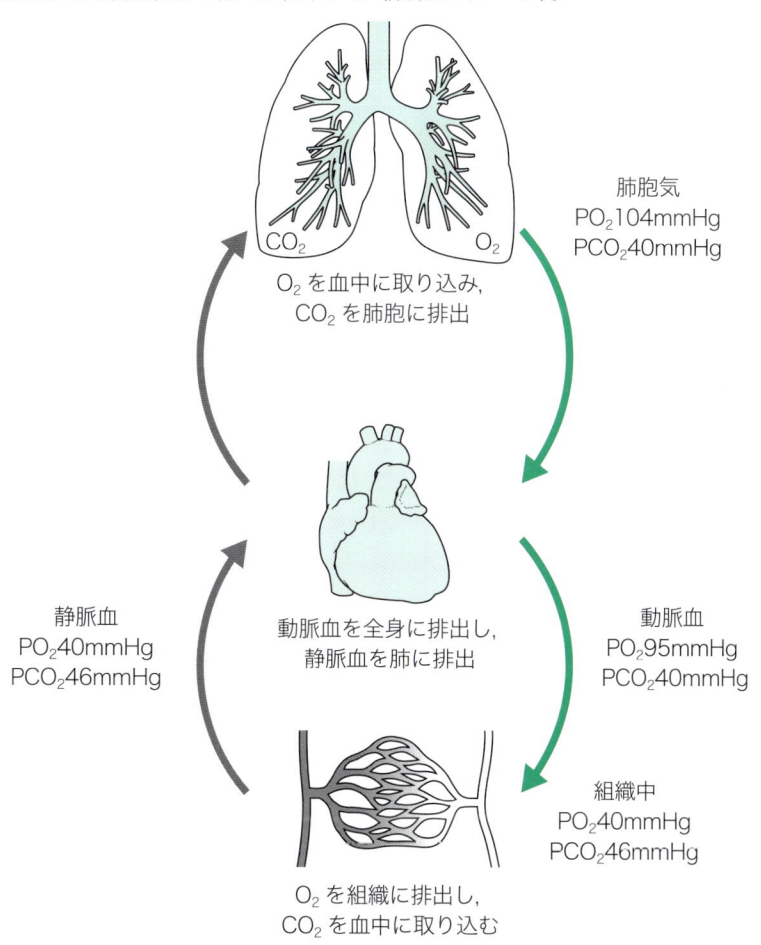

肺胞気
PO_2 104mmHg
PCO_2 40mmHg

O_2 を血中に取り込み，
CO_2 を肺胞に排出

静脈血
PO_2 40mmHg
PCO_2 46mmHg

動脈血を全身に排出し，
静脈血を肺に排出

動脈血
PO_2 95mmHg
PCO_2 40mmHg

組織中
PO_2 40mmHg
PCO_2 46mmHg

O_2 を組織に排出し，
CO_2 を血中に取り込む

表1 運動時の各臓器血流

	安静時	最大運動時
心拍出量，L/分	5	25
臓器血流量，L/分（%）		
消化器	1～1.25(20～25)	0.75～1.25(3～5)
心筋	0.2～0.25(4～5)	1～1.25(4～5)
腎臓	1(20)	0.5～1(2～4)
骨	0.15(3～5)	0.25(1)
脳	0.75(15)	0.75～1(3～4)
骨格筋	0.65～1(13～20)	20～21.25(80～85)

（文献3より引用）

高齢者の運動への配慮

高齢者の場合，運動中の筋血流の増加応答が不十分，あるいは遅延する[3]。したがって，運動時の酸素需給バランスの問題を回避するためには，ウォーミングアップを実施し，低強度から徐々に負荷を上げることが望ましい。

運動時の呼吸応答

大気中から肺胞に取り込まれた酸素は，血中へと拡散し，赤血球のヘモグロビンと結合する（**図3**）。赤血球は心臓のポンプ機能によって全身へと運搬される。

運動時には大気中の酸素をより多く取り込み，生体内で産生された二酸化炭素を体外へ排出するために換気量が増加する。分時換気量とは1分間あたりの換気量であり，1回換気量と呼吸数の積である。安静時と比べて運動時には1回換気量，呼吸数，および分時換気量は増加する。

肺胞におけるガス交換の効率には，分時換気量に加えて肺血流が重要である。運動時には分時換気量だけでなく肺血流も増加し，ガス交換の効率を増加させる。低から中強度の運動時においては，分時換気量と肺血流が増加し，安静時と比較してガス交換の効率が改善する[4]。同一の運動強度であっても，分時換気量には個人差が生じる。

肺胞でのガス交換障害を有する場合，同じ量の二酸化炭素を排出するのに必要な分時換気量が増加する。そのため，低強度であっても肩で息をして呼吸苦を訴える。また，吸気に関わる横隔膜の萎縮や機能障害は，ガス交換の効率低下と運動時の呼吸苦に関連する[4]。

通常，安静時に胸鎖乳突筋や斜角筋，僧帽筋などの呼吸補助筋が呼吸運動に動員されることはない。しかしながら，運動強度が過度に高い，あるいはガス交換障害や横隔膜の機能障害を有する場合，呼吸補助筋が呼吸運動に動員される。したがって，体操療法中に対象者の呼吸補助筋の収縮が観察された場合には，運動強度を下げる，あるいは適度に休息を入れる必要がある。

文献

1) Hagberg JM, et al. Faster adjustment to and recovery from submaximal exercise in the trained state. J Appl Physiol Respir Environ Exerc Physiol. 1980 Feb；48(2)：218-24.

2) Powers SK, et al. Exercise Physiology：Theory and Application to Fitness and Performance. Tenth ed. New York, NY. McGraw-Hill Education；2018.

3) Poole JG, et al. Vascular and metabolic response to cycle exercise in sedentary humans：effect of age. Am J Physiol Heart Circ Physiol 2003 Apr；284(4)：H1251-9.

4) Hamazaki N, et al. Respiratory muscle weakness increases dead-space ventilation ratio aggravating ventilation-perfusion mismatch during exercise in patients with chronic heart failure. Respirology 2019 Feb；24(2)：154-61.

ファシア I（基礎的―解剖・生理など）

NTT 東日本関東病院リハビリテーション医療部　**金田浩明**

● ファシアの解剖

ファシア（fascia）とは

　ファシアは，筋膜（筋上膜，筋周膜，筋内膜），皮下組織 (superficial fascia, deep fascia)，神経膜，血管外膜，骨膜，靱帯，支帯，腱，内臓を包む膜などを含む「線維性結合組織の総称」であり，全身の組織間結合や組織自体を包み込んでいる結合組織 (connective tissue) の一種である[1]。ファシアはテンセグリティ（三次元的）構造という，張力と圧縮力の均衡がとれた網目状の立体構造をしている（**図1**）[2]。

　ファシアの構成成分は，主に細胞外基質と細胞に分けられ，細胞外基質は I〜III型コラーゲン線維，エラスチンなどの蛋白質，ヒアルロン酸，プロテオグリカンなどがあり，細胞成分は線維芽細胞，脂肪細胞，マクロファージ，肥満細胞などがあり，水分含有量も多く，通常は柔軟性に富む組織である。これらの構成要素により，ファシアは張力と柔軟性という性質をもち，滑走性を許容し，代謝物質の輸送を可能にしている[3]。

　皮下組織は，浅部から深部に向かって順に，主に防御性脂肪筋膜系 (protective adipofascial system；PAFS) で構成される皮下組織浅層，superficial fascia，主に潤滑性脂肪筋膜系 (lubricant adipofascial system；LAFS) で構成される皮下組織深層，deep fascia，筋上膜が存在すると報告されている（**図2**）[4]。

図1 ファシアの網目状構造

ファシアの写真を鶏肉で代用している。

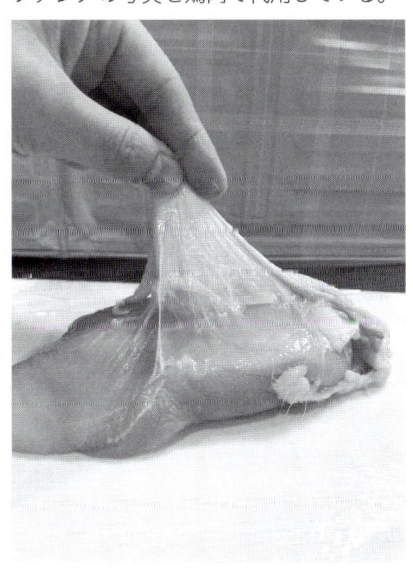

図2 皮下組織の層構造

皮膚から筋肉までの皮下組織におけるファシア

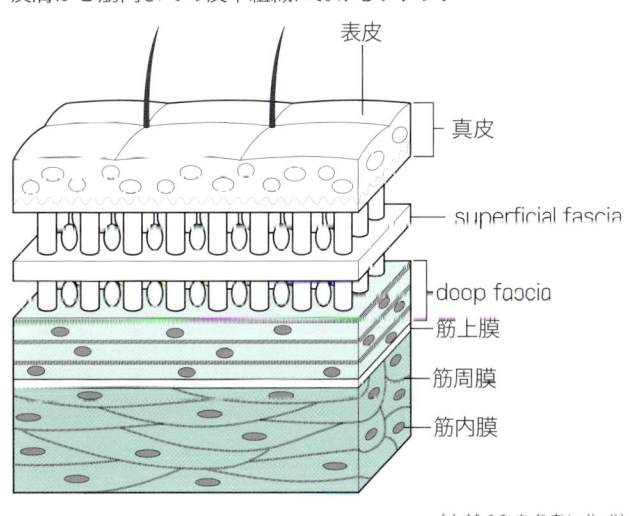

表皮
真皮
superficial fascia
deep fascia
筋上膜
筋周膜
筋内膜

（文献 10 を参考に作成）

Superficial fascia は多様な脂肪分を伴い，高い弾力性をもち，神経，動脈，静脈，リンパ管なども走行しており，温度調整，血行，リンパの流れにも関係している。また，筋肉から皮膚を区切り，正常にお互いを滑走させ，外的刺激から筋肉を守る働きがある。

Deep fascia は主に密性結合組織に分類され，比較的強靭な I 型コラーゲン線維と弾性に富むエラスチンを含み，すべてを分離しつつも相互に接続させている。Deep fascia は全身の筋や腱膜を覆っており，縦横斜めに線維の配向性の異なる 3 〜 4 層の構造をしており，各層間は疎性結合組織（loose connective tissue）により，各層を滑走させている[5]。また，第 4 層目は筋上膜をさす場合もあり，deep fascia は個々の筋肉を覆い，筋同士の摩擦を軽減することにも関与している。

図3 は，人工股関節全置換術中の画像であり，皮膚の下に白く見える線維状の組織が superficial fascia であり，手で容易に切れてしまうほどの状態である。ファシアの一部である筋膜は，筋肉もしくは個々の筋線維を包み，筋収縮による力学的変化を知覚し，柔軟性の調整や動的な固有受容に重要な働きを果たす（図4）。

図3 人工股関節全置換術中のファシア画像

皮膚の下に白く見える線維状の組織が superficial fascia，黄色く見える組織は LAFS である。

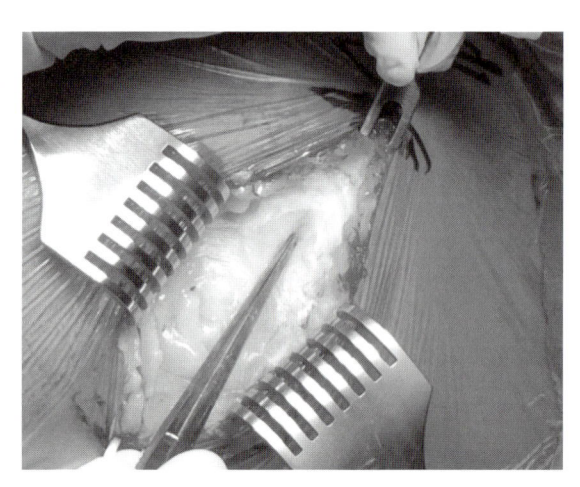

（北里大学医療衛生学部 高平尚伸先生よりご提供）

図4 骨格筋と筋膜（myofascia）の関係

筋上膜，筋周膜，筋内膜はファシアの一部である。

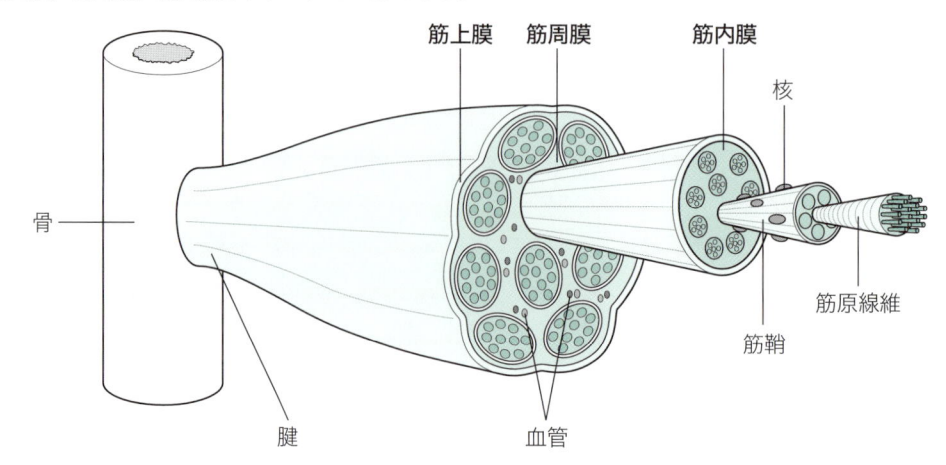

ファシアの役割
（組織を包み位置の保持，力伝達，組織間滑走，侵害受容器，固有受容器）

　ファシアは，筋から発生した張力を骨に伝え，関節運動を形成することで身体運動を可能にしている。また，外部刺激をファシアの粘弾性により吸収・緩衝し，低負荷かつ効率的な身体運動を制御している。よって，ファシアは生体内部から生み出された張力と，身体運動や重力などの外力により受ける張力との双方からの機械的刺激が常に負荷される[6]。

　ファシアの役割として，①組織を包み保護・位置の固定，②力の伝達，③組織間の滑走，④侵害受容器，⑤固有受容器の5つがある。

　ファシアは臓器や各組織の表面を覆い保護し，他の部位と分割し，正しい位置に固定することで，外傷や体外からの病原菌を防ぐといった防御システムとして働く[4]。筋収縮により発生する筋張力はファシアを介して筋間や隣接関節に伝達されるため，協調的な運動が可能になると報告されている[7, 8]。ファシアに含まれるヒアルロン酸は，筋収縮や関節運動における潤滑剤として働き，筋線維間や筋線維束間，superficial fascia と deep fascia，骨格筋と deep fascia など異なる細胞や組織間の滑走を調整している[9]。また，deep fascia 層に存在する線維芽細胞などが活性化すると，ヒアルロン酸を分泌し，deep fascia と myofascia との滑走性を維持し，deep fascia の機能を維持している（**図5**）[10]。Superficial fascia や deep fascia には，Pacini 小体や Ruffini 小体が存在する。Pacini 小体は圧力の急激な変化と振動に反応し，Ruffini 小体は変形や持続的な圧力および伸長に反応し[11]，ファシアは多重感覚入力の一つとして重要である。

図5 ファシアの滑走のイメージ

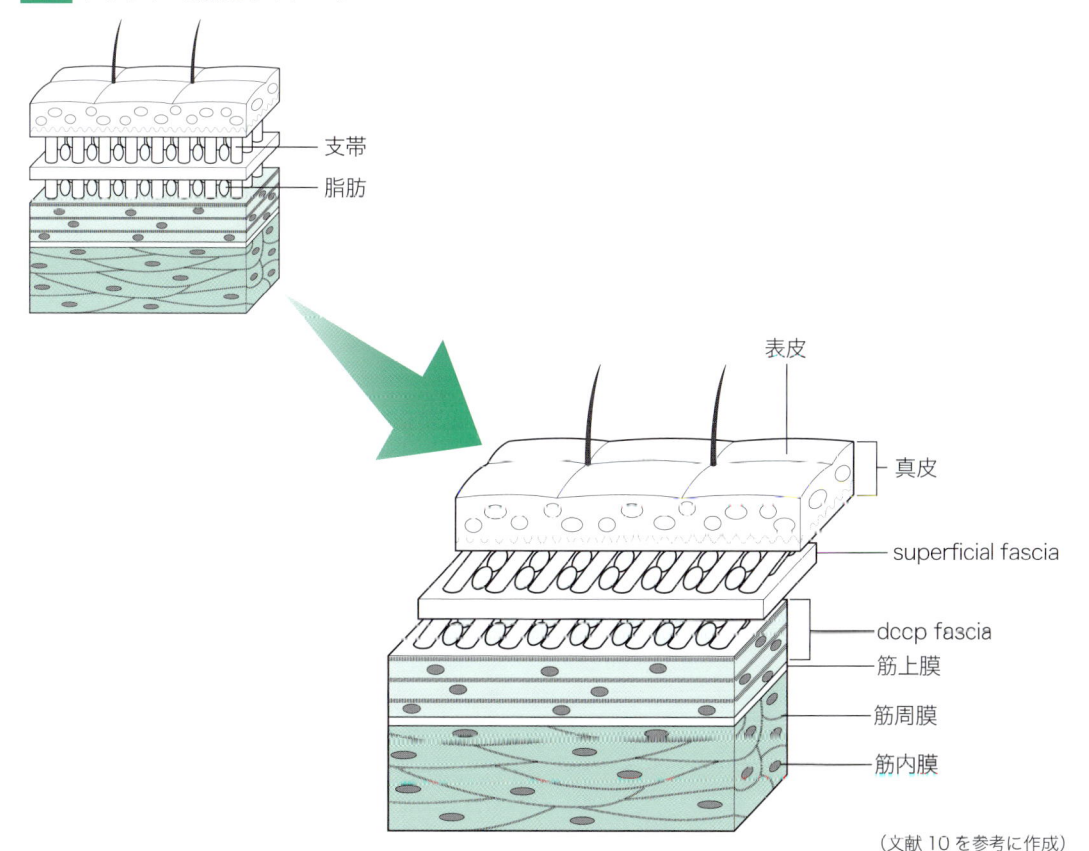

　　　支帯
　　　脂肪

　　　表皮
　　　真皮
　　　superficial fascia
　　　dccp fascia
　　　筋上膜
　　　筋周膜
　　　筋内膜

（文献 10 を参考に作成）

2章　筋肉・ファシアを理解する

ファシアの生理学

ファシアの機械的刺激による変化

ファシアには筋紡錘, Golgi 受容器, Pacini 小体, Ruffini 小体, 自由神経終末といった固有受容器が5つ存在し, 機械的刺激に対して柔軟に反応する。

ファシアの柔軟性低下の要因として, 外傷, 過用, 循環不全, 不活動, 過活動, 不良姿勢などがあり, このような要因により線維性組織の高密度化や基質のゲル化 (粘性の高まり), ヒアルロン酸の凝集化を経て, 柔軟性や粘弾性が低下する。よって, 固有受容器への機械的刺激がファシアの柔軟性改善に必要となる[12]。

固有受容器への刺激には, 温熱, 圧力, 振動, 伸長刺激などがあげられ, 特に温熱の影響を受けるコラーゲン線維は, 数℃の温度上昇で伸展性の向上がみられるため[11], ファシアには温熱刺激が大きな影響をもたらす可能性が考えられる。また, 温まったファシアは粘性を低下させ, 滑走性と可動性をより高めると報告されており, トレーニング前のウォーミングアップで身体を温めることは, 一定の根拠があるとされている[13]。

線維芽細胞は, I 型コラーゲン線維などのタンパク質の生合成や再構築に関与し, 線維芽細胞の細胞骨格再構築は, 圧力や張力といった機械的刺激により誘導される[14]。線維芽細胞が存在する疎性結合組織は, 粘性のあるゲル状の物質や大量の水を含み, 通常は, 線維芽細胞がコラーゲンの構築や細胞の形態変化を通じて細胞外基質の密度や圧を変化させることで, 細胞外基質に入ってくる水分を物理的に調節していると考えられる[15]。

ファシアと末梢神経, 疼痛との関係性

末梢神経は階層構造を示し, 神経線維は神経内膜で, 神経線維が集まった神経線維束は神経周膜で, 神経線維束が集まった神経幹は神経上膜で, 神経上膜は疎性結合組織で包まれ, これにより末梢神経が自由に動くことができると考えられている (**図6**)[16]。

末梢神経は神経線維 (軸索) ＋ファシアで構成されているため, 末梢神経由来の症状には, 神経線維由来の症状である神経の機能低下所見 (感覚鈍麻, 振動覚低下, 筋力低下, 腱反射低下など), 神経線維近傍のファシア由来の症状である神経の機能低下所見を伴わない疼痛やしびれなどがある[4]。

ファシアに含まれる侵害受容器への刺激により生じる疼痛を筋膜性疼痛症候群といい, 具体例として, 胸腰筋膜上の侵害受容器への刺激が腰痛の一因であることが知られている (**図7**)[17]。ファシア内部には多くの自由神経終末が存在し, 特に deep fascia に多い[11]。自由神経終末は張力, 感覚, 体温などの機械的刺激の種類や強度, そして変化に対して一定のフィードバックを身体に与えるが, 過剰に活性化してしまった場合, 慢性的な筋膜性疼痛の一因とも示唆される[17]。

ファシアの癒着は, ファシア内の侵害受容器が過敏になり, トリガーポイントを形成する。また, 慢性腰痛のある群では, 腰痛のない群に比べ, 25%ファシアが厚く, ヒアルロン酸の粘性増大も同時に起こっており, 筋とファシアの滑走性を低下させ, 筋膜性腰痛を生じさせる[18]。

ファシアの異常, 加齢変化

ファシアの異常は日常生活動作が原因のことが多く, 長時間の同一姿勢や反復動作, 重労

図6 神経の横断面

神経＝神経線維（軸索）＋結合組織（ファシア）
神経内膜，神経周膜，神経上膜はファシアの一部である。

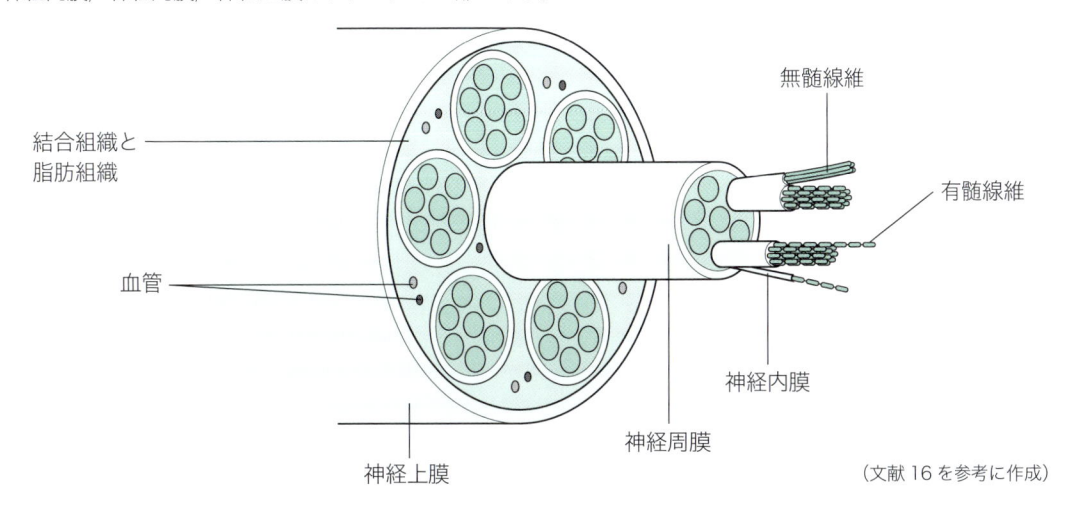

結合組織と
脂肪組織

血管

神経上膜

神経周膜

神経内膜

無髄線維

有髄線維

（文献16を参考に作成）

2章

筋肉・ファシアを理解する

図7 胸腰筋膜におけるファシア

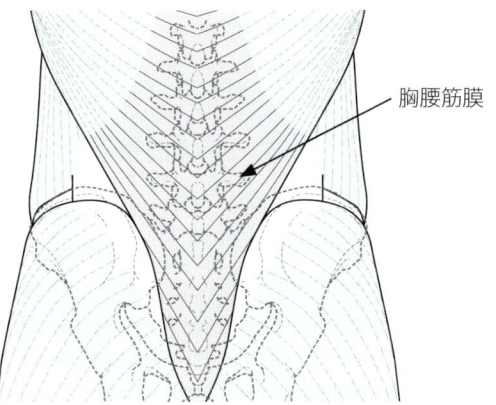

胸腰筋膜

（文献17を参考に作成）

働や過度なスポーツ，ストレス，血行不良，自律神経の乱れなど，さまざまである。

　ファシアの異常により，力の伝達が阻害，関節可動域が制限，微小循環が障害されたりすることで痛みが発生する[6]。そこにはファシア間に存在する線維芽細胞，平滑筋細胞の活性化，血流を部分的に阻害されることによる側副血行路の形成，痛みの神経線維であるC線維やA線維の誘導，炎症性サイトカイン集積，コラーゲン線維の高密度化や基質の粘性増大，ヒアルロン酸の凝集化による柔軟性低下など，さまざまな生体反応が複雑に生じていると考えられる[12]。

　ファシア異常による運動障害の改善には，ファシアにさまざまな機械的刺激を加えることで基質の水和や浸透圧の変化を促進し，局所循環を改善させることであると考えられる。

　ファシアは加齢に伴いコラーゲンの架橋形成が増加することで肥厚し，弾性が低下する[19]。また，高齢者の腰部のファシアの厚さは，部位によるが若年者より厚く[20]，高齢者の腓腹筋の結合組織量は若年者よりも多いと報告されている[21]。このようにファシアの加齢変化においては，肥厚，コラーゲン架橋の線維化，水分含有量の低下，細胞外基質の剛性上昇と弾力性低下が現時点の見解である。加齢に伴う骨格筋やファシアの構造的・機能的変化は，関節可動域や姿勢，運動器の伝達に影響を及ぼす。

文献 ————————

1) Schleip R, et al. What is 'fascia'? A review of different nomenclatures. J Bodyw Mov Ther 2012 ; 16 : 496-502.

2) Adstrum S, et al. Defining the fascial system. J Bodyw Mov Ther 2017 ; 21 : 173-77.

3) Fede C, et al. A Closer Look at the Cellular and Molecular Components of the Deep/Muscular Fasciae. Int J Mol Sci 2021 ; 22 : 1411.

4) 木村裕明, ほか. エコーガイド下 fascia リリースとは. 解剖・動作・エコーで導く Fascia リリースの基本. 文光堂; 2017.

5) Stecco A, et al. Anatomical study of myofascial continuity in the anterior region of the upper limb. J Bodyw Mov Ther 2009 ; 13 : 53-62.

6) 今北英高, ほか. 運動器リハビリテーションに役立つ Fascia のみかた・とらえかた. 文光堂; 2023.

7) J Bojsen-Møller, et al. Intermuscular force transmission between human plantarflexor muscles in vivo. J Appl Physiol (1985) 2010 ; 109 : 1608-18.

8) Huijing P. Muscular force transmission : a unified, dual or multiple system? A review and some explorative experimental results. Arch Physiol Biochem 1999 ; 107 : 292-311.

9) Stecco C, et al. The fascia : the forgotten structure. Ital J Anat Embryol 2011 ; 116 : 127-38.

10) Stecco C, et al. The fasciacytes : A new cell devoted to fascial gliding regulation. Clin Anat 2018 ; 31 : 667-76.

11) Stecco C, et al. Anatomy of the deep fascia of the upper limb. Second part : study of innervation. Morphologie 2007 ; 91 : 38-43.

12) 竹井 仁 : 筋膜マニピュレーション—理論的背景と評価および治療方法. 理学療法学 2015 ; 42 : 757-8.

13) Matteini P, et al. Structural Behavior of Highly Concentrated Hyaluronan. Biomacromolecules 2009 ; 10 : 1516-22.

14) Abbott RD, et al. Stress and matrix-responsive cytoskeletal remodeling in fibroblasts. J Cell Physiol 2013 ; 228 : 50-7.

15) Langevin HM, et al. Fibroblasts form a body-wide cellular network. Histochem Cell Biol 2004 ; 122 : 7-15.

16) Millesi H, et al. Mechanical properties of peripheral nerves. Clin Orthop 1995 ; 314 : 76-83.

17) Stecco A, et al. Fascial components of the myofascial pain syndrome. Curr Pain Headache Rep 2013 ; 17 : 352.

18) Langevin HM, et al. Ultrasound evidence of altered lumbar connective tissue structure in human subjects with chronic low back pain. BMC Musculoskelet Disord 2009 ; 100 : 151.

19) Schleip R, et al. Fascia Is Able to Actively Contract and May Thereby Influence Musculoskeletal Dynamics : A Histochemical and Mechanographic Investigation. Front Physiol 2019 ; 10 : 336.

20) Wilke J ,et al. Fascia thickness, aging and flexibility : is there an association? J Anat 2019 ; 234 : 43-9.

21) Csapo R, et al. Age-associated differences in triceps surae muscle composition and strength – an MRI-based cross-sectional comparison of contractile, adipose and connective tissue – . BMC Musculoskeletal Disorders 2014 ; 15 : 209.

ファシア II（臨床的な治療）

北里大学病院リハビリテーション部　**佐々木秀一**

ファシアをターゲットとした治療方法

　ファシアは水とコラーゲンで構成される線維性結合組織を主成分とし，網のようなテンセグリティ構造である。ファシアは皮下組織内の膜状の結合組織（浅層ファシア，深層ファシア），腱膜，関節包，支帯，筋外膜，筋周膜，筋内膜，腱，靱帯，神経，血管，皮膚を含むすべての組織に存在する。

　神経終末を含むファシアの癒着，瘢痕組織，筋間におけるファシアの癒着により慢性化した疼痛や関節拘縮が発生する。それらの組織間のファシアの滑走性や柔軟性の獲得が必要となる。これらの癒着・滑走性の低下に対する治療として，注射治療（ハイドロリリース），物理療法（温熱・振動療法），徒手療法などが存在するが，ここでは，ゴムバンドのフロスバンドを使用したフロッシングの臨床的な使用を肩関節，肘関節，手指関節の上肢領域を中心に解説する。

フロッシングについて

　フロッシングとは，ゴム製のフロスバンドを関節や筋腹などの身体に巻き付けて圧迫し，その状態で徒手的な捻りや自動および抵抗運動を行い，その後に圧迫を解除する治療手技である。治療効果は関節可動域の拡大や疼痛緩和，パフォーマンスの向上などに有効であると報告されている[1]。

禁忌事項

絶対的禁忌事項

　フロッシングが行うことができない絶対的禁忌事項は，皮膚炎（感染症），静脈瘤（炎），血栓症，腫瘍，重度の糖尿病，骨折，開放創，悪性新生物，心不全，ラテックスアレルギー，抗凝固薬または高用量の副腎皮質ステロイドがあげられる。

相対的禁忌事項

　医師との相談が必要な相対的禁忌事項は，発熱，妊娠，高血圧，低血圧，慢性炎症症状，精神的ストレス，甲状腺機能障害があげられる。

肘関節に対するフロッシング治療

治療のポイント

適応

肘関節後方脱臼に橈骨頭・尺骨鉤状突起骨折を伴う骨折後に手術を行い，6カ月間リハビリテーションを行ったが，疼痛と可動域制限を認めていた症例。

効果

軟部組織のファシアの柔軟性向上による可動域改善と疼痛軽減を目的にフロッシング治療を行い，運動時疼痛と可動域制限が改善した。

巻き方・施行の方法

コンプレフロス（サンクト・ジャパン社製）のライムグリーン（幅1インチ）を使用する。
①フロスバンドは，肘関節をまたぐ前腕中間部から上腕中間部に巻く（図1a）。
②フロスバンドを自然長の1.5倍伸張させ，遠位から近位に向かって巻き，直前に巻いたフロスバンドに50%重ねるようにする（図1b,c）。
③フロスバンドを巻いた箇所に他動的な捻りを1分ほど行う（図1d）。
④次に，肘関節屈曲・伸展（図1e）と前腕回内，回外運動の自動運動と抵抗運動（図1f）を各30秒程度行い，最後にフロスバンドを一気に解放する（図1g）。
⑤③，④を1セットとして，1回につき2〜3セット行い，週1〜2回程度の頻度で行う。

図1 肘関節に対するフロッシング

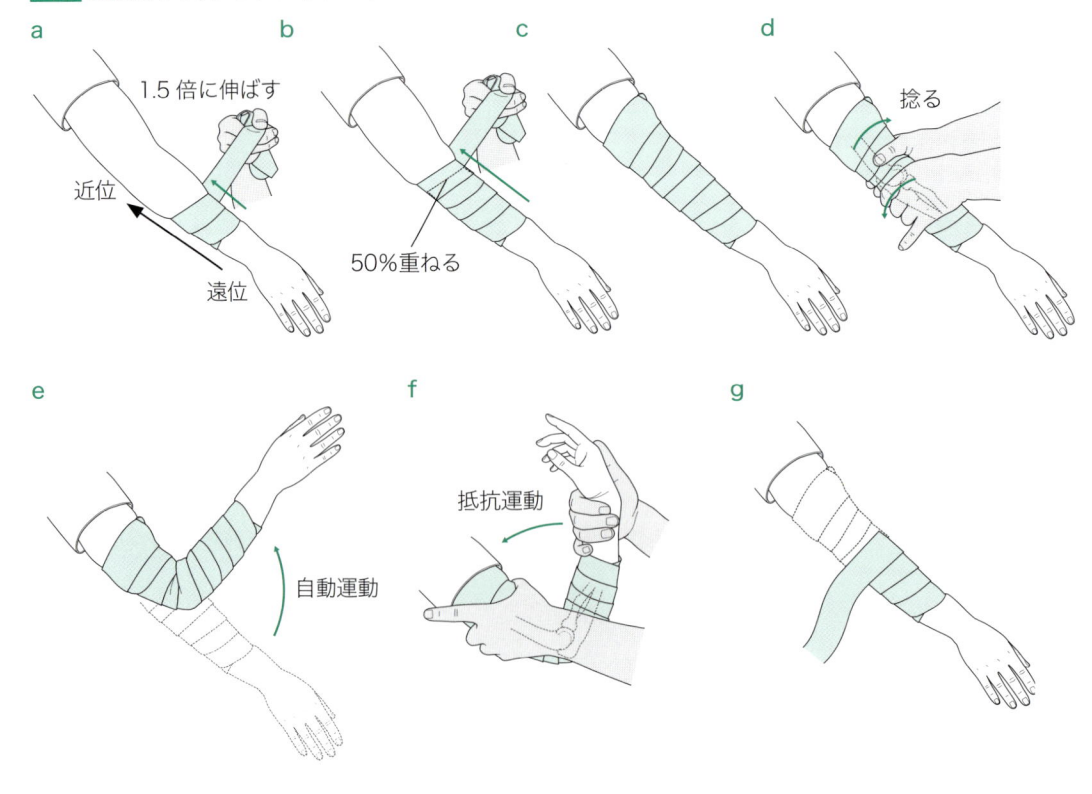

肩関節に対するフロッシング治療

治療のポイント

適応

鏡視下腱板修復術後に後方の軟部組織や筋短縮が原因で関節可動域制限や運動の拙劣さを呈した症例。

効果

数カ月後に関節可動域は改善し，肩峰下インピンジメントによる運動時疼痛および肩関節運動が滑らかな動きとなった。軟部組織の柔軟性の改善，感覚受容器による疼痛の改善の影響が認められた。

巻き方・施行の方法

コンプレフロスのブルーベリー（幅2インチ）を使用する。

① フロスバンドは，肩関節をまたぐ上腕中間部から肩甲骨がかかる部位に巻く（図2a）。

② フロスバンドを自然長の1.5倍伸張させ，遠位から近位に向かって巻き，直前に巻いたフロスバンドに50%重ねるようにする（図2b,c）。

③ フロスバンドを巻いた箇所に他動的な捻りを1分ほど行う（図2d）。

④ 次に，肩関節屈曲・外転（図2e）自動運動と抵抗運動を各30秒程度行い，最後にフロスバンドを一気に解放する（図2f）。

⑤ ③，④を1セットとして，1回につき2～3セット行い，週1～2回程度の頻度で行う。

図2 肩関節に対するフロッシング

a
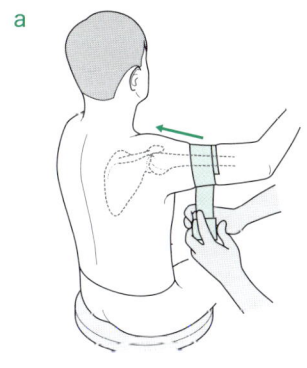

b
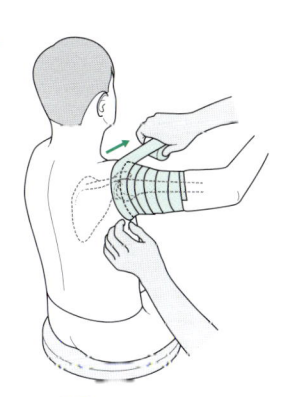

c
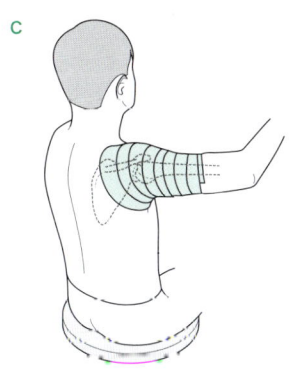

d
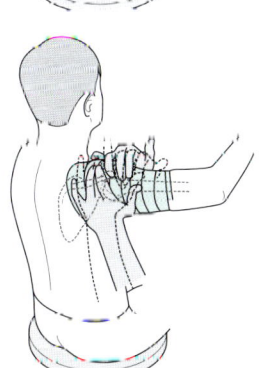

e
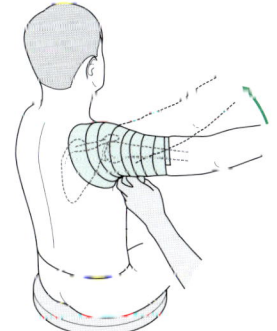

f
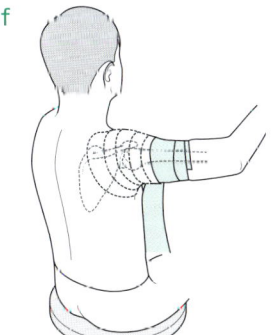

2章 筋肉・ファシアを理解する

● 母指関節屈筋腱癒着に対するフロッシング治療

治療のポイント

適応
母指関節の屈筋腱修復術後に高度な癒着を認めた症例。

効果
術後8週より通常治療に追加してフロスバンドを使ったフロッシングを行った。術後8週～24週まで継続したところ，母指の自動屈曲の改善が認められた。

フロッシングは，瘢痕組織の柔軟性向上に対して有効な可能性がある。

巻き方・施行の方法
コンプレフロスのブルーベリー（幅1インチ）を半裁して使用する。

①フロスバンドを1周軽く巻き付けてアンカーとし，母指遠位から近位に向かって巻く（緑矢印）（**図3a**）。

②フロスバンドを自然長の1.5倍程度引き伸ばしながら巻き（緑矢印），直前のフロスバンドに50%重ねるようにする（**図3b**）。

③フロスバンドの近位側の端はバンドの中に挟み込む（緑矢印）（**図3c**）。

④巻いた箇所を指で30秒程度，長軸方向に押し込む（緑矢印）（**図3d**）。

⑤巻いた箇所を30秒程度，左右に捻る（緑矢印）（**図3e**）。

⑥フロスバンドを巻いた状態で関節を動かす（緑矢印）。IP・MP関節の自動屈曲運動および抵抗運動を各10回ずつ程度行う（**図3f**）。

⑦④～⑥のすべての工程は最大で2分程度で完了する。

⑧フロスバンドを解放する（**図3g**）（フロスバンドをはずした後は，増加した可動域を使うように母指の自動運動を行う）。

図3 母指関節屈筋腱癒着に対するフロッシング

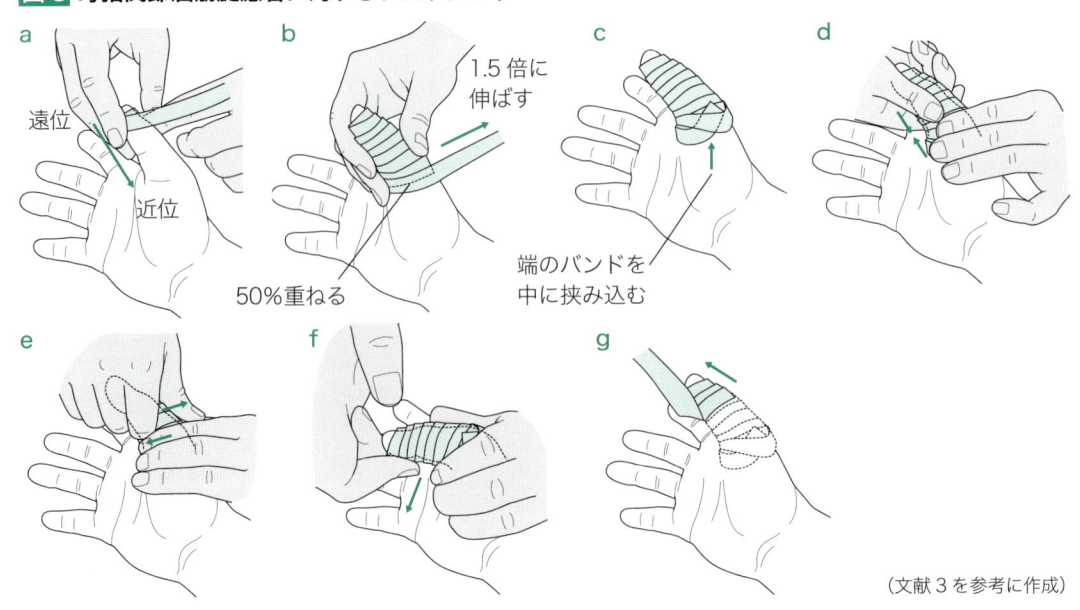

（文献3を参考に作成）

手指，手関節の腱癒着に対するフロッシング治療

治療のポイント

適応

　手指と手関節にかかる複数の外傷性の腱断裂で腱縫合術を行い，重度な癒着と腱滑走不全を呈する症例。

効果

　術後8週から開始し，6カ月後には，健側とほぼ同等の可動域に改善し，腱癒着が改善された。軟部組織性のファシアに効果的だった。

巻き方・施行の方法

　コンプレフロスのライムグリーン（幅1インチ）を使用する。

①中手骨近位部付近から1周軽く巻き付けてアンカーとし，遠位から近位に向かって巻く（図4a）。

②フロスバンドを自然長の1.5倍程度引き伸ばしながら巻き，直前のバンドに50%重ねるようにする。バンドの端はバンドの中に挟み込む（図4b, c）。

③巻いた箇所を指で30秒程度，長軸方向に押し込む（図4d）。

④巻いた箇所を30秒程度，左右に捻る（図4e）。

⑤フロスバンドを巻きながら関節を動かす。IP，MP関節の自動屈曲運動および抵抗運動を各10回程度ずつ行う（図4f）。また，手関節の背屈運動も行う。

⑥③〜⑤のすべての工程は最大で2分程度で完了する。

⑦フロスバンドを解放する（図4g）（フロスバンドをはずした後は，増加した可動域を使うように母指の自動運動を行う）。

⑧週1〜2回のリハビリテーションと自宅でもセルフで行う。

図4 手指，手関節の腱癒着に対するフロッシング

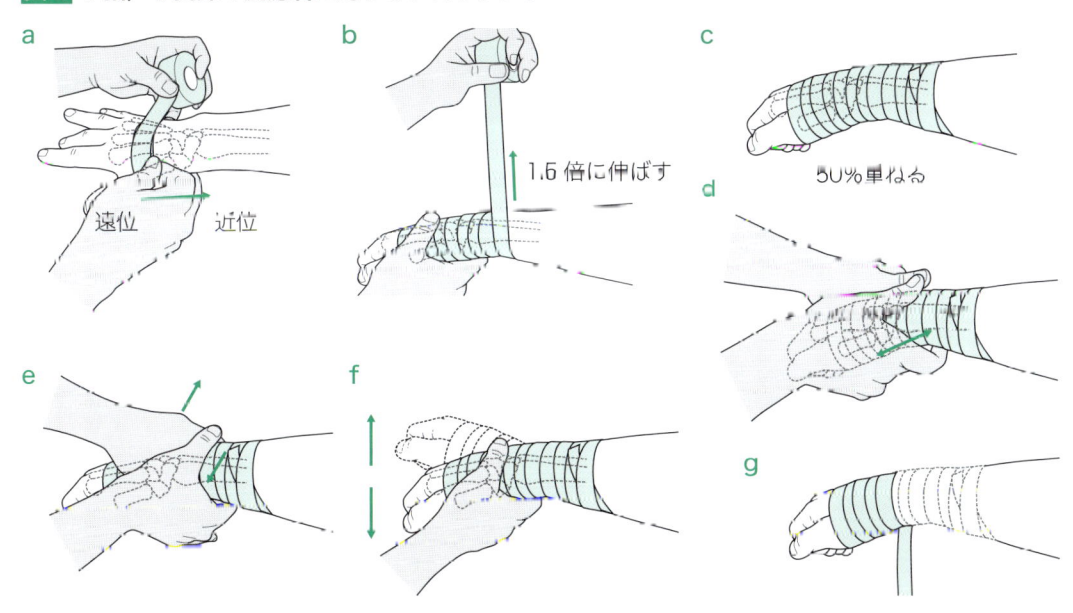

● ファシアをターゲットとするフロッシング治療の今後

フロッシング効果と軟部組織の変化

　　フロッシングの効果は，筋の柔軟性と筋力発揮に及ぼす影響として，ファシアの剪断と血液の閉塞を要因とし，バンドの圧迫と同時に運動を組み合わせることで剪断力を生み出し，自動運動を行うことで個々の層の間の癒着は緩むと考えられた。

　　また，熱または機械的圧力の形態エネルギー（チキソトロピー）が加えられると，ファシアは組織の粘弾性の低下に応じて，固体「ゲル」状態から流動的な「ゾル」状態に変化し，関節可動域を増大したと報告されている[4]。

　　本項の症例に関しても，ゴムバンドでの癒着組織の圧迫や徒手的な捻りや関節運動が，ファシア粘弾性を低下させ，癒着組織の柔軟性が向上し，さらに腱滑走を容易にさせることが可能となったと考えられた。

フロッシング治療の今後の展望

　　自検例に関する手指屈筋腱断裂にて端端縫合術を施行した9例のうち，術後8週経過時からフロッシング治療した群（FL群）4名とフロッシング治療なしで通常介入した（None FL群）5名の2群に分け，術後4週，8週，12週，最終経過時の4地点で%TAM（Total Active Motion）の比較検討を行った（表1）。

　　結果，最終観察時では，FL群の%TAMは78.3%，通常群（非FL群）は67.2%と，有意にFL群のほうが改善していた。また，有意差は認められないが，8週，12週における%TAMの改善度はFL群で高い傾向にあった（図5）。

　　フロッシング治療の早期から可動域の改善度の幅が大きくなったことから，フロッシングは癒着部軟部組織のファシアに影響があった可能性が考えられた。

　　今後は，フロッシング治療の生理学的なエビデンスの積み上げが期待され，徒手療法や運

表1 手指屈筋腱術後のフロッシング治療・非介入の患者属性

	フロッシング介入（n＝4）	非フロッシング群（n＝9）	p値
年齢（歳）	48.5±7.5	58.6±16.1	ns
性別（男／女）（名）	4／0	5／0	ns
診断名（名）	示指深指屈筋腱断裂：1 右中指屈筋腱断裂：1 長母指屈筋腱：2	中指屈筋腱断裂：3 小指屈筋腱断裂：1 長母指屈筋腱断裂：1	ns
受傷側（R／L）（名）	2／2	2／3	ns
Zone（名）	Ⅱ：1，Ⅲ：1，TⅡ：2	Ⅱ：2，Ⅲ：2，TⅡ：1	ns
縫合方法（名）	端端縫合：4	端端縫合：5	ns
術後プロトコル（名）	固定法：3／クライナート法：1	固定法：3／クライナート法：2	ns
リハビリ介入期間（日）	181±74	215±76	ns
再断裂（名）	0	0	ns

図5 フロッシング治療における改善度

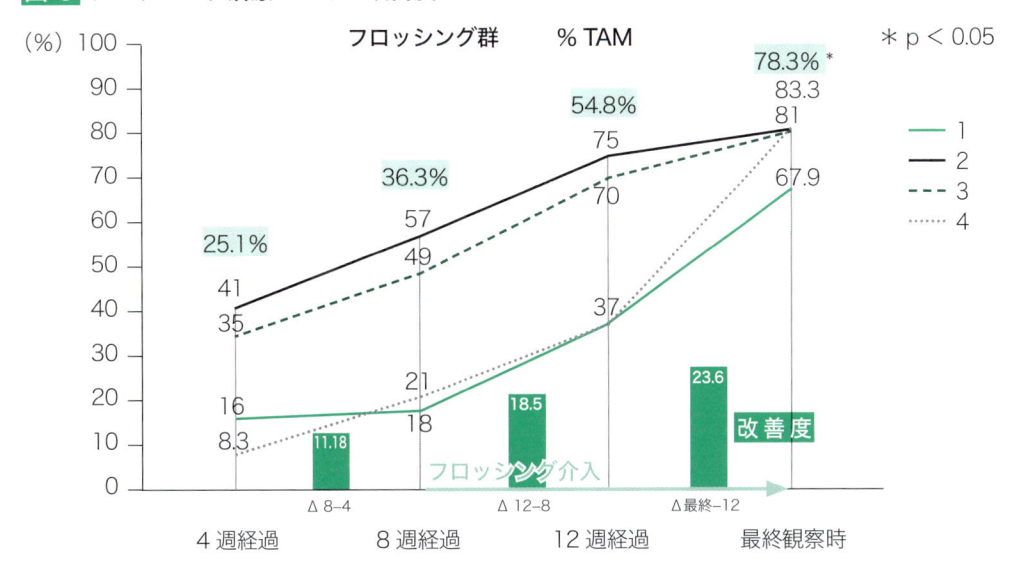

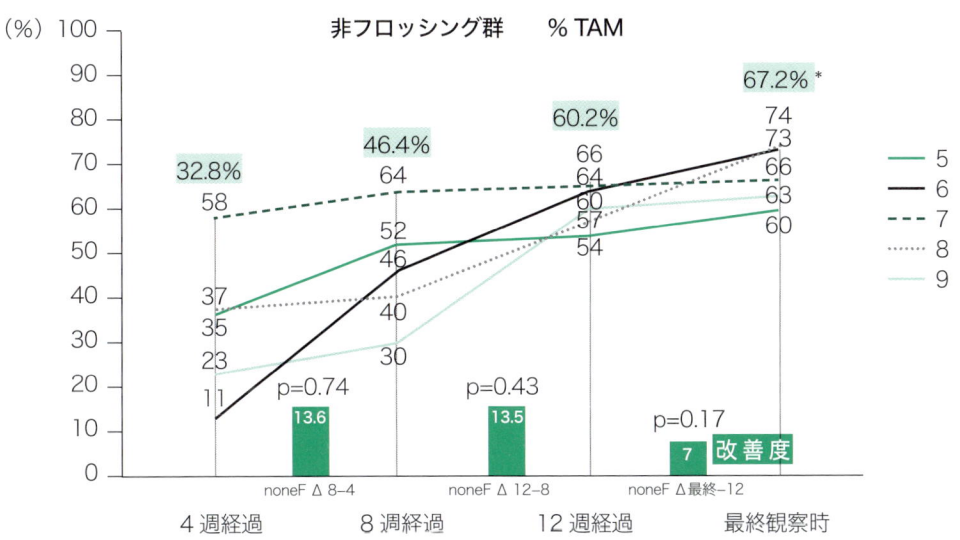

動療法，物理療法などの治療と並行して，フロッシング治療も軟部組織の柔軟性の向上や腱滑走改善に対する非侵襲的なアプローチの1つの選択肢として，有効な治療方法と考えられる。

文献

1) Konrad A, et al. Effects of Tissue Flossing on the Healthy and Impaired Musculoskeletal System：A Scoping Review. Front Physiol 2021；12：666129.

2) 山本恵利香，ほか. Terrible triad 損傷による陳旧性肘関節拘縮に対してフロッシング介入により改善を認めた1症例. 作業療法ジャーナル 2023；57：1296-9.

3) 佐々木秀一，ほか. 長母指屈筋腱再断裂縫合後の後療法にフロッシング介入を行い腱癒着が改善した1例. 日本ハンドセラピィ学会誌 2023；15：111-8.

4) Cheatham SW, et al. The effects of self-myofascial using a foam roll or roller massage on join range ofmotion, muscle recovery, and performance：a systematic review. International Journal of Sports Physical Therapy 2015；10：827-38.

栄養学 I

苑田会人工関節センター病院リハビリテーション科　二宮一成
横浜栄養専門学校栄養士科　大久保朝子

運動指導を行う際に「体がだるい」「疲れて運動が続けられない」「やる気が出ない」などといった訴えが多く聞かれる。過去の大規模調査から，高齢者の6割以上は低栄養もしくは低栄養リスクといった問題を抱えており，このなかでもリハビリテーション病院に入院している者では，約9割で認めることが明らかとなった[1]。つまりわれわれは，運動指導だけではなく，仮に対象者が高齢者でなくても栄養に関する知識を高め，栄養状態を把握し，個々に適切な栄養指導（栄養の種類，適切な量，タイミング）も考慮する必要がある。

骨格筋のタンパク質代謝

骨格筋のタンパク質代謝は，24時間にわたり常に合成と分解を続けている。

空腹時はタンパク質分解速度が合成速度を上回り，筋量は減少する一方，食事（栄養摂取）により合成速度が分解速度を上回り，筋量が増大する。つまり，このタンパク質合成・分解速度が等しくなることで筋量が維持される（図1）。したがって，十分な運動を行ってもタンパク質が適切に摂取されないと，筋タンパク質合成よりも筋タンパク質分解が促進され，筋量が減少する。

栄養摂取による同化反応は主にタンパク質摂取によるものであり，このなかでも特に必須アミノ酸（EAA）が筋量増大に重要な役割を担っている。

タンパク質の質

EAAは体内で合成できないため，EAAがバランスよく含まれている食品を選択することが重要となる。近年では，国際連合食糧農業機関が提唱した消化性必須アミノ酸スコア（digestible indispensable amino acid score；DIAAS）が，タンパク質の質を評価する新たな指標として注目されている（表1）[2]。この指標は，タンパク質を構成するアミノ酸の消化吸収率や利用効率など総合的に評価し，上限値で切り捨てることなく，正確にタンパク質の栄養価を評価することができる。

この指標から，多くの動物性タンパク質（肉，乳製品，卵）は体内への吸収率が90％以上と高く，必須アミノ酸や分岐鎖アミノ酸の含有量が高いため，植物性タンパク質よりも必要なタンパク質を効率よく摂取できると考えられる。しかし，動物性タンパク質は，脂質が多く含まれているため飽和脂肪酸やコレステロールが過剰となり，肥満や2型糖尿病リスクの増大，心血管疾患による死亡リスクを上昇させる。一方，植物性タンパク質は，血圧やコレステロール，血糖値の改善が認められ，2型糖尿病リスクや心血管疾患による死亡リスクを低下させることが報告されている[3,4]。

つまり，動物性食品は良質なタンパク源になるが，過剰な摂取は疾病発症リスクが伴うため，植物性食品と良好にバランスをとることが大切である。

図1 食事（栄養摂取）と筋タンパク質の合成・分解との関連

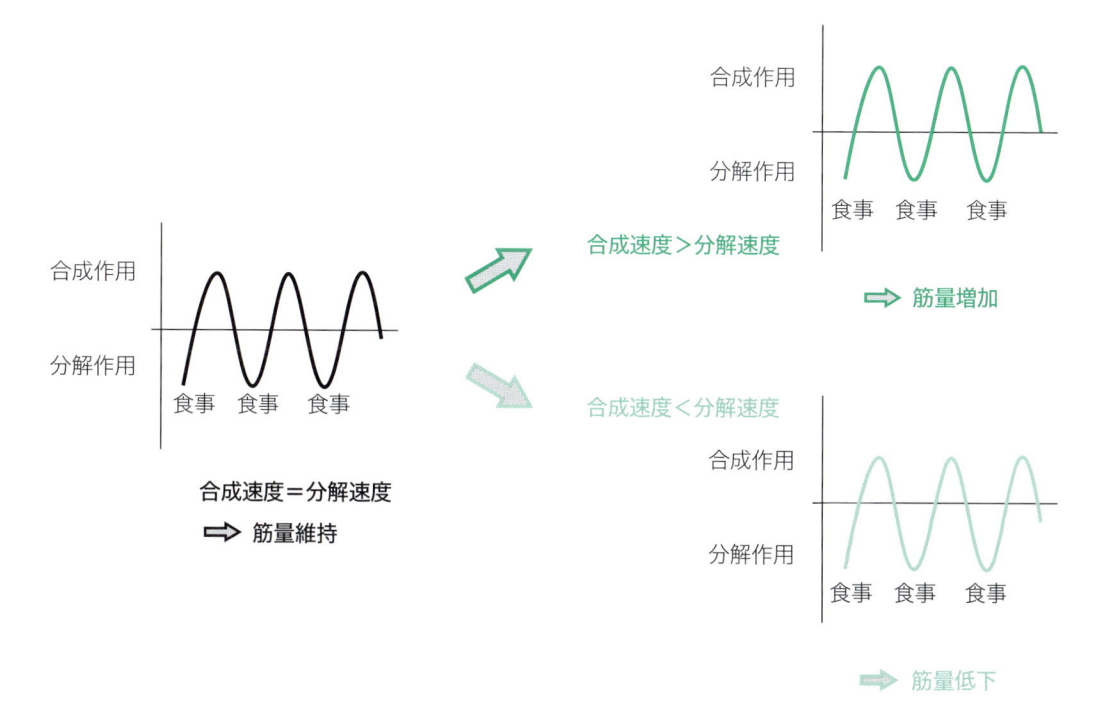

表1 各食品における DIAAS 値（%）

食品	DIAAS 値（範囲）
牛肉	80 〜 130
豚肉	117 〜 142
卵	122
乳製品	97 〜 144
豆類	43 〜 105
ナッツ	83 〜 86
穀物・小麦	1 〜 77

DIAAS；digestible indispensable
amino acid score

（文献2より引用）

● タンパク質摂取必要量

　筋タンパク質合成反応は加齢により低下する（同化抵抗性）。そのため，高齢者では筋タンパク質合成を刺激するために多くのタンパク質が必要となる。若年者では食事1回あたり0.24（0.18 〜 0.30）g/kg 体重（約20 〜 25g），高齢者では 0.40（0.21 〜 0.59）g/kg 体重（約40g）とされている（**図2**）[5]。また，1日あたりのタンパク質摂取量は若年者で0.8 〜 0.9g/kg 体重，高齢者で 1.0 〜 1.5g/kg 体重[6]が必要とされている。

図2 若年者と高齢者におけるタンパク質摂取量と筋タンパク質合成の変化

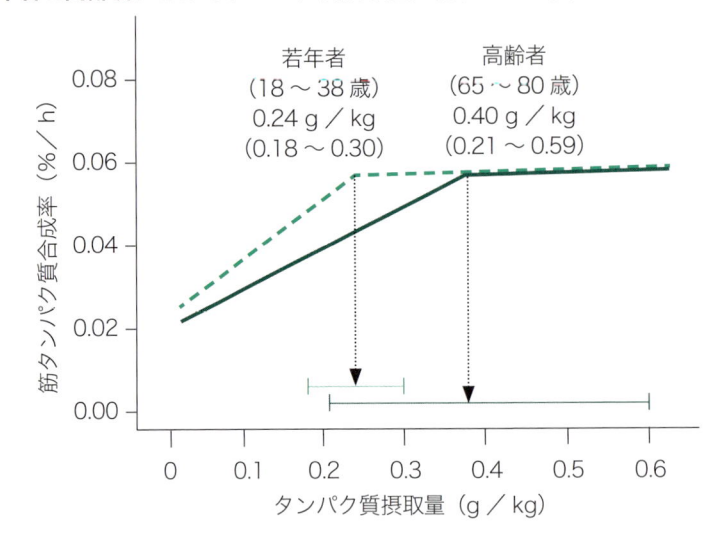

（文献 5 を参考に作成）

タンパク質の過剰な摂取は，肥満[7]や心血管疾患リスクの増大[3,4]，腎機能へ悪影響[8]を及ぼす可能性も少なからず報告されていることから，タンパク質摂取量の上限値は 1 日あたり約 1.6 g/kg 体重/(1.0 ～ 2.2 g/kg 体重)[9]が推奨されている。

タンパク質の摂取タイミング

1 日における摂取タイミング

タンパク質は，3 食にわたり均一に摂取することで筋量や筋力に好影響を与える可能性が示唆されている[10]。特に最近の研究からは，タンパク質摂取量が不足傾向となる朝食時のタンパク質摂取量を増加させることで，筋量の維持・増大に有用であることが明らかになった[11]。さらに Kinoshita ら[12]は，筋量の維持・増大には朝食時のタンパク質摂取量だけではなく，その質も影響すると報告している。

また，睡眠前のタンパク質摂取が筋量に与える効果も示されている。Kouw ら[13]は，睡眠前カゼインタンパク質 40g を摂取すると，睡眠中における筋タンパク質合成が増加すると報告した。したがって，朝食時や睡眠前に高品質のタンパク質食品を積極的に摂取することが，筋量の維持・増加に重要と考えられる。

Column

睡眠の質の改善にタンパク質が有用

睡眠不足は，筋タンパク質異化ホルモンの増加に加え，同化ホルモンを低下させ，結果的に筋タンパク質合成を低下させます[14]。乳製品や大豆製品，ナッツ類などといったトリプトファンを多く含むタンパク質の摂取は，睡眠の質（起きている時間の減少，睡眠時間）を改善する可能性が示唆されています[15]。

（苑田会人工関節センター病院リハビリテーション科　二宮一成）
（横浜栄養専門学校栄養士科　大久保朝子）

運動時における摂取タイミング

　レジスタンス運動直後から 2 時間以内は筋タンパク質合成が高まり，筋量増加に有用と考えられている[16]。さらに最近の研究からは，運動後のタンパク質摂取だけではなく「運動前 (運動中) における糖質との同時摂取」も含めて検討がされている[17]。

　Schoenfeld ら[18] は，運動時における筋量増加効果を最大限とするためには，運動直前と運動後約 4 〜 6 時間以内に高品質のタンパク質 (0.4 〜 0.5g/kg 体重) を摂取することが有用であると報告している。また，EAA の摂取タイミングは，運動直後に摂取するよりも運動直前に糖質 (炭水化物) と摂取した場合で筋タンパク質合成反応がより大きくなったといった報告もある[19]。

　運動時におけるタンパク質摂取の最適なタイミングについては，運動前の食事 (脂質や糖質との同時摂取) やその量が影響することから議論の余地が多く，今後の研究成果が待たれる。

● ロイシン

　EAA のなかでもロイシンは，単独で筋タンパク質合成を刺激することが示されている[21,22]。とくに高齢者の筋タンパク質合成は，食事によるタンパク質摂取量が少ない状況下でも，より多くのロイシンを摂取した場合において，その大きさと持続効果が高まることが報告されている[22]。

　筋タンパク質合成を促進するためのロイシン摂取推奨量は，3 回の食事ごとに 3g と報告されている[23]。しかし，実際の食事では，ロイシンを炭水化物や脂質と同時に摂取する。この際，腸内アミノ酸吸収動態と血中アミノ酸濃度が変化 (低下) するため[24]，1 回あたり 4.5g 以上の摂取を推奨するといった意見もある[25]。

● ω 3 多価不飽和脂肪酸 (n3-PUFA)

　ω 3 多価不飽和脂肪酸 (n3-PUFA) は，体内でほとんど作ることができない必須脂肪酸の一種であり，その代表的なものに，ドコサヘキサエン酸 (DHA) やエイコサペンタエン酸 (EPA) があげられる。最近の研究から，n3-PUFA が筋量増加効果をもつとして注目されている。

　この機序には，n3-PUFA の摂取が筋タンパク質合成の mTOR シグナル伝達経路を刺激し，タンパク質合成を刺激すると考えられている[26]。Smith ら[27] は，n3-PUFA (EPA：1.86 g と DHA：1.50 g/ 日) をインスリンやアミノ酸と組み合わせて 8 週間提供した結果，筋タンパク質合成や mTOR シグナル伝達経路の合成速度が高値になったと報告している。このことから，n3-PUFA を単独で摂取するよりも別の種類の同化刺激と組み合わせることで効果が促進されると考えられている。また，筋量増加のために必要となる n3-PUFA は 1 日あたり 2g 以上であり，摂取期間は 6 カ月以上とされている[28]。

● 中鎖脂肪酸 (MCT)

　中鎖脂肪酸 (MCT) は，通常の油に含まれる長鎖脂肪酸とは異なり，摂取後に体内で優先的にエネルギーに変換される油脂である。MCT が筋量増加に与える機序は，MCT を摂取す

るとグレリンが活性し，成長ホルモンの分泌が促進される。これがインスリン様成長因子 -1 を刺激し，筋タンパク質合成を促進すると考えられている[29]。

　筋量増加のための MCT は 1 日あたり 6g 以上で，摂取期間は 12 週以上とされている[29,30] が，対象者の年齢や性別，活動量により一定した見解がされていないのが現状である。

文献

1) Kaiser MJ, et al. Frequency of malnutrition in older adults：a multinational perspective using the mini nutritional assessment. J Am Geriatr Soc 2010；58：1734-8.

2) Adhikari S, et al. Protein Quality in Perspective：A Review of Protein Quality Metrics and Their Applications. Nutrients 2022；14：947.

3) Naghshi S, et al. Dietary intake of total, animal, and plant proteins and risk of all cause, cardiovascular, and cancer mortality：systematic review and dose-response meta-analysis of prospective cohort studies. BMJ 2020；370：2412.

4) Chen Z, et al. Dietary protein intake and all-cause and cause-specific mortality：results from the Rotterdam Study and a meta-analysis of prospective cohort studies. Eur J Epidemiol 2020；35：411-29.

5) Moore DR, et al. Protein ingestion to stimulate myofibrillar protein synthesis requires greater relative protein intakes in healthy older versus younger men.J Gerontol A Biol Sci Med Sci 2015；70：57-62.

6) Deutz NE, et al. Protein intake and exercise for optimal muscle function with aging：recommendations from the ESPEN Expert Group. Clin Nutr 2014；33：929-36.

7) Ellinger S, et al. Protein intake and body weight, fat mass and waist circumference：an umbrella review of systematic reviews for the evidence-based guideline on protein intake of the German Nutrition Society. Eur J Nutr 2023；62：1957-75.

8) Remer T, et al. Protein intake and risk of urolithiasis and kidney diseases：an umbrella review of systematic reviews for the evidence-based guideline of the German Nutrition Society. Eur J Nutr 2023；62：1957-75.

9) Schoenfeld BJ, et al. How much protein can the body use in a single meal for muscle-building? Implications for daily protein distribution. J Int Soc Sports Nutr 2018；15：10.

10) Jespersen SE, et al. Evenness of dietary protein distribution is associated with higher muscle mass but not muscle strength or protein turnover in healthy adults：a systematic review. Eur J Nutr 2021；60：3185- 202.

11) Aoyama S, et al. Chrono-Nutrition Has Potential in Preventing Age-Related Muscle Loss and Dysfunction. Front Neurosci 2021；15：659883.

12) Kinoshita K, et al. Breakfast protein quality and muscle strength in Japanese older adults: A community-based longitudinal study. J Am Med Dir Assoc 2022；23：729-35.

13) Kouw IW, et al. Protein ingestion before sleep increases overnight muscle protein synthesis rates in healthy older men：A Randomized Controlled Trial. J Nutr 2017; 147: 2252-61.

14) Nobari H, et al. Narrative review：The role of circadian rhythm on sports performance, hormonal regulation, immune system function, and injury prevention in athletes. Heliyon 2023；9：e19636.

15) Doherty R, et al. Sleep and Nutrition Interactions：Implications for Athletes. Nutrients 2019；11：822.

16) Churchward-Venne TA, et al. Nutritional regulation of muscle protein synthesis with resistance exercise：strategies to enhance anabolism. Nutr Metab 2012；9：40.

17) Tipton KD, et al. Stimulation of net muscle protein synthesis by whey protein ingestion before and after exercise. Am J Physiol Endocrinol Metab 2007；292(1)：E71–6.

18) Schoenfeld BJ, et al. Is There a postworkout anabolic window of opportunity for nutrient consumption? Clearing up Controversies. J Orthop Sports Phys Ther 2018；4911-914.

19) Tipton KD, et al. Timing of amino acid-carbohydrate ingestion alters anabolic response of muscle to resistance exercise. Am J Physiol Endocrinol Metab 2001；281：E197-206.

21) Devries MC, et al. Leucine, not total protein, content of a supplement is the primary determinant of muscle protein anabolic responses in healthy older women. J Nutr 2018；148：1088-95.

22) Dickinson JM, et al. Leucine-enriched amino acid ingestion after resistance exercise prolongs myofibrillar protein synthesis and amino acid transporter expression in older men. J Nutr 2014；144：1694-702.

23) Rondanelli M, et al. Where to find leucine in food and how to feed elderly with sarcopenia in order to counteract loss of muscle mass: Practical Advice. Front Nutr 2021；7：622391.

24) Murphy CH, et al.Leucine supplementation enhances integrative myofibrillar protein synthesis in free-living older men consuming lower- and higher-protein diets：a parallel-group crossover study. Am J Clin Nutr 2016；

104 : 1594-606.

25) McKendry J, et al.Nutritional supplements to support resistance exercise in countering the sarcopenia of Aging. Nutrients 2020 ; 12 : 2057.

26) Taheri M, et al. A brief narrative review of the underlying mechanisms whereby omega-3 fatty acids may influence skeletal muscle : From cell culture to human interventions. Nutrients 2023 ; 15 : 2926.

27) Smith GI, et al. Dietary omega-3 fatty acid supplementation increases the rate of muscle protein synthesis in older adults : a randomized controlled trial. Am J Clin Nutr 2011 ; 93 : 402-12.

28) Huang YH, et al. Effects of omega-3 fatty acids on muscle mass, muscle strength and muscle performance among the elderly : A Meta-Analysis. Nutrients 2020 ; 12 : 3739.

29) Kojima K,et al. A Randomized, double-blind, controlled trial assessing if medium-chain triglycerides in combination with moderate-intensity exercise increase muscle strength in healthy middle-aged and older adults. Nutrients 2023 ; 15 : 3275.

30) Abe S, et al. Effects of timing of medium-chain triglycerides (8:0 and 10:0) supplementation during the day on muscle mass, function and cognition in frail elderly adults. J Frailty Aging 2022 ; 11 : 100-8.

2章

筋肉・ファシアを理解する

栄養学 II

苑田会人工関節センター病院リハビリテーション科　**二宮一成**
横浜栄養専門学校栄養士科　**大久保朝子**

● 栄養摂取の実際

　骨格筋のタンパク質代謝は，24時間にわたり常に合成と分解を続けている。このタンパク質合成・分解速度が等しくなることで筋量が維持され，合成速度が上回ると筋量が増大する。つまり，食事からの適切なタンパク質摂取は，筋タンパク質代謝と筋量の維持・増大に重要となる。

　ヒトを対象とした栄養戦略には，各個人の年齢や活動量，疾病，生活環境などの要因により一定した見解がなく，議論の余地が多いのが現状である。より最適な栄養摂取は，個人因子，環境因子，活動性などを考慮し，管理栄養士と連携を図ったうえで決定することが重要である。

　ここでは，この筋タンパク質代謝を促進し，筋量増大を最大限とするための栄養戦略について具体的に解説する。

● 1日のエネルギー摂取必要量を把握する

　一般的に運動時のエネルギー源は，主に糖質（グリコーゲン）と脂質（遊離脂肪酸）が利用される一方，糖質や脂質が不足している状態で過度な運動を行うと，筋肉を分解してアミノ酸がエネルギーとして利用され，筋量が減少する。さらに，効率よくタンパク質を合成し，代謝するためには，微量栄養素（ビタミン，ミネラル）も関与する。つまり，筋量を最大限に増大させるための栄養戦略には，1日あたりのエネルギー必要量を把握したうえで，5大栄養素「炭水化物（糖質）」「脂質」「タンパク質」「無機質（ミネラル）」「ビタミン」の摂取量を把握することが重要となる。

　1日のエネルギー摂取必要量は，年齢や体重，活動量により個人差が生じるため，個別に必要量を把握する必要がある。一般的に1日のエネルギー摂取必要量は，消費エネルギー量を算出したうえで推定エネルギー必要量を算出する（**表1**）[1]。この推定エネルギー必要量のなかで，エネルギー産生栄養素である「炭水化物（糖質）」「脂質」「タンパク質」の摂取バランスは「炭水化物50〜65%」「脂質20〜30%」「タンパク質13〜20%」が推奨されている（**図1**）[1]。

　近年，歩数計や活動量計といったウェラブル機器だけではなく，アプリケーションに活動量計が内蔵され，簡便に把握することも可能となっている。このようなテクノロジーを活用していきながら，対象者自身で活動量を管理することも有用である。

● 3食のタンパク質量を均等にする

　1日に摂取するタンパク質量は，3食均等に摂取することが筋量の維持・増加に対して重要となる[2]。特に朝食は，タンパク質が不足傾向となるため手軽に摂取でき，かつ高品質なタンパク質食品を摂取するよう心がける必要がある。

表1 エネルギー摂取必要量の算出法

推定エネルギー必要量（kcal/ 日）＝基礎代謝量[*1]× 身体活動レベル[*2]			
基礎代謝[*1]	男性（0.0481×W ＋ 0.0234×H−0.0138×A−0.4235）×1,000/4.186 女性（0.0481×W ＋ 0.0234×H−0.0138×A−0.9708）×1,000/4.186 W：体重（kg），H：身長（cm），A：年齢（歳）		
身体活動レベル[*2]	年齢	低い	普通	高い
	18 〜 64	1.5	1.75	2.0
	65 〜 74	1.45	1.7	1.95
	75 <	1.4	1.65	—

低い：生活の大部分が座位で，静的な活動が中心の場合。
普通：座位中心の仕事だが，職場内での移動や立位での作業・接客など，通勤・買い物での歩行，家事，
　　　軽いスポーツ，のいずれかを含む場合
高い：移動や立位の多い仕事への従事者，あるいは，スポーツなど余暇における活発な運動習慣をもって
　　　いる場合

タンパク質必要量（g）の算出方法
例）一日の摂取エネルギーが約 2,000kcal の場合，20%に相当するエネルギー量は 400kcal となる。
　　タンパク質は「1g ＝ 4kcal」なので，一日に摂取すべきタンパク質必要量は約 100g である。

（文献1より引用）

図1 エネルギー産生栄養素バランス*（% エネルギー）

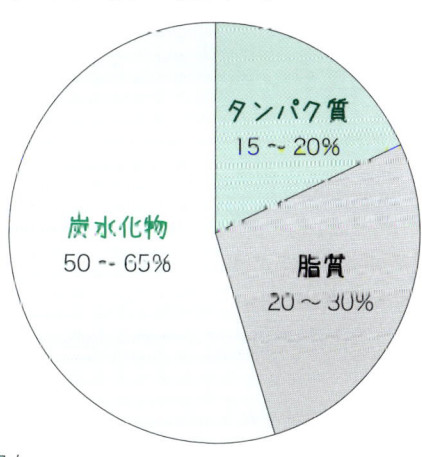

炭水化物
50 〜 65%

タンパク質
15 〜 20%

脂質
20 〜 30%

*65 歳以上の男女

（文献1より作成）

手のひらサイズ

　肉や魚は，手のひらにのる程度の量が 100g 程度であり，タンパク質量は 20g 程度と計算できます。手のひらよりも少ない場合には，乳製品 (牛乳，チーズ)，卵，納豆などの食品を 1 品加えるようにします (図 2)。

図2 手のひらサイズのタンパク質食品

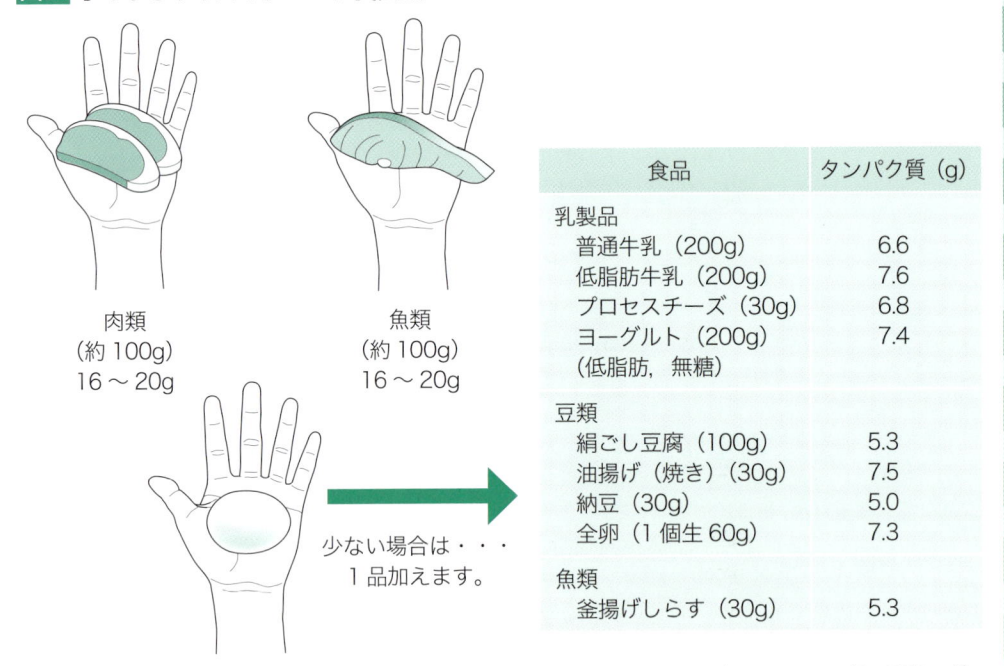

肉類
(約 100g)
16 〜 20g

魚類
(約 100g)
16 〜 20g

少ない場合は・・・
1 品加えます。

食品	タンパク質 (g)
乳製品	
普通牛乳 (200g)	6.6
低脂肪牛乳 (200g)	7.6
プロセスチーズ (30g)	6.8
ヨーグルト (200g)	7.4
(低脂肪，無糖)	
豆類	
絹ごし豆腐 (100g)	5.3
油揚げ (焼き) (30g)	7.5
納豆 (30g)	5.0
全卵 (1 個生 60g)	7.3
魚類	
釜揚げしらす (30g)	5.3

(苑田会人工関節センター病院リハビリテーション科　二宮一成)
(横浜栄養専門学校栄養士科　大久保朝子)

動物性タンパク質と植物性タンパク質は組み合わせて摂取する

　動物性タンパク質は，植物性タンパク質よりも消化吸収率が高く，筋タンパク質合成を高め，筋量の維持・増加に寄与すると報告されている[3,4]。しかし，高齢者では咀嚼能力の低下，多剤併用問題，抑うつなどといった問題により食欲が低下し[5]，さらに経済的理由により動物性食品摂取量の減少が懸念されている[6]。したがって，植物性タンパク質からでも筋量維持・増加が最大限に効果を引き出せるようにマネジメントすることが望ましい。

　植物性タンパク質から筋量維持増加を図るための戦略として以下があげられている[6]。
①摂取量を増加する。
②必須アミノ酸 (ロイシン) を同時に摂取する。
③品種改良された食品を摂取する。
④複数の植物性タンパク質と同時に摂取する。
⑤動物性タンパク質 (ホエイプロテインなど) と同時に摂取する。

● タンパク質の効果を高める食品と同時に摂取する

微量栄養素

　筋タンパク質合成や代謝を最大限とするためには，タンパク質の代謝を活性化させる微量栄養素 (ビタミン，ミネラル) の摂取も重要となる。特にビタミン C，D，K，B 類 (B_6，B_{12}) およびセレン，亜鉛，マグネシウムは，タンパク質の代謝を活性化させることや抗酸化作用により代謝をサポートする作用がある (**図3**)[7,8]。

図3 タンパク質食品と一緒に摂取したい栄養素

ビタミン D
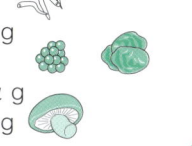
目安量　8.5 μg ／日
上限量　100 μg ／日
・しらす干し　61 μg
・イワシ丸干し　50 μg
・すじこ　47 μg
・きくらげ（乾）　85 μg
・干ししいたけ　17 μg

ビタミン C
推定平均必要量　80mg ／日
推奨量　100mg ／日
・パプリカ　150 ～ 170mg
・キウイ（黄）　140mg
・ブロッコリー　140mg
・菜の花　130mg

ビタミン B₆
推定平均必要量　1.0 ～ 1.1mg ／日
推奨量　1.1 ～ 1.4mg ／日
上限量　40 ～ 50mg ／日
・みなみマグロ（赤身生）1.08mg
・カツオ（生）0.76mg
・牛レバー（生）0.89mg
・鶏むね肉（皮つき生）0.57mg
・バナナ　0.38mg

タンパク質
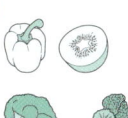

セレン
推定平均必要量　20 ～ 25 μg ／日
推奨量　25 ～ 30 μg ／日
上限量　350 ～ 450 μg ／日
・あんこう肝　200 μg
・たらこ（生）130 μg
・黒マグロ赤身　110 μg
・カツオ（秋）100 μg
・干ししいたけ　5 μg
・マカロニ・スパゲティ（ゆで）32 μg
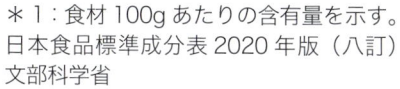

マグネシウム
推定平均必要量　230 ～ 290mg ／日
推奨量　280 ～ 350mg ／日
・あおさ　3,200mg
・青のり　1,400mg
・わかめ　1,100mg
・ひじき　64mg
（すべて乾燥状態）

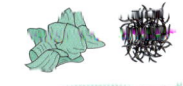

亜鉛
推定平均必要量　7 ～ 9mg ／日
推奨量　8 ～ 11mg ／日
上限量　35 ～ 40mg ／日
・牡蠣（水煮）18mg，（生）14mg，（フライ）12mg
・小麦胚芽　16mg
・カツオ（生）　春　0.8mg
　　　　　　　　秋　0.9mg
・豚レバー（生）　6.9mg
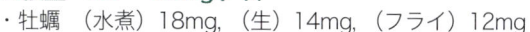
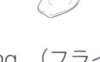

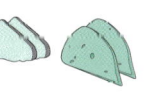

＊1：食材 100g あたりの含有量を示す。日本食品標準成分表 2020 年版（八訂）文部科学省
＊2：推定平均必要量，推奨量，上限量は 65 ～ 74 歳の男女の値
「日本人の食事摂取基準（2020 年版）」厚生労働省

　近年，クレアチン[9]，β-hydroxy-β-methylbutyrate[10]，ロイシン[11]，分岐鎖アミノ酸[12] などの栄養補助食品の摂取が，筋量および筋力の向上に有用と報告されている。しかし，適切な摂取量，摂取タイミングについては議論の余地がある。したがって，対象者の健康状態や活動性，疾病を考慮したうえで摂取を検討する必要がある。

● プロテインを活用する

- ホエイ・カゼイン・ソイプロテインを効果的に活用するための戦略

　牛乳由来のホエイは，摂取後に急速に体内に吸収されて血中アミノ酸濃度を急速に高めるが，その持続時間は短い。一方，牛乳から乳脂肪分を除いたカゼインや大豆由来のソイは，摂取後に時間をかけて吸収されため高い血中アミノ酸濃度が長時間持続する[13]。また最近の研究から，ソイプロテインは筋タンパク質分解を抑制する作用により，固定や廃用性による筋萎縮予防に有用であることが示唆されている[14]。このことから運動後には吸収の速いホエイプロテインが有用であるが，1日のなかで血中アミノ酸の濃度を維持し，筋タンパク質分解を抑制するためには，ソイプロテインが有用である。

　このような観点から，筋タンパク質合成を高めるホエイと筋タンパク質分解を抑制するソイプロテインを組み合わせて摂取することが重要である。特に，活動性の低い高齢者の筋量維持・増大を図るための手段の一つとして注目されてきている[15]。しかし，その十分な効果検証はされておらず[16]，今後の研究成果が待たれるところである。

● 食事摂取の実際

①通常の日常生活をしている 65 歳男性の 1 日の献立の例を示す（**図 4**）。

②目標とする栄養価は，エネルギー 2,000Kcal，タンパク質 100g，脂質 60 g，炭水化物 270 g であり，そのほかビタミン群，カルシウム，鉄，亜鉛，セレン，マグネシウムも数値を示している。

③筋タンパク質維持を目的とした献立のため，タンパク質をなるべく 3 食均等に摂取することを意識している。また前述したその他の栄養素についても注目した。

④主な食品，とそれを使った料理の例を示している。今回は塩分などを栄養価に含めていないので，ここに示した食品を参考にして，個人の健康状態，嗜好，彩りなどを考慮して献立に活用してほしい。

図4 食事摂取の実際

朝食

主な食品	主な食品の栄養価	料理例
・食パン2枚（6枚切） 　（マーガリン12g, 　はちみつ10g） ・ハム（60g） ・卵（60g） ・小松菜（30g） ・バナナ（1本） ・コーヒー（150g）	エネルギー：750kcal タンパク質：31.3g 脂質：30.0g 炭水化物：94.1g ビタミンD：3.7μg ビタミンC：46mg ビタミンB6：0.56mg カルシウム：120mg 鉄：3.0mg 亜鉛：2.5mg セレン：55μg マグネシウム：91mg	・トースト2枚（マーガリンとはちみつ） ・ハムエッグ（小松菜添え） ・バナナ ・コーヒー 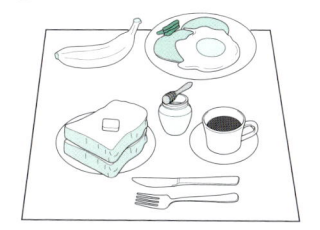

昼食

主な食品	主な食品の栄養価	料理例
・白米（150g） ・豚肉（80g） ・玉ネギ（80g） ・ジャガイモ（50g） ・ニンジン（20g） ・ニンニク（2g） ・レタス（50g） ・ミニトマト（80g） ・牛乳（200g）	エネルギー：640kcal タンパク質：27.2g 脂質：23.7g 炭水化物：90.2g ビタミンD：0.8μg ビタミンC：52mg ビタミンB6：0.69mg カルシウム：267mg 鉄：1.6mg 亜鉛：4.4mg セレン：8μg マグネシウム：78mg	・ポークカレー ・グリーンサラダ ・コーンポタージュ（牛乳を使って） 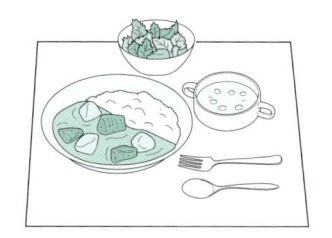

夕食

主な食品	主な食品の栄養価	料理例
・白米（180g） ・焼きサケ（100g） ・菜の花（20g） ・納豆（30g） ・大根（80g） ・わかめ（乾）（3g） ・長ネギ（30g） ・絹ごし豆腐（40g）	エネルギー：553kcal タンパク質：42.7g 脂質：10.3g 炭水化物：79.4g ビタミンD：39.0μg ビタミンC：11mg ビタミンB6：0.83mg カルシウム：168mg 鉄：3.3mg 亜鉛：2.9mg セレン：49μg マグネシウム：145mg	・ご飯 ・焼き鮭 ・大根サラダ ・納豆 ・味噌汁（豆腐、長ネギ） 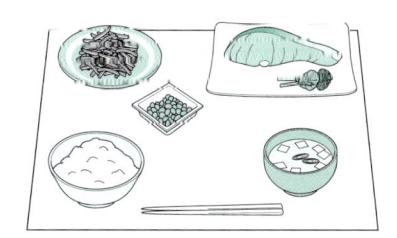

2章
筋肉・ファシアを理解する

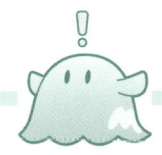

Column

時間栄養学の観点から

　朝食は，起床直後から２時間以内に摂取すると脳および末梢臓器の代謝機能が促進され，筋タンパク質合成反応が最適化します。

　さらに，朝食時に糖質や DHA や EPA などが含まれる魚油，カフェイン，カテキンなどの食品成分とタンパク質を同時摂取することで糖・脂質代謝機能が促進され，より筋タンパク質合成を促すことができます [17]。

（苑田会人工関節センター病院リハビリテーション科　二宮一成）
（横浜栄養専門学校栄養士科　大久保朝子）

文献

1) 「日本人の食事摂取基準」策定検討会．「日本人の食事摂取基準（2020年版）」．厚生労働省．https://www.mhlw.go.jp/content/10904750/000586553.pdf, (2023年11月30日参照).

2) Farsijani S, et al. Relation between mealtime distribution of protein intake and lean mass loss in free-living older adults of the NuAge study. Am J Clin Nutr 2016；104：694-703.

3) Hackney KJ, et al. Protein and muscle health during aging：benefits and concerns related to animal-based protein. Anim Front 2019；9：12-7.

4) Carbone JW.The role of dietary plant and animal protein intakes on mitigating sarcopenia risk.Curr Opin Clin Nutr Metab Care 2022；25：425-9.

5) Scheufele P, et al.Characterisation of community-dwelling older adults with poor appetite. Eur J Nutr 2023 Aug；62(5)：1991-2000.

6) Berrazaga I, et al. The Role of the Anabolic Properties of Plant- versus Animal-Based Protein Sources in Supporting Muscle Mass Maintenance：A Critical Review. Nutrients 2019 Aug 7；11(8)：1825.

7) Gana W, et al. Analysis of the Impact of Selected Vitamins Deficiencies on the Risk of Disability in Older People. Nutrients 2021；13：3163.

8) van Dronkelaar C, et al. Minerals and Sarcopenia in Older Adults：An Updated Systematic Review. J Am Med Dir Assoc 2023；24：1163-72.

9) Candow DG, et al. Creatine supplementation for older adults：Focus on sarcopenia, osteoporosis, frailty and Cachexia.Bone 2022；162：116467.

10) Oktaviana J, et al. The Effect of β -hydroxy- β -methylbutyrate (HMB) on Sarcopenia and Functional Frailty in Older Persons：A Systematic Review. J Nutr Health Aging 2019；23(2)：145-50.

11) Guo Y, et al. The Effect of Leucine Supplementation on Sarcopenia-Related Measures in Older Adults：A Systematic Review and Meta-Analysis of 17 Randomized Controlled Trials. Front Nutr 2022 Jul 1；9：929891.

12) Bai GH, et al. Effects of branched-chain amino acid-rich supplementation on EWGSOP2 criteria for sarcopenia in older adults：a systematic review and meta-analysis. Eur J Nutr 2022 Mar；61(2)：637-51.

13) Tang JE, et al. Ingestion of whey hydrolysate, casein, or soy protein isolate：effects on mixed muscle protein synthesis at rest and following resistance exercise in young men. J Appl Physiol 2009；107：987-92.

14) Hashimoto R, et al. Effects of dietary soy protein on skeletal muscle volume and strength in humans with various physical activities. J Med Invest 2015；62：177-83.

15) Dijk FJ, et al. Muscle protein synthesis with a hybrid dairy and plant-based protein blend (P4) is equal to whey protein in a murine ageing model after fasting. Nutrients 2023；15：2569.

16) Li C, et al. Daily supplementation with whey, soy, or whey-soy blended potein for 6 months maintained lean muscle mass and physical performance in older adults with low lean mass. J Acad Nutr Diet 2021；121：1035-48.e6.

17) BaHammam AS, et al. Timing Matters：The Interplay between Early Mealtime, Circadian Rhythms, Gene Expression, Circadian Hormones, and Metabolism-A Narrative Review.Clocks Sleep. 2023；5：507-35.

エコー

北里大学医療衛生学部リハビリテーション学科理学療法学専攻　**河端将司**

　超音波診断装置（以下，エコー）といえば，「胎児を見る」ことを思い浮かべる人が多いだろう。エコーは大型機器からポータブルまでさまざまなタイプがあり（**図1**），運動器（筋肉，骨，靱帯）に特化したエコーを使うと筋肉の動きをしっかりと見ることができる。想像していたよりも「筋肉が動いている！」とか「動いていない！」とか，まさに百聞は一見にしかず，と感じる。

　たとえば，膝の手術後に内側広筋（膝を伸展する筋肉）の力が入らないとき，エコーで筋肉を観察すると収縮できていない様子や，周囲の別の筋肉が代償的に収縮していることも珍しくない。エコーで可視化することによって，筋収縮や関節運動の良し悪しをリアルタイムにフィードバックしてくれる。これは，正しく状態を把握し，適切な運動療法を行ううえで重要な情報といえる。

　理学療法をはじめとするリハビリテーション分野において，エコーの視覚的情報を加味した評価や運動療法への活用が期待されている。

　ここでは，まずエコーで筋肉や関節を見るために必要な基本的な知識を解説し，エコーを用いた視覚的フィードバックを運動療法に活用する方法を解説する。

図1　さまざまなタイプのエコー

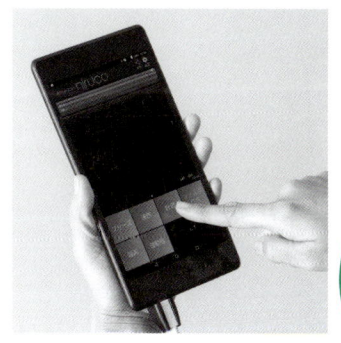

（日本シグマックス株式会社）

筋肉はどう見える？

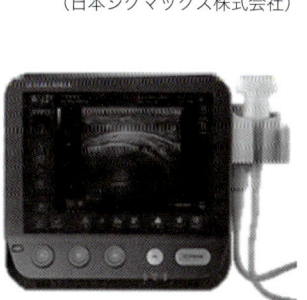

（コニカミノルタジャパン株式会社）

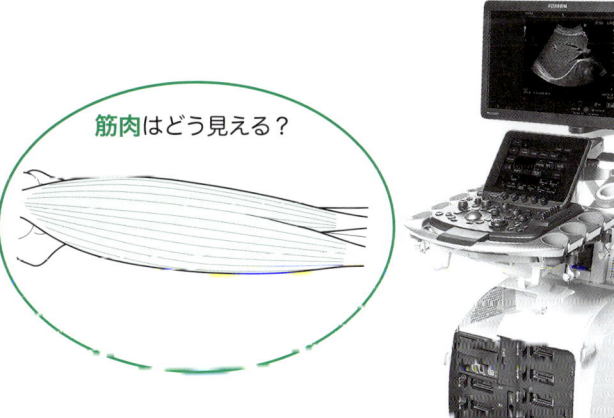

（富士フイルムメディカル株式会社）

エコー画像の見え方

　エコーの探触子（以下，プローブ）は，複数の超音波ビームを生体内に送信し，生体で反射されたビームを受信する仕組みになっている。この反射されたビームを信号処理して二次元の白黒画像を作り出している（図2）。

　対象物の境界面ですべて反射（全反射）すると高輝度（白い画像）となり，すべて透過（全透過）すると低輝度（黒い画像）に描出される。対象物の特性によって超音波ビームの反射率が異なるため，白黒のコントラストから組織を同定することができる。

エコーの短軸像と長軸像 図3

　短軸像とは対象物を垂直（横断的）に切った画像で，太巻きを輪切りにしたように描出される。

　長軸像とは対象物を平行（縦断的）に切った画像で，太巻きを縦割したように描出される。

図2 二次元画像の作り方

複数の超音波ビームを送受信して二次元画像を作っている。骨は超音波ビームを反射し，筋膜や脂肪も反射率が高いため，これらは高輝度で白く描出される。
水は超音波ビームが透過するので，血液や関節水腫などは低輝度で黒く描出される。

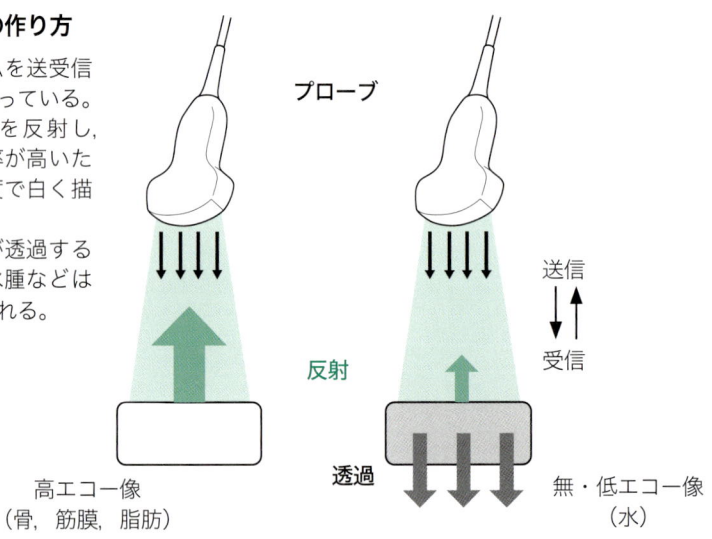

プローブ

送信
受信

反射

透過

高エコー像
（骨，筋膜，脂肪）

無・低エコー像
（水）

図3 エコーの短軸像と長軸像

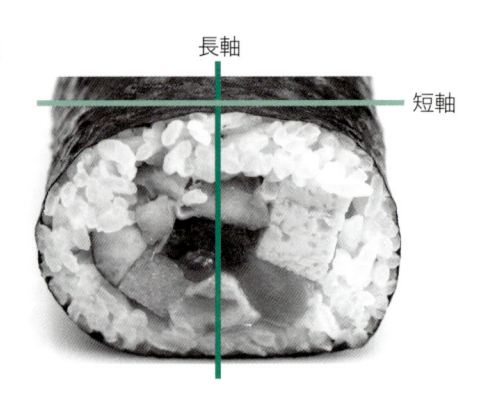

長軸

短軸

筋線維の見え方 （図4）

　　筋束は低輝度で黒く，その筋束を包む筋内膜と筋周膜は高輝度で白く描出されるので，短軸像では，輪切りの霜降り肉のように見える（図5a）。長軸像では，筋束と筋内膜が層状に平行に配列する様子が観察できる（図5b）。

図4 筋線維の構造

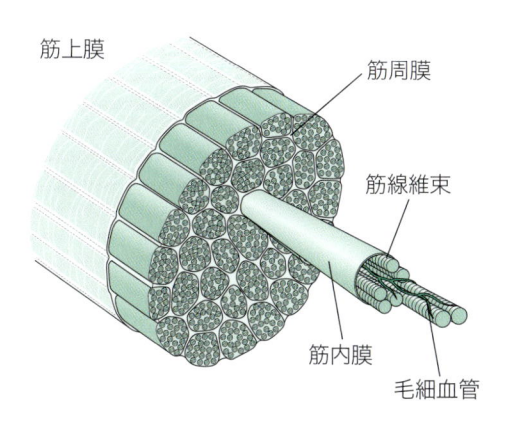

筋上膜

筋周膜

筋線維束

筋内膜

毛細血管

図5a エコー短軸像による筋線維の見え方

腓腹筋

骨

ヒラメ筋

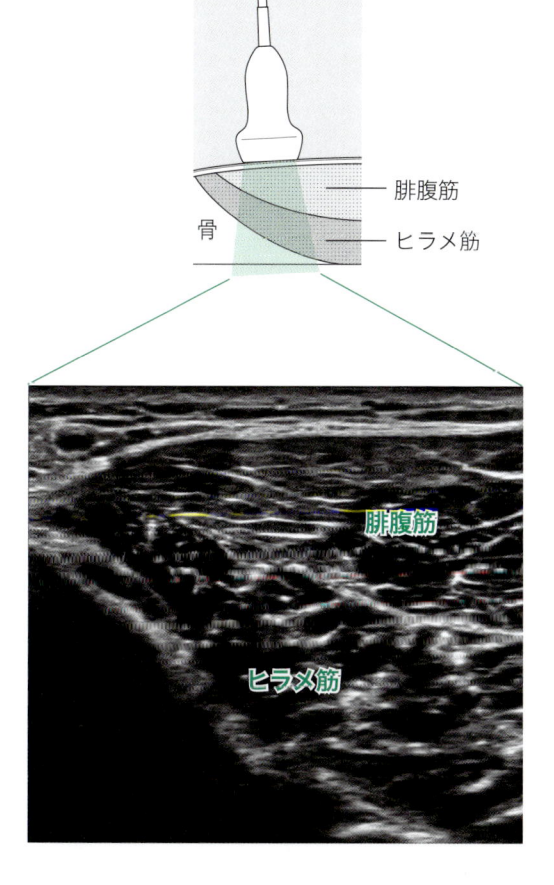

図5b エコー長軸像による筋線維の見え方

上腕二頭筋

上腕筋

上腕骨

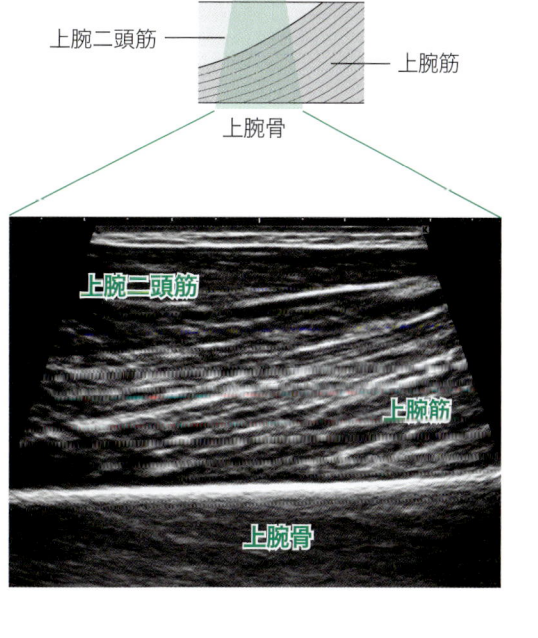

変形する筋肉

プローブで筋肉を圧迫したり，指で筋肉を押したりすると，筋肉が変形する様子がわかる。体表からプローブを垂直に押すと，筋肉が潰れるように変形する（図6）。また，筋と筋の隙間に指を入れるように押すと，組織間がずれるように滑走する様子も見える。一方，筋が過剰に緊張しているスパズム状態（筋が攣縮した状態）のときは，圧迫しても筋が変形しにくい様子を見ることができる。

筋の収縮

踵上げ（つま先立ち）をすると腓腹筋（ふくらはぎ）が膨隆して硬くなる。これをエコーで観察すると，収縮するときに筋線維の動く様子が見える。長軸像では筋収縮時に筋束の角度（羽状角）が増大し，筋線維が立ち上がるように見える（図7）。

図6 圧迫による筋肉の変形

プローブで圧迫すると筋肉は変形する。

a：安静時の大腿四頭筋の断面像

b：プローブで圧迫したときの大腿四頭筋の断面像。距離が短くなる（矢印）。

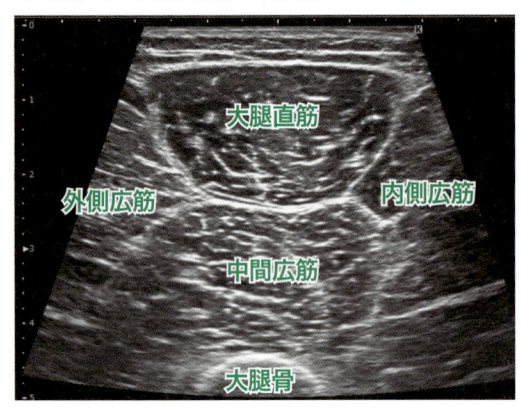 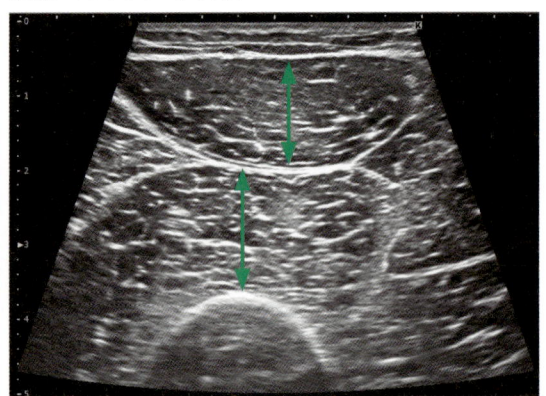

図7 踵上げによる筋肉の変形

収縮すると筋線維角度（羽状角）が大きくなる。

a：安静時の腓腹筋の長軸像

b：踵上げで収縮したときの腓腹筋の長軸像

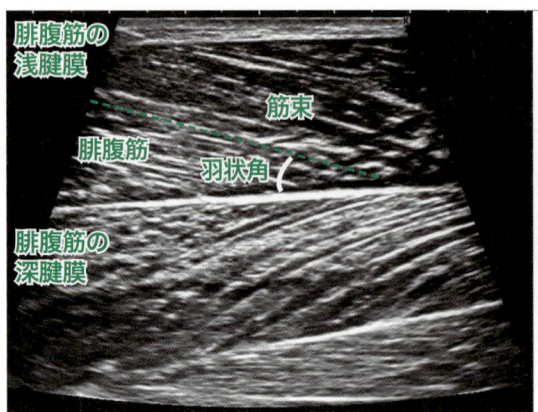 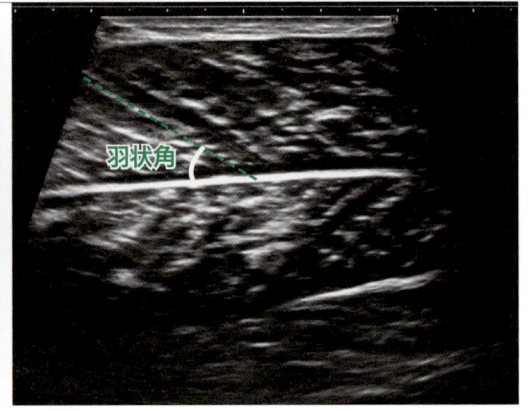

筋の断裂

いわゆる肉ばなれでは筋が断裂した様子を見ることができる。

腓腹筋（ふくらはぎ）の肉ばなれ症例のエコーでは，筋線維が腱付着部で剥がれるように断裂している様子が見える（図8a）。

ハムストリングスの断裂症例でも，エコーで断裂部を確認することができる（図9a）。発症から間もないときは，血流の増加を示唆するドップラー反応が出ることがある（図9b）。

筋断裂後の運動強度や復帰時期については，医師の指示とセラピストなどの指導のもと，慎重かつ段階的に運動強度を高めていく必要がある。

図8 エコーによる筋断裂部の確認（肉ばなれ）

a：腓腹筋の付着部で腱との連続性が途絶している。
b：腓腹筋とヒラメ筋が中央の腱に収束するように付着している。

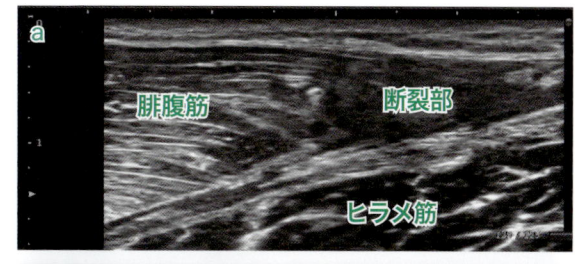

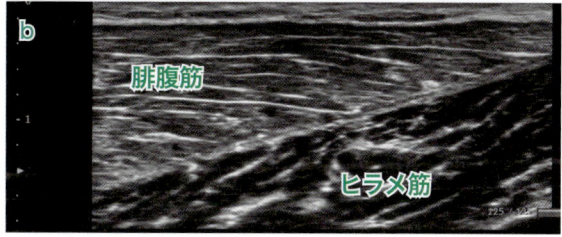

図9 エコーによる筋断裂部の確認（外側ハムストリングス断裂）

a：筋断裂部が低エコー（黒）を示し，筋線維の連続性が途絶している。
b：ドップラーモードでは血流の増大を示唆する信号が見える。

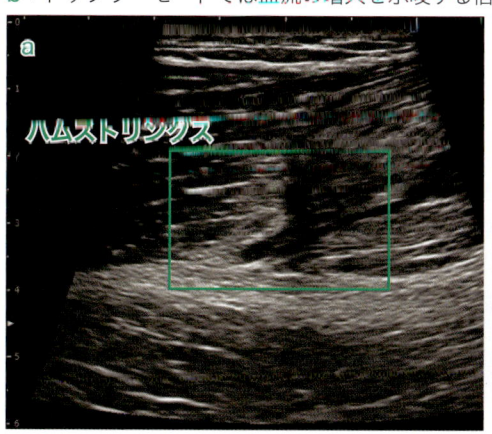

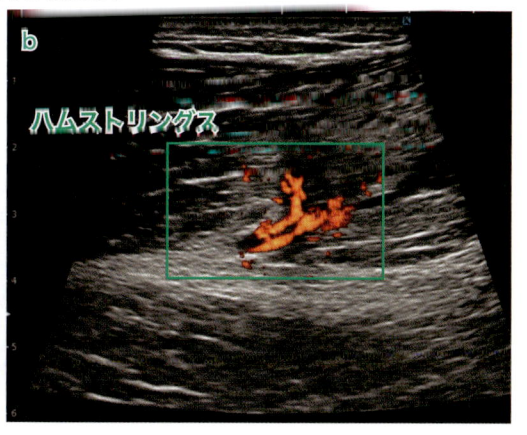

関節の動き

　　筋肉と腱が収縮すると，付着部の骨が動いて関節運動が生じる様子が見える（図10）。関節が動くと，周囲にある脂肪体なども潤滑作用として滑らかに移動する様子も見ることができる。

図10　肘関節運動によるエコー像の変化

a：安静時の肘後面の長軸像
b：肘伸展時の肘後面の長軸像。筋腱が短縮して肘頭を引きつけている（緑矢印）。

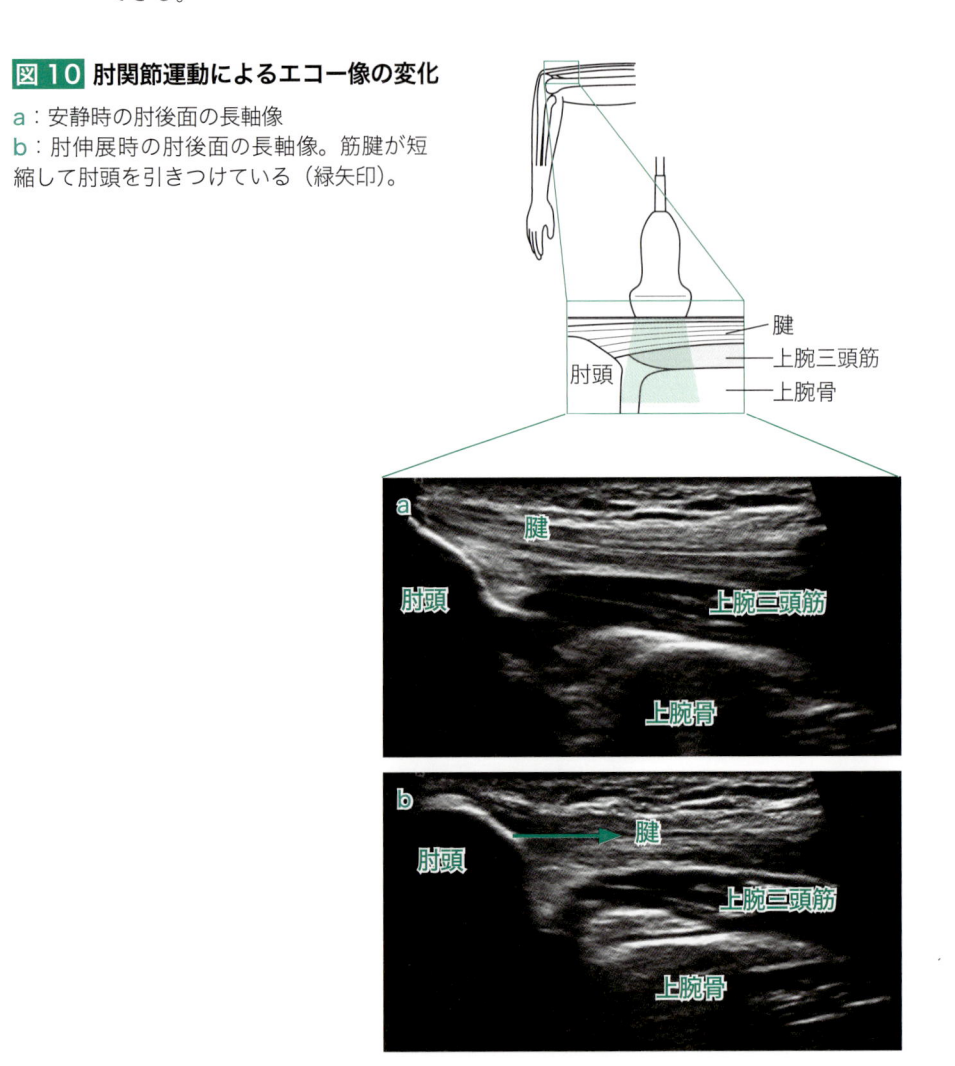

エコーを運動療法へ活用する

エコーを用いた運動療法に関するエビデンス

　　エコーによる視覚的フィードバックは，運動療法の効果を高めることが期待されている。

　　2021年時点の最新のシステマティックレビューによると，エコーフィードバックの効果を検証した論文が11件存在した[1]。対象となった筋は，腹部深部筋が7件，多裂筋が2件，骨盤底筋と前鋸筋が各1件であった。筋活動量や収縮保持に関して，エコーによる視覚的フィードバックは，触刺激や言葉掛けによるフィードバックよりも効果が高いことが示されている。

視覚的フィードバックの作用メカニズム

視覚的フィードバックを行うと，脳内では何が起きているのだろうか？エコー介入中に脳内の変化を検証した研究は見当たらないため，別の視覚的フィードバックであるミラーセラピーに関する研究を紹介する。

ミラーセラピーとは，鏡を介して健常側の正常な動きを患者に見せて，あたかも罹患側が正常な動きをしていると脳に錯覚させる方法を用いた治療法である。切断後の幻肢痛や複合性局所疼痛症候群（CRPS）の患者にこの方法を用いると，通常のリハビリテーションよりも有意に疼痛が軽減することが報告されている[2]。また脳卒中片麻痺患者に対してミラーセラピーを行うと，麻痺側の一次運動野が興奮することも報告されている[3]。

すなわち，視覚的フィードバックは運動野の興奮を高め，歪められた運動感覚領域を再調整する方法として有効であると考えられている。

症例：肩の腱板に対する視覚的フィードバック

凍結肩（いわゆる五十肩）に対して，関節授動術（麻酔をかけた状態で強制的に関節を動かし，肥厚した関節包を破断する治療）を行った患者の肩関節のエコーを示す。

外旋して腱板筋（小円筋）が縮むときに，筋が撓んで折れ曲がる様子が観察できる（図11a）。エコーで視覚的フィードバックを行い，患者がその筋を選択的に収縮させるような介入を続けると，数カ月ぶりに即時的な筋力アップを実感された。収縮時の筋の撓みも改善し，筋の張力によって上腕骨が回旋している様子も確認できた（図11b）。患者とセラピストがエコー動画を共有して問題点を把握することによって，適切な介入が実施できた一例だといえる。

この症例のように，関節をスムーズに動かせない，どう動かしていいかわからない，という症例は少なくない。弱化した筋はしばしば周囲の筋で代償されるため，意図した動きができないことが多い。そのような場合，エコーを用いた視覚的フィードバックは絶大な効力を発揮するといえるだろう。

図11 エコーを用いた視覚的フィードバック効果（肩関節）

a：介入前の肩外旋時に，小円筋が撓んで張力が伝達されていない。
b：エコーフィードバックで収縮練習を続けた後は，小円筋の張力によって上腕骨頭が外旋されていることが確認できる。

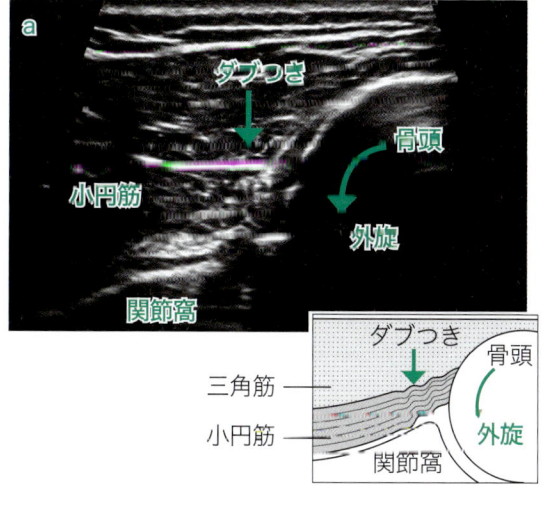
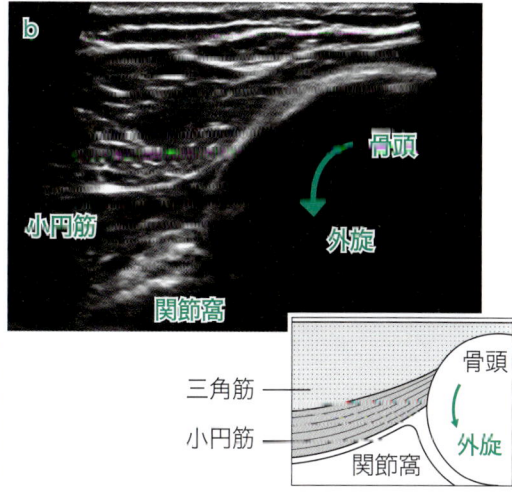

リハビリテーション分野におけるエコーに期待する

　　エコーは生体内で反射した信号処理に基づいて二次元画像を作り出しているため，三次元的な動きを捉えることは難しい。また，検査者のプローブの傾きによって描出が容易に変化するため，再現性を担保することが難しいという欠点がある。

　　しかし，その欠点を上回る利便性と簡便性があり，これまで見えなかった生体内の動きをリアルタイムに可視化することができる。可視化することで従来の運動療法に相乗効果をもたらすことが期待される。

　　エコーで筋の動きを確認して運動療法を行うことは，まだ一般的ではないかもしれないが，今後ますます活用されることが期待されている。

文献

1) Valera-Calero JA, et al. Ultrasound Imaging as a Visual Biofeedback Tool in Rehabilitation：An Updated Systematic Review. Int J Environ Res Public Health 2021；18：7554. doi：10.3390/ijerph18147554.
2) Cacchio A, et al. Mirror therapy for chronic complex regional pain syndrome type 1 and stroke. N Engl J Med 2009；361：634-6.
3) Garry MI, et al. Mirror, mirror on the wall：viewing a mirror reflection of unilateral hand movements facilitates ipsilateral M1 excitability. Exp Brain Res 2005；163：118-22.

3章-1 実践 いざ体操の指導

—疾患・症状にあわせた体操—

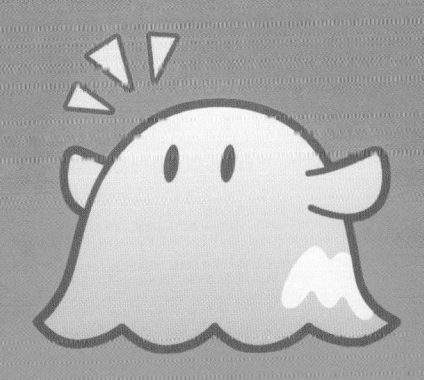

頚部痛の体操

北里大学医学部整形外科学 **宮城正行**
北里大学北里研究所病院リハビリテーション技術科 **倉坪亮太**

体操指導のための知識の整理

● 目的・目標

頚椎は重い頭部を支えるために生理的前弯を形成しており，頚部伸展筋群によって支えられている。頚部痛を訴える患者は，頚部伸筋群の筋力低下に加えて，なで肩などで胸郭の拡張が悪くなっていることが多く，徐々に頚椎矢状面アライメントが不良（後弯化，ストレートネック）となり，頚部伸筋群，上部僧帽筋，肩甲挙筋などの頚部周囲筋が過緊張となっていることが多い。

頚部痛の体操の目的は，過緊張となった頚部周囲筋の緊張をやわらげるとともに，頚椎の矢状面アライメントを良好にすることである。

● インフォームドコンセント

頚椎の後弯化を予防・改善し，頚部周囲筋の緊張を取るために胸郭の拡張が重要となる。胸郭の拡張を妨げる因子の1つに，大胸筋・小胸筋の緊張があり，大胸筋・小胸筋のストレッチを行うようにする。さらに頚部伸筋群の筋力トレーニングも同時に行う。そして頚椎の可動域を維持するために，前屈・後屈・左右側屈をサポーティブに行う。

頚部痛患者は，デスクワークの多い仕事に従事していることが多く，長時間同一姿勢を保つ業務環境に起因している可能性がある。体操の指導に加えて，職場環境の改善についてもアプローチをしていく必要がある場合がある。近年，長時間同一姿勢となる長時間のスマートフォン使用も問題となっている。これは"スマホ首"としてストレートネックの状態となる。このような生活習慣についてもアプローチすることが重要である。

● 基礎疾患・合併症への配慮

頚椎由来の神経症状の可能性がある患者への指導は十分に注意する必要がある。

頚椎由来の神経症状をきたす疾患として頚椎症性脊髄症，頚椎椎間板ヘルニア，頚椎症性神経根症などがあり，いずれも手のしびれなどを訴える。これらの疾患を疑った場合は，深部腱反射，徒手筋力テストなどの理学所見のほか，単純X線やMRIを施行すべきである。いずれの疾患においても，過度な頚椎の後屈は頚椎由来の神経症状を増悪させる可能性があるため，特に留意する必要がある。ストレッチの実施に際し，急激なストレッチは禁忌であり，リラックスした肢位での実施が望まれる。

対象者

女性／青・壮・中年期（20 〜 60 歳代）

● 禁忌

- 転移性脊椎悪性腫瘍，化膿性脊椎炎，頚椎骨折の病態については，当疾患の治療と安静が最優先されるため，禁忌である。これらの疾患が疑われる場合には，適切な検査を行い，可能性を除外した後に行うべきである。

● 術前後で留意すべき点

- 基本的には頚椎手術後に行う場合には，術式や術後経過により体操療法の可否，体操療法の負荷が異なるため，主治医の確認を要する。

● 患者指導のコツ

- 慢性的に頚部痛を訴える患者が多いため，この体操療法は継続が肝心である。
- 頚部痛を訴える患者は同時に肩こりなどを併発していることが多く，p.106「肩こり・肩痛・肘痛の体操」で述べるような肩こりに対する体操も同時に行うことが推奨される。
- 職場環境やスマホ首といった生活習慣に起因するものもあるため，綿密な生活習慣の聴取とその改善に向けた指導を行うことも重要である。

● 実施頻度

疼痛のない範囲の強度を目安として，1 回に 10 〜 20 秒間かけて，1 日 2 〜 3 回，可能であれば毎日，最低でも週 2 〜 3 回の頻度で行う。

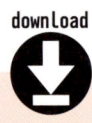

1 大胸筋ストレッチ1［3〜5回／日］

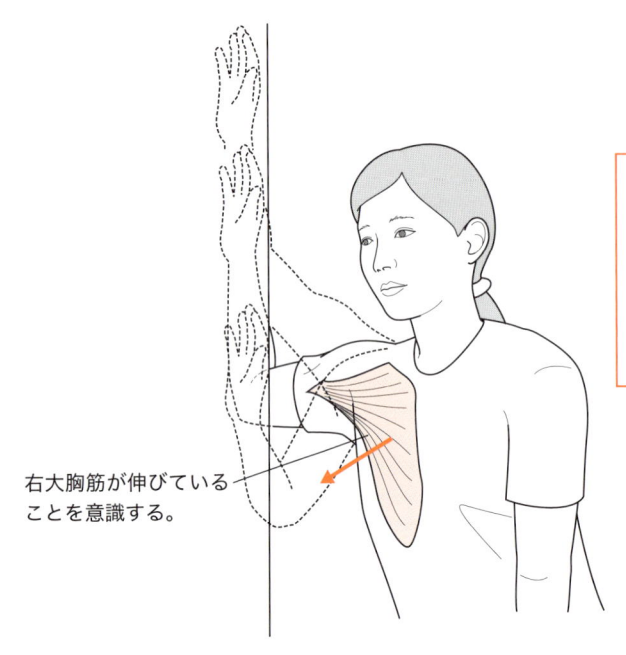

①柱の左横に立ち，右手を柱に押し当てる。
　息を吐きながら，10秒間程度その姿勢
　を維持する。
②上半身を前方に移動し，手のつく位置を
　上下に変え，ストレッチされている筋の
　部位を変えることも有効である。
③同様にして左大胸筋のストレッチも行う。

右大胸筋が伸びている
ことを意識する。

2 大胸筋ストレッチ2［3〜5回／日］

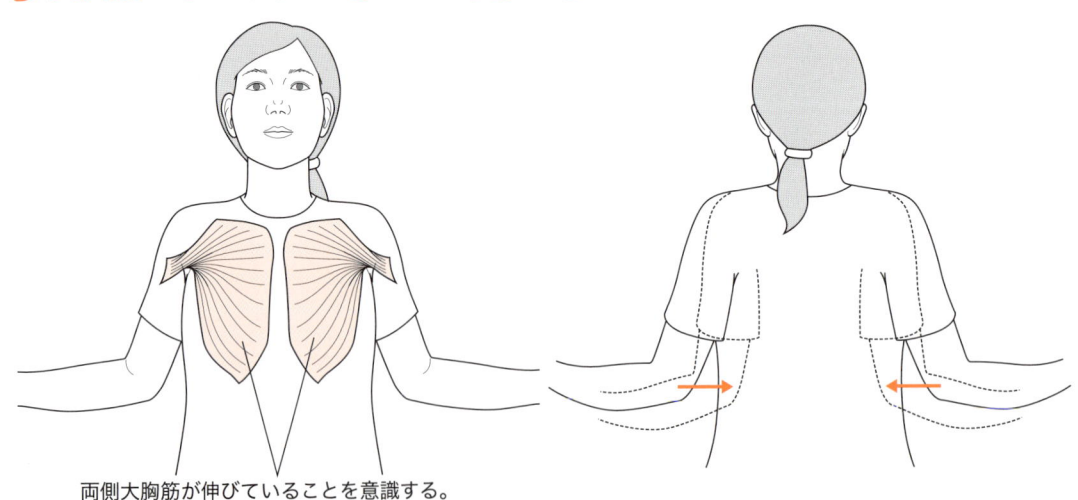

両側大胸筋が伸びていることを意識する。

①両肘を90°屈曲位に保ち，両肘同士を背部で近づけるようにする。
②10秒間程度その姿勢を維持するようにして行う。

3 大胸筋マッサージ［3〜5回／日］

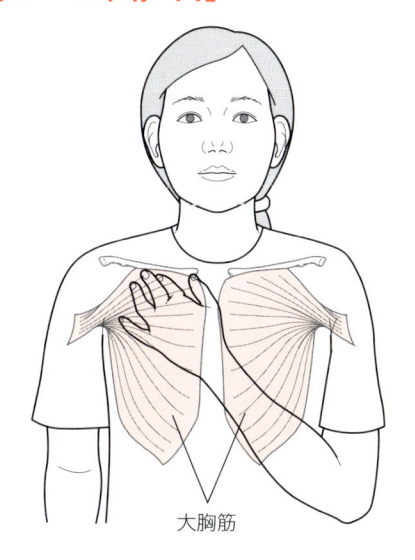

大胸筋

①大胸筋は鎖骨内側半分に付着しており，右大胸筋の付着部（右鎖骨内側下部）を左手で指圧しながら，マッサージを行う。
②同様にして左大胸筋のマッサージも行う。

4 頚部伸筋群マッサージ［3〜5回／日］

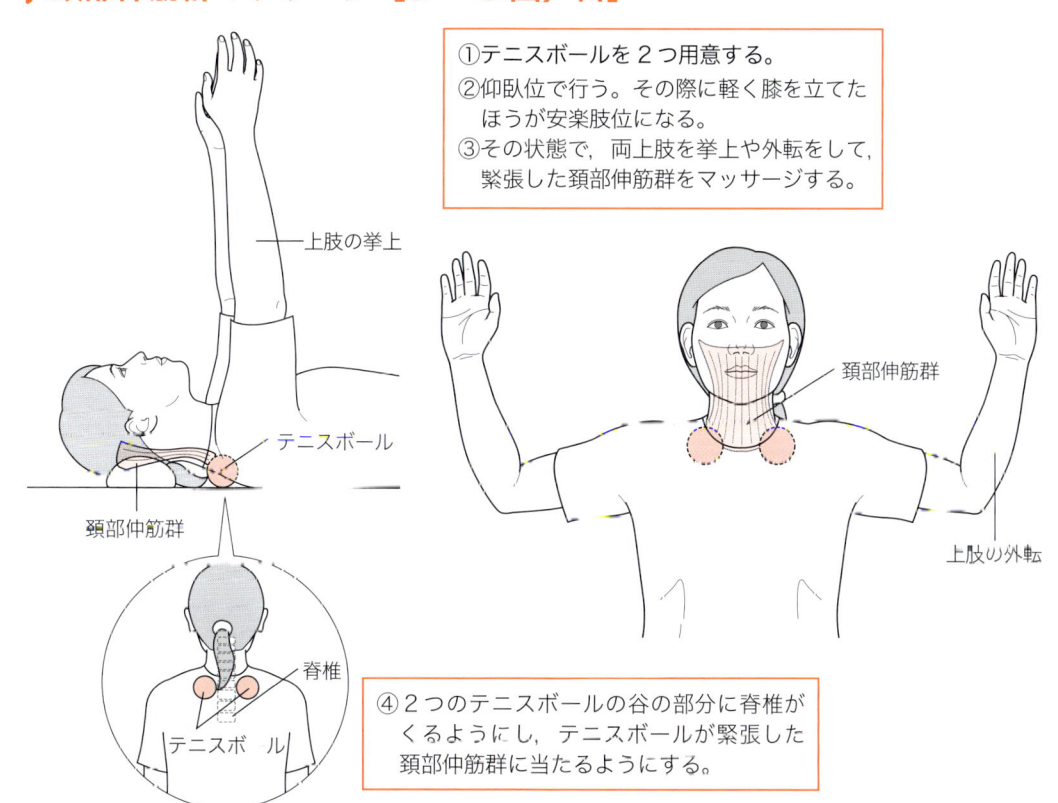

①テニスボールを2つ用意する。
②仰臥位で行う。その際に軽く膝を立てたほうが安楽肢位になる。
③その状態で，両上肢を挙上や外転をして，緊張した頚部伸筋群をマッサージする。

上肢の挙上

テニスボール

頚部伸筋群

頚部伸筋群

上肢の外転

脊椎

テニスボール

④2つのテニスボールの谷の部分に脊椎がくるようにし，テニスボールが緊張した頚部伸筋群に当たるようにする。

5 チンイン［3〜5回／日］

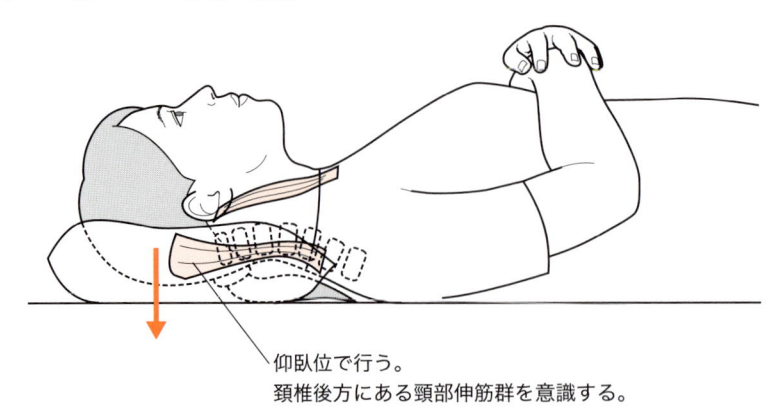

仰臥位で行う。
頸椎後方にある頸部伸筋群を意識する。

> ①枕を後頭部全体で押し下げるように力を加える。
> ②10秒間程度維持する。
>
> ＊あごをあげないように，垂直に枕を押し下げるようにして
> 　行う。

6 肩甲骨内転運動　［3〜5回／日］

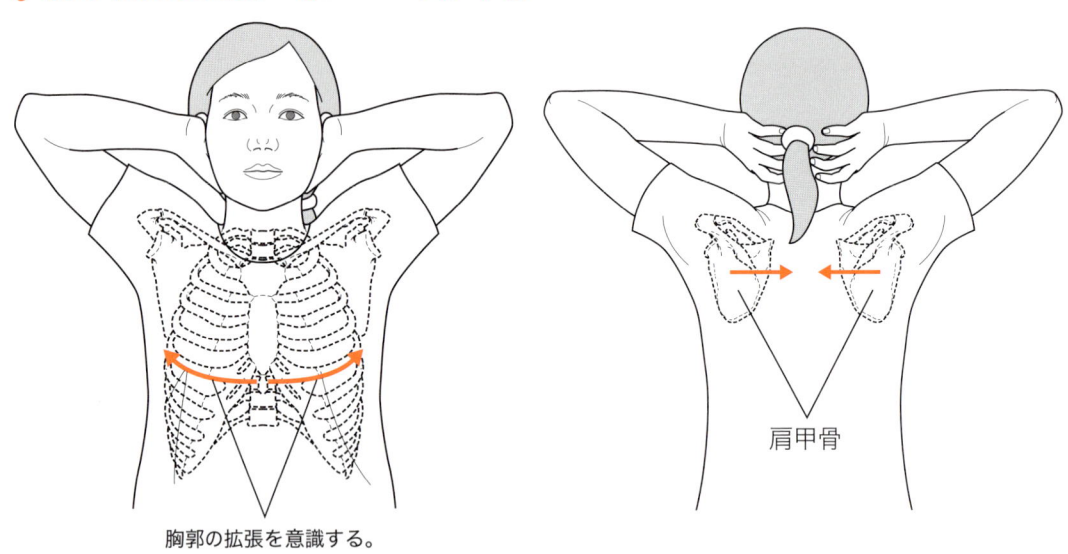

胸郭の拡張を意識する。

肩甲骨

> ①坐位で行う。
> ②両手の平を耳に当て，肩甲骨を内転する。
>
> ＊息を吸い，胸郭の拡張を意識する。

7 頚椎前屈運動 ［3〜5回／日］

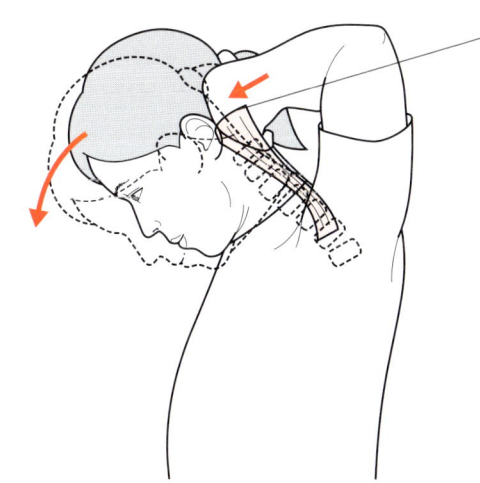

傍脊柱筋群を意識し，ストレッチを行う。

①坐位にて行う。
②後頭部に両手を当て，両手でアシストしながら頚椎前屈運動を行う。
③最大前屈位の状態で 10 秒間程度維持する。

8 頚椎後屈運動 ［3〜5回／日］

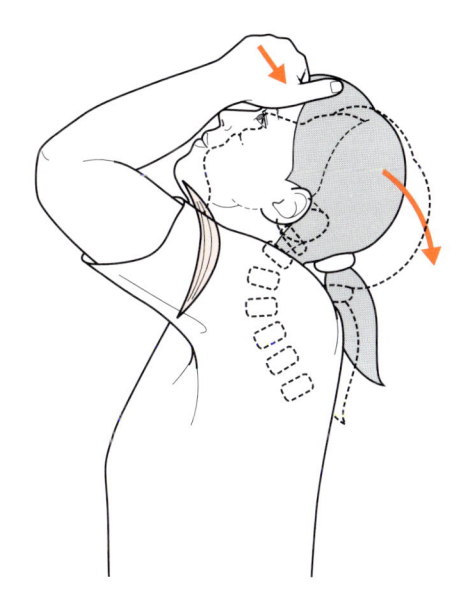

①坐位にて行う。
②前額部に両手を当て，両手でアシストをしながら頚椎後屈運動を行う。
③最大後屈位の状態で 10 秒間程度維持する。

＊両手のアシストは頚部に痛みの出ない程度の力にとどめる。

3-1
章

実践 いざ体操の指導 ―疾患・症状にあわせた体操―

9 頸椎左右側屈運動 ［3〜5回／日］

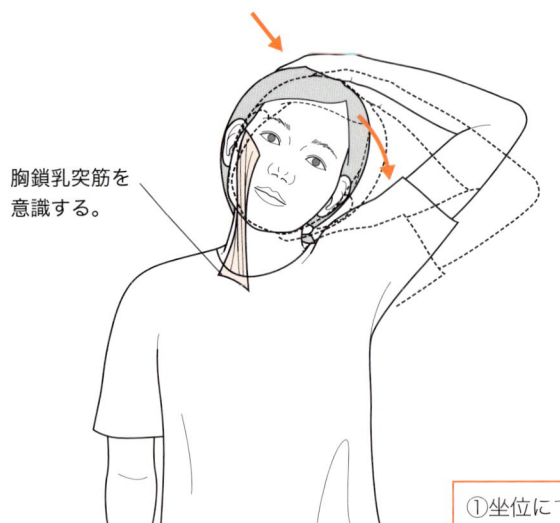

胸鎖乳突筋を
意識する。

①坐位にて行う。
②右頸部を意識し，右側頭部に左手を当てる。
③左手でアシストしながら頸椎を左屈させる。
④最大左屈位の状態で10秒間程度維持する。
⑤同様にして，頸椎右屈運動も行う。

10 デスクワーク環境の整備

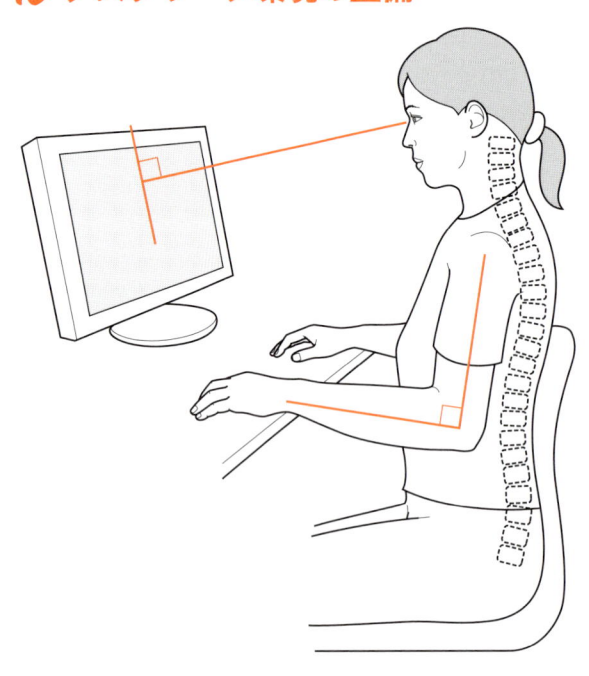

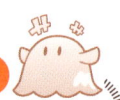

対象者アルアル情報

Q：仕事ではパソコン操作が中心なので休憩したりして気をつけているのですが，それでも首の痛みが強くて毎日辛い思いをしています。

A："スマホ首"にも注意！

　最近はパソコン操作だけでなくスマートフォンの長時間操作が原因で頸部痛を訴える方が増えています。操作時の姿勢に注意して，長時間の連続操作を避け，適度な休息を取ってもらうようにしましょう。

①パソコンのモニターは頭部から少し
　目線が下がる程度の位置に設置し，
　モニター面と視線が直角となるよう
　にする。
②両肘90°屈曲位で前腕が机に接する
　ぐらいの高さに机と椅子を調節する。

＊胸腰椎部の脊柱矢状面アライメントが頸椎の
　アライメントに影響するため，椅子は適切な
　ランバーサポートがあることが望ましい。

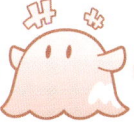

Column

運動は患者さんの協力と努力によって成り立つ！

　運動は，大脳皮質にある運動野（Jackson, 1864）から発信される命令が脊髄を伝わって筋を動かすことから成り立ちます。その発信基地は前頭葉にあり，人が人たる所以の脳機能を司る部位です。またどんなに「動こう」という発信をしても，身体各部位の筋や関節が，その指示に応えるための十分な機能を有しなければ，意図する動きは発揮できません。

　したがって，その人の持ちうる最大限のパフォーマンスを引き出すためには，その本人の「より良い動きを出そう」という気持ちと，そのために必要な筋力や関節のスムーズな動きを保有し，かつこれらの機能を協調的に使える技術を習得するなど，患者さん主導の努力の積み重ねが必要となります。

　筋力も体の柔軟性も，一日で獲得できるものではなく，日々の筋トレやストレッチを継続することがとても大切です。しかし，個人差はあるものの，毎日のトレーニングを続けていくことで，その効果に気づく瞬間が必ずあります。

（横浜南共済病院リハビリテーション科　中西理佐子）

3-1章

実践 いざ体操の指導 ―疾患・症状にあわせた体操―

肩こり・肩痛・肘痛の体操

北里大学医学部整形外科学　**見目智紀**

体操指導のための知識の整理

● 目的・目標

　肩こりは腰痛とともに変わらず国民の愁訴の1位，2位を占め，国民的病気といえる。

　肩関節周囲で継続する筋緊張を「肩こり」と表現されることが多く，年代にかかわらず症状が認められていることから，加齢に伴う変性疾患とは考えにくい。また，筋肉の緊張度と症状との相関性がなく，筋肉の「こり」だけではなく，ストレスなど精神的な要素も加味されることが多い[1]。そのため病因の特定は難しい。

　本項では運動器疾患としての肩こりに対する対処法について述べる。

　運動器疾患としての肩こりの多くは，同じ姿勢の継続に伴う肩関節周囲筋の過緊張の緩和が得られない状態と考えられ，肩甲帯および脊椎の可動性不良の影響が示唆されている[1〜3,5]。そのためこれらの改善が症状の軽減につながると考えられている。

　本項では，肩こりに対する運動療法として肩甲帯および脊椎の可動性改善を紹介する。

　肘関節痛に関して，テニス肘ではストレッチの有効性が示唆されているが，どのようなストレッチが有効かは明示されていることは少ない。

　テニス肘の原因とされているのは，橈側手根伸筋起始部の腱付着部の障害である。上腕骨の回旋軸が肩甲骨面から逸脱した肢位では，外旋動作中に橈側手根伸筋の筋活動が増加することが報告されていることや，肩関節の機能が低下した患者では，外旋動作の際に手関節背屈を行うことが少なくないことから（**図1**），手関節伸筋群は肩関節外旋動作の代償として働く傾向にある。これはテニス肘において疼痛を誘発する短橈側手根伸筋など手関節伸筋群の過緊張を示唆する。

　そのため肩・肘のストレッチに関しては，肩の痛み，肘の痛みどちらの患者に対しても有効である可能性が高い。

図1 右肩腱板断裂患者の外旋動作における代償運動

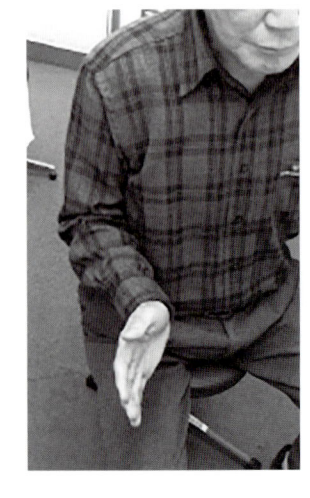

手関節を背屈位にする傾向が高い。

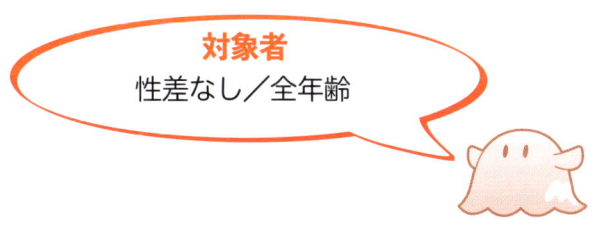

対象者
性差なし／全年齢

● インフォームドコンセント

日本整形外科学会では **図2** の4カ所の症状を肩こりと考えている[4]。著者らは20歳代，30歳代の脊椎矢状面と肩こりとの関連性を調査し，「こり」を自覚する患者は「こり」のない人と比べ胸椎後弯，腰椎前弯が有意に強いことがわかった（**表1**）[2]。

性差に関しては，20〜30歳代において矢状面の脊椎アライメントに有意差は認められなかったが（**表2**）[2]，肩こりは女性のほうが多い傾向にあると報告されている[1]。肩こりの自覚の多い項部，肩甲上角（**図2** の a,b の部分）に「こり」を自覚する人は，どちらも「こり」のない人と比べ胸椎後弯が有意に大きかった[2]（**表3**）。やはり，猫背の人に肩こりは多いのである。

図2 肩こりの自覚部位の分類

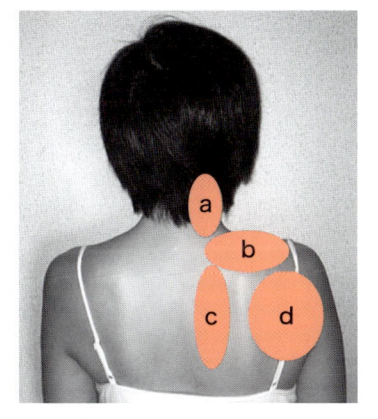

a：項部
b：肩甲骨内上角周囲
c：肩甲間部
d：肩甲骨上

（文献4を参考に作成）

表1 健常群と肩こり群の脊椎矢状面アライメントの比較

	健常群 (n=29)	肩こり群 (n=60)	p 値
胸椎後弯	27.0±5.0	31.4±8.6	0.013
腰椎前弯	24.9±6.7	28.8±7.5	0.020

表2 脊椎矢状面アライメントの性差

	女性 (n=57)	男性 (n=32)	p 値
胸椎後弯	30.1±8.4	29.8±6.8	0.89
腰椎前弯	28.1±7.5	26.6±7.3	0.36

表3 こりの自覚部位の違いと脊椎矢状面アライメントの比較（図2）

a 項部

	健常群 (n=29)	Pain group (n=31)	p 値
胸椎後弯	27.0±5.0	31.7+7.8	0.0075
腰椎前弯	24.9±6.7	28.6±8.5	0.069

b 肩甲骨内上角周囲

	健常群 (n=29)	肩こり群 (n=50)	p 値
胸椎後弯	27.0±5.0	31.1±8.8	0.025
腰椎前弯	24.9±6.7	29.1±7.5	0.016

c 肩甲骨間部

	健常群 (n=29)	肩こり群 (n=17)	p 値
胸椎後弯	27.0±5.0	30.2±10.2	0.17
腰椎前弯	24.9±6.7	29.9±8.5	0.032

● 治療

　肩こりの改善に関してはマッサージが一般的であるが，繰り返し行われていることからあくまで対処療法と考えられる。継続的な改善を求めるのであれば，こってしまう筋肉の動きを取り戻すことが必要である。肩こりの改善に対する理学的な方法としては気持ちよさを感じるレベルでのストレッチや運動を継続することが有効と考えられる。また，マッサージでも改善しない肩こりには精神的なストレスなどの可能性がある[6]。

　脊椎，特に胸椎の可動性改善は即時効果として肩こりや肩関節痛の改善が得られることが報告されている[3,5]。症状改善後の姿勢変化はさまざまであり，胸椎後弯，腰椎前弯が改善することもあれば，脱力によるものと考えられる胸椎後弯の増加も認められる（図3）[3]。しかし，胸椎，肩関節の可動性に関しては著明な動きの改善は得られていないとの報告もあり，動きの再獲得は継続的な運動が必要である[3,5]。

　また徒手療法は疼痛誘発の危険性もあるため，セルフストレッチなどの方法で改善が得られるほうが安全で指導しやすいものと考えられるため，本項ではセルフストレッチと負担の少ないマッサージ方法について紹介する。

図3 胸椎マニピュレーション後の姿勢変化（Spinalmouse による計測）

segment	1st measure	2nd measure	difference
Th1/2	0	4	3
Th2/3	2	−1	−3
Th3/4	7	8	1
Th4/5	6	7	2
Th5/6	1	1	0
Th6/7	7	2	−5
Th7/8	11	9	−2
Th8/9	−4	4	8
Th9/10	−1	−3	−3
Th10/11	9	3	−6
Th11/12	−9	−8	1
Th12/L1	−6	0	5
L1/2	−6	−7	−1
L2/3	−8	−6	2
L3/4	0	−5	−6
L4/5	−14	−5	9
L5/S1	−6	−5	1
Sac/Hip	23	20	−3
ThSp	29	25	−5
LSp	−39	−29	11
Incl	−5	−1	4
Length	481	496	15

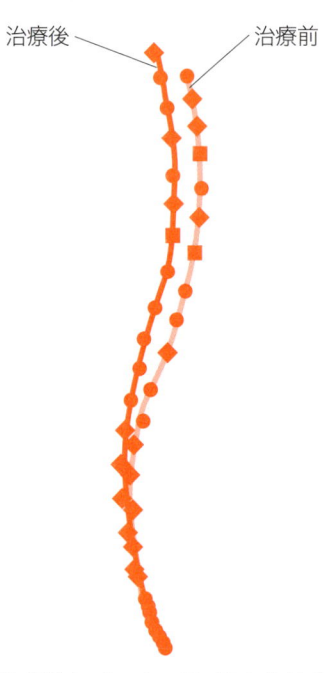

治療後　　治療前

治療前 Inclination は−5°から治療後−1°となり，後方重心がほぼ正中に移動。胸椎後弯は 29°から 25°，腰椎前弯は 39°から 29°となり，姿勢は修正されている。

● 適応と禁忌

- 頚椎症や腰椎症など脊椎由来の神経症状がある患者や脊椎圧迫骨折のある患者に対する脊椎のストレッチに関しては，注意が必要である。
- 過度のマッサージやストレッチは痛みや神経症状の悪化につながるため，気持ちいいレベル，痛みの残らない範囲のマッサージやストレッチを推奨する。
- 肩の動き，特に下垂位での外旋制限が強くなったものは凍結肩の可能性が高いため[7]，過度な可動域訓練は中止し，医師に相談することを勧める。

● 実施頻度

　ストレッチは疼痛のない範囲，もしくは"痛気持ちいい"範囲でストレッチ後に痛みの残らない強度が目安である。

　1回15〜30秒くらいで1日に2〜3回実施する。入浴後は筋緊張が落ちているためストレッチを行うよいタイミングである。

文献

1) Iizuka Y, et al.Characteristics of neck and shoulder pain (called *katakori* in Japanese) among members of the nursing stuff. J Orthop Sci 2012；17：46-50.
2) Kenmoku T, et al.The relationship between neck and shoulder pain and the sagital alignment of the spine in standing in younger generation. Open J Orthop 2015；5：337-44.
3) 見目智紀，ほか. 胸椎の可動性不良と原発性肩こりの関連性についての検討. 肩関節 2011；35：593-6.
4) 高岸憲二，ほか. 肩こりに関するプロジェクト研究（平成16年–18年）. 日整会誌 2008；82：901-11.
5) Kardouni JR, et al. Thoracic spine manipulation in indivisual with subacromial impingement syndrome does not immediately alter thoracic kinematics, thoracic excursion, or scapula kinematics：A randomized control study. J Orthop Sports Phys Ther 2015；45：527-38.
6) 矢吹省司. 私の処方箋　肩こりの薬物治療. Modern Physician 2006；26：1506-7.
7) Ueda Y, et al.Rotator cuff lesions in patients with stiff shoulders：Aa prospective analysis of 379 shoulders. J Bone Joint Surg Am 2015；97：1233-7.

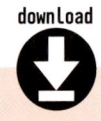
download

実技解説 入浴後の実施は，より効果的なことが多い
掲載順のとおりに行うのがよい

肩関節のストレッチ

1 姿勢評価

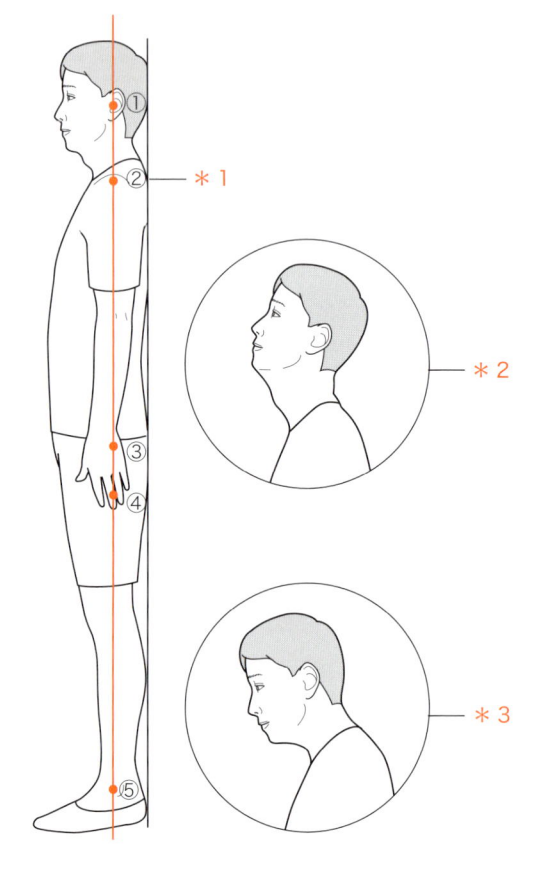

- 壁に対し踵をつけて立位をとる。この際に，後頭部，肩甲骨，殿部がつくとアライメントが良好（①耳介，②肩峰，③中指，④大転子，⑤足関節外果が直線上に並んだ姿勢）である。

*1- 肩甲骨をつけた際に疼痛が誘発されないようにする。
*2- 後頭部をつけた際に顎が挙上気味にならないようにする。
*3- 頚椎伸展によって壁につけている場合，図のようにストレートネックのような状態が隠れてしまう可能性がある。

＊1

＊2

＊3

2 脊椎のストレッチ［2～3回／日］

①半円形のストレッチポールがお勧めであるが，バスタオルを棒状に丸めたものでもよく，その上に仰臥位をとる。
②頭部をタオル上に乗せるか，頚椎を伸展位とするかは患者の心地よさを基準に判断してもらう。
③2～5分くらいが目安で，その後上肢挙上位で同様にストレッチを行うことも有効である。

＊挙上位は痛みの出ない範囲で行うべきである。
＊膝は軽度屈曲位をとることで腰痛誘発を予防する。

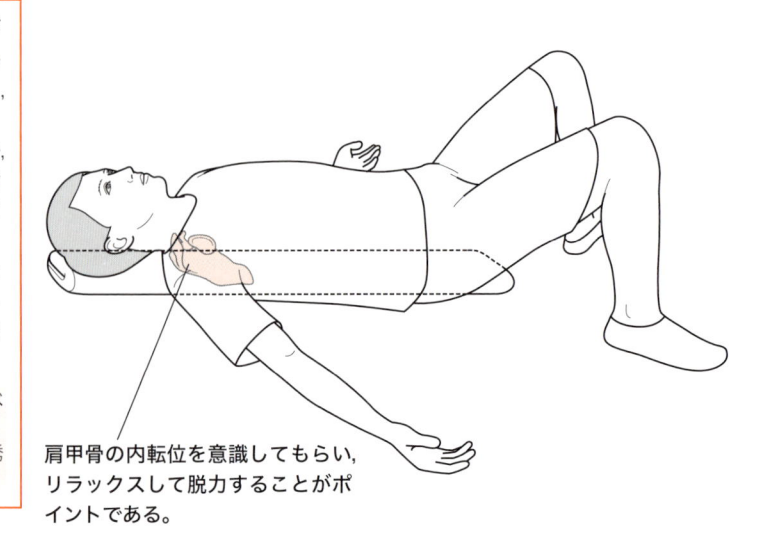

肩甲骨の内転位を意識してもらい，リラックスして脱力することがポイントである。

3 胸椎後弯改善目的のストレッチ［2〜3回／日］

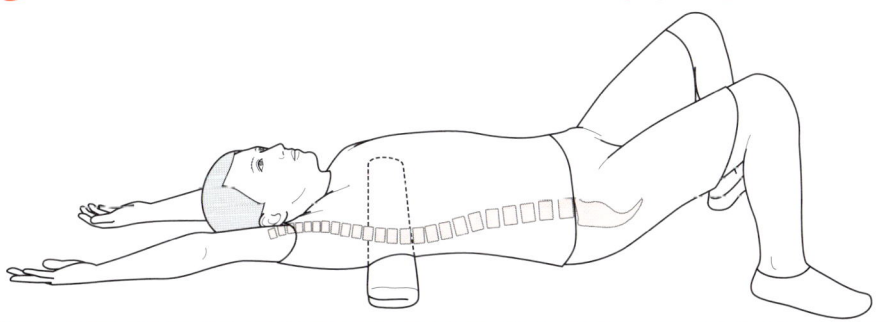

①ストレッチポールもしくは棒状のバスタオルを脊椎に対して垂直に当てて仰臥位をとる。
②2〜5分リラックスしたのち，上肢挙上位をとってストレッチを行う。
③脊椎ストレッチ後，再度立位での姿勢の確認をすることで姿勢の変化を意識できる。

＊肩の痛みがあれば無理に行わない。
＊膝は軽度屈曲位をとることで腰痛誘発を予防する。

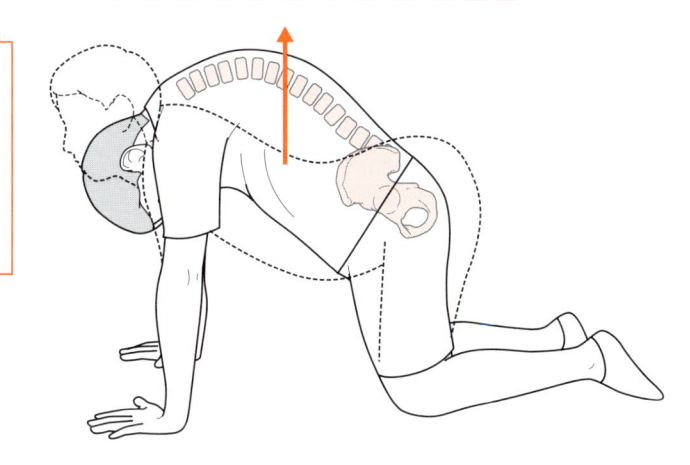

①ストレッチ後，背部の筋が過緊張に
　なることもあるので，図のように四
　つ這いから膝を屈曲し，腰椎の屈曲
　をしながら上肢のストレッチを行う
　ことも必要である。

＊肩甲骨内転を意識する。

4 肩甲帯のストレッチ［2〜3回／日］

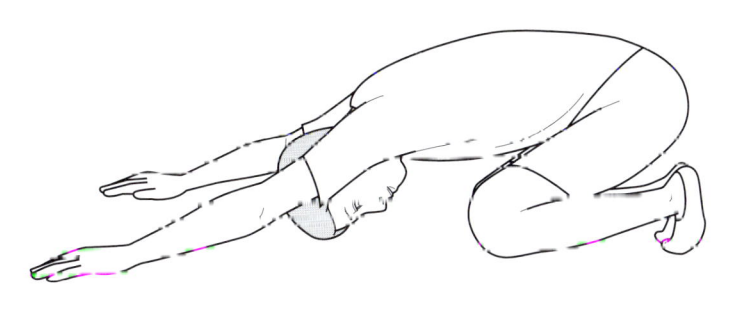

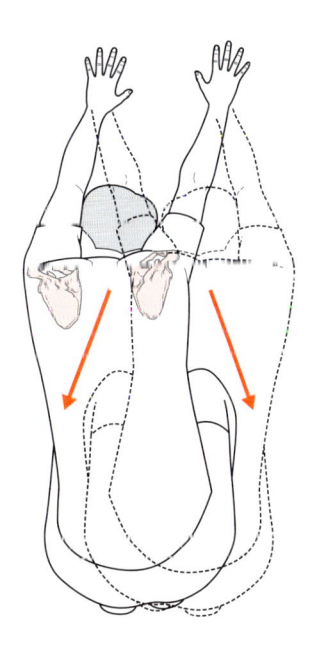

①肩こりでは肩甲骨の外転，内旋位の継続が原因なことが多いため
　肩甲骨内転，上方回旋の誘導が重要である。
②体幹を左右に振ることで肩甲骨の上方回旋への誘導を大きくする。

＊四つ這いでの挙上ストレッチを行う際に肩甲骨内転を意識する。

3-1章

実践 いざ体操の指導 ―疾患・症状にあわせた体操―

5 肩甲帯周囲のパートナーストレッチ［2〜3回／日］

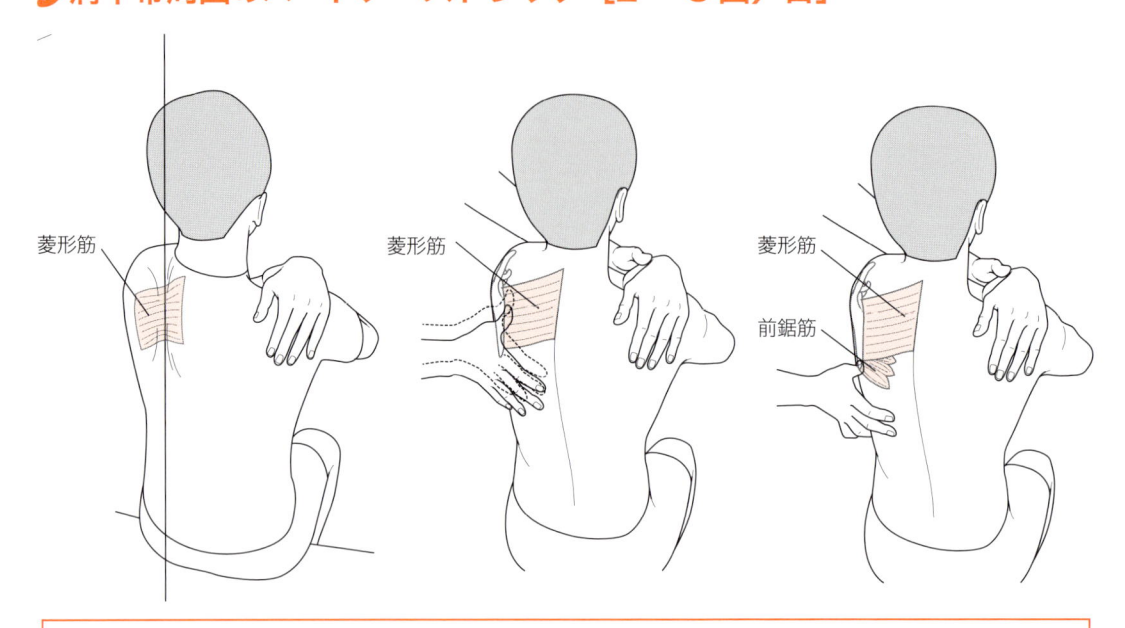

菱形筋
菱形筋
菱形筋
前鋸筋

①施術側（イラストでは左側）の手を反対側の肩に乗せた体勢をとる。
②右手で左肘を持ち上げ，肩90°屈曲位をとりながら壁や柱の角などを利用して，肩甲骨内側縁2横指程度内側を内側縁に沿ってなぞる。
③②の際，筋肉が過緊張されている部位で気持ちよさを自覚する部位がある。その筋上で痛みを感じない程度に軽く圧迫しながらマッサージを行う。

＊筋のリラックスが得られると筋肉の弛緩や肩甲骨が内旋方向に動く。
＊内側縁に付着する菱形筋から肩甲骨下角周囲では，前鋸筋部のリラクゼーションが得られることで肩こりの改善が得られる。
＊肩甲帯の動きが改善されることで上肢挙上が楽になる。

肘関節のストレッチ

肘関節では上腕骨外顆に起始する伸筋群と内顆に起始する屈筋群，両方のストレッチが必要となる。

1 屈筋群のストレッチ［2〜3回／日］

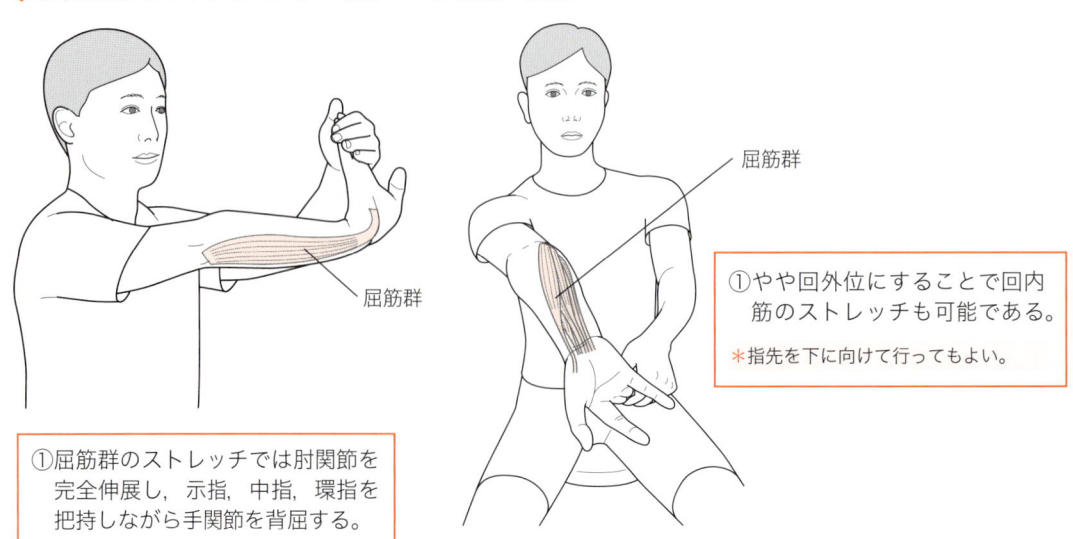

屈筋群
屈筋群

①やや回外位にすることで回内筋のストレッチも可能である。

＊指先を下に向けて行ってもよい。

①屈筋群のストレッチでは肘関節を完全伸展し，示指，中指，環指を把持しながら手関節を背屈する。

2 伸筋群のストレッチ ［2〜3回／日］

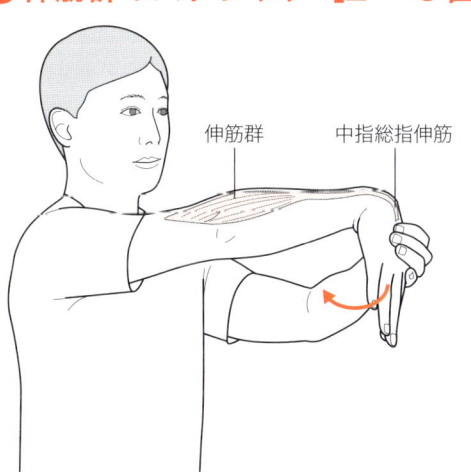

伸筋群　　中指総指伸筋

①*1* と同様に，肘完全伸展位で手関節を掌屈する。
＊中指をしっかりと伸ばすことを意識する。

②総指伸筋のうち外顆にまで起始が認められるのは中指である。そのため中指を伸ばすことが必要である。やや回内位にすると回外筋のストレッチも行える。

3 肘の屈伸を利用した伸筋群，屈筋群のストレッチ ［2〜3回／日］

①肘関節屈曲，手関節背屈，手指伸展位をとる。
②ここから手指を屈曲し，手関節を掌屈した後に肘関節を伸展させることで伸筋群，手関節を背屈させた状態で肘を伸展させると屈筋群のストレッチとなる。
＊これらの動作はゆっくりと行う必要がある。
＊反対側の手指でストレッチ側の手指を把持することで，さらにストレッチを加えることが可能である。

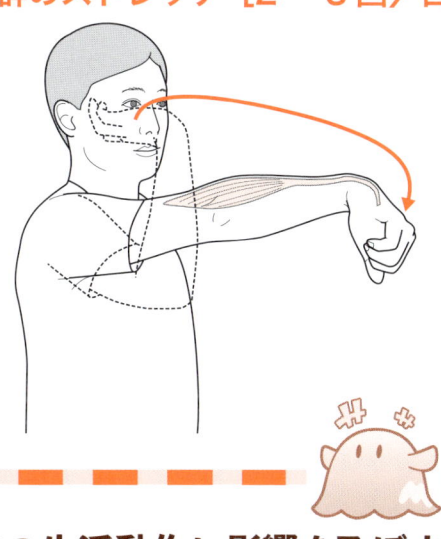

Column

関節可動域と動作方法が上肢の生活動作に影響を及ぼす

　日常生活動作において，上肢を使わずに遂行できる動作はほとんどありません。とはいえ，それは肩から手までの動きだけで成立するものではなく，上肢帯を使ううえで必要な体幹機能，その体幹を安定させるための下肢機能も必要となります。

　この全身活動の中で，手指一本であれ，関節可動域に制限が生じると，その可動域制限による動かしにくさを別の関節の動きで代償せざるを得なくなります。例えば，肘が伸びない状態で遠くにある物を手に取ろうとする場合，肩を大きく動かしたり，体を必要以上に前に倒したりする必要が出てきます。この本来は必要のない動きを，動かせない関節のために代償的に動かすことを繰り返すことで，体の中の別の場所に過剰な負担がかかり，機能障害が生じることがあります。

　この負の連鎖を生み出さないためには，できる限り全身のいずれの関節においても，本来もちうる可動域を維持することと，本来の動作方法を継続できるようにしておくことが重要です。

（横浜南共済病院リハビリテーション科　中西理佐子）

3-1章　実践 いざ体操の指導 ―疾患・症状にあわせた体操―

手や手指痛の体操

北里大学医学部整形外科学 **小沼賢治**

体操指導のための知識の整理

● 目的・目標

手の三大機能は,「握る」「つまむ」「識別」である。これらの機能が障害されると日常生活動作が著しく支障をきたす。

手指の体操の目的は,関節柔軟性の改善,握力やつまみ力の増強,痛み,しびれ,腫れなどを軽減することで,障害された三大機能を改善することである。

● インフォームドコンセント

手関節や手指の痛みは,加齢や合併症を基礎に,自分の体質以上に使い過ぎることが原因となることが多い。自分の体質や体力をよく理解し,上肢全体の関節をバランスよく使うことが手関節,手指痛の予防や軽減の第一歩である。

関節保護を目的とした日常生活の工夫や装具療法,炎症の改善を目的とした消炎鎮痛薬の内服やステロイド関節腔内注射などに,ここで紹介する関節拘縮や筋力低下の改善を目的とした運動療法を併用することが症状改善に有効である。

症状改善を目的とした体操は継続が重要である。8週間継続すると,有意な効果が期待できるという報告が多い。まずは,8週間継続することを目標とし,以後も習慣化できるように工夫すべきである。

● 基礎疾患・合併症への配慮

手指痛はさまざまな原因により引き起こされる。

関節裂隙の狭小化を示す変形性関節症では関節性拘縮が存在しており,過度なストレッチは疼痛の増強につながるため,頻度を抑えるなどの注意が必要である。

関節リウマチでは関節の炎症が痛みの原因となっている場合があり,抗リウマチ薬や生物学的製剤により炎症を抑制したうえで行うことが望ましい。

手根管症候群では,母指球筋の筋力低下がある例では手術の適応であり,筋電図検査や手術可能な施設へのコンサルテーションも考慮すべきである。

複合性局所疼痛症候群を合併している場合には難治性となることがあり,作業療法士などのリハビリテーション担当者とともに運動療法を継続することが重要である。

● 禁忌

- 特に発赤,腫脹,熱感が伴っている場合は,過度な運動療法は炎症や疼痛が増悪する危険性があり,行ってはならない。
- 蜂窩織炎,化膿性関節炎,化膿性骨髄炎,化膿性腱鞘炎,痛風発作,関節リウマチ性関節炎を発症している部位への運動療法は禁忌である。

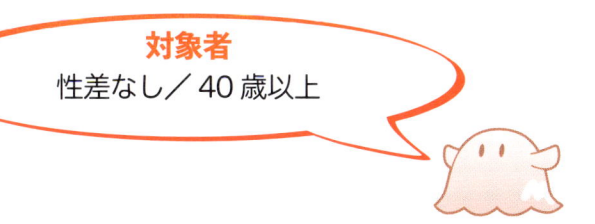

対象者
性差なし／40歳以上

術前後で留意すべき点

- 変性疾患による痛みや運動障害に対しては，運動療法や装具療法が有用であり，手術時期のタイムセービングや手術回避を目的に，術前より取り入れるべきである。
- 腱皮下断裂や絞扼性末梢神経障害に伴う手指運動障害は，装具療法や手術の適応となる場合があり，やみくもに運動療法を継続するべきでなく，専門医へのコンサルテーションが必要である。
- 手術を行った場合には，術後は，手指の腫脹の軽減や肘，肩関節の拘縮予防を目的に，主治医の判断のもと一日に数十回の患肢挙上と手指の屈伸を中心とした運動療法を行うことも重要である。

患者指導のコツ

- 手指の関節痛に対しては，運動とともに関節保護の概念が重要である。
  (1) 関節の運動と休憩のバランスに注意する
  (2) 負荷を同一関節に集中させず，多くの関節に力を分散させる
  (3) 肘関節，肩関節などの大関節を有効に使う
  (4) 関節への負荷が少ない最も安定した肢位で使用する
  (5) 同じ肢位を長時間保持しない
  (6) 振動が手に伝わる工具などの使用やバイクの運転は避ける
  なども合わせて指導すると効果的である。
- 各疾患に有効な装具療法があるので併用する。最近では，体力がない方や障害をもった方を対象に開発されたユニバーサルデザインの商品や自助具が入手しやすくなっているので，合わせて導入を勧める。
- 手指の運動は温熱療法の併用が効果的である。約40℃のお湯を洗面器やバケツに注ぎ，手や手から肘までを温めながら行うことも効果的である。特に気温の低い季節の外出時には，手袋だけでなく，マフラーで首を温めたりすることも大切である。
- 体操療法には，効果が得られない場合や症状が増悪する場合もあるので，主治医や作業療法士が，客観的な評価を行うとともに，適切な方法で継続的に行われているかを適宜確認し，指導や助言を適宜行っていくことが重要である。

● 実施頻度

　疼痛のない範囲で，最大限に動かし，負荷をかけた握り練習や，外的な負荷を加えない指の運動を行う。

　運動の種類により 5〜30 秒間，1 日 10 セット前後行う。10 セット行う場合は，1 日のうちで時間を決めて 10 セット行う方法と，朝晩や朝昼晩と 2〜3 回に分けて計 10 セット行う方法がある。自分に合った方法で，うまく生活に取り込み，習慣化することが重要である。

文献

1）Lamb S, et al. Exercises to improve function of the rheumatoid hand (SARAH)：a randomized controlled trial. Lancet 2015；385：421-9.
2）Kjeken I, et al. Development of an evidence-based exercise programme for people with hand osteoarthritis. Scand J Occup Ther 2015；22：103-16.
3）Stoffer-Marx MA, et al.Share Functional consultation and exercises improve grip strength in osteoarthritis of the hand - a randomised controlled trial. Arthritis Res Ther 2018；253.
4）千葉有希子，ほか．ストレッチは弾発指に対する保存療法として有効である．日手会誌 2015；31：935-40.
5）Schreiber AL, et al. Two novel nonsurgical treatments of carpal tunnel syndrome. Phys Med Rehabil Clin N Am 2014 May；25（2）：249-64.
6）Shem K, et al. Effective self-stretching of carpal ligament for the treatment of carpal tunnel syndrome：A double-blinded randomized controlled study, J Hand Ther 2020；33：272-80.

実技解説

　手指・手関節の体操は，比較的頻度の高い，手指の変形性関節症（ヘバーデン結節，ブシャール結節，母指 CM 関節症），関節リウマチ，手根管症候群，ばね指に適応があるものを選択した
　1〜5は変形性関節症患者にお勧めである
　関節リウマチには，SARAH という Lamb ら[1] が開発し，ランダム化比較試験で有効性が確認されているエクササイズ・プログラムがある。邦訳されたエクササイズガイドもあるので，参照されたい（SARAH 研究会：http://sarah-ra.jp/）

ヘバーデン結節，ブシャール結節

手の変形性関節症は，体質，加齢，職業などによる指への負荷により進行する手指の関節の異常である。DIP 関節の変形がヘバーデン結節，PIP 関節の変形がブシャール結節である。

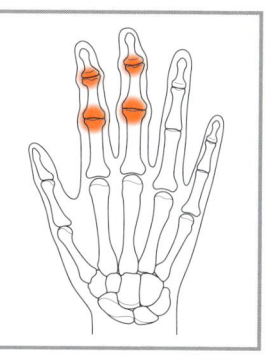

1 母指と各指の対立体操[2] [5〜10 回／日]

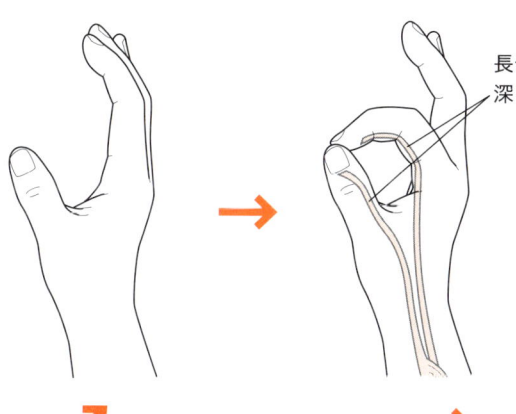

長母指屈筋腱，母指球筋，深・浅指屈筋を意識する。

①各指を開いた状態にする。
②示指と母指の指腹を合わせ，指でできるだけ正円形を作り，再度開く。
③同様に，中指から小指まで順に行う。
④上記動作を 1 セットとして，両手で行う。

＊痛みや疲労に注意し，症状が強い時は適宜回数や時間を短縮して行うとよい。

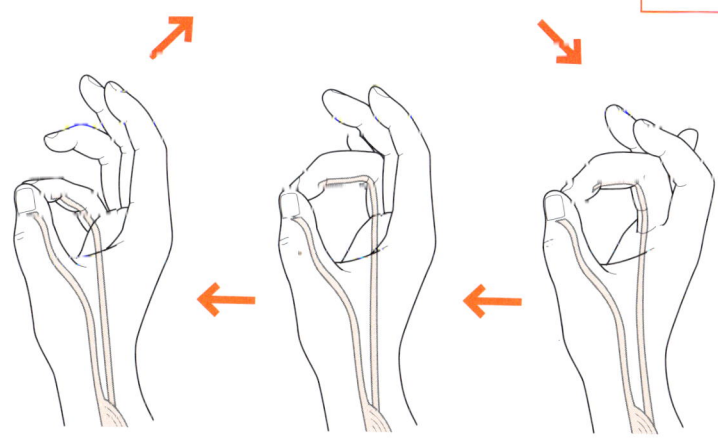

2 指のローリング体操 [2)] ［片手につき 5 〜 10 回／日］

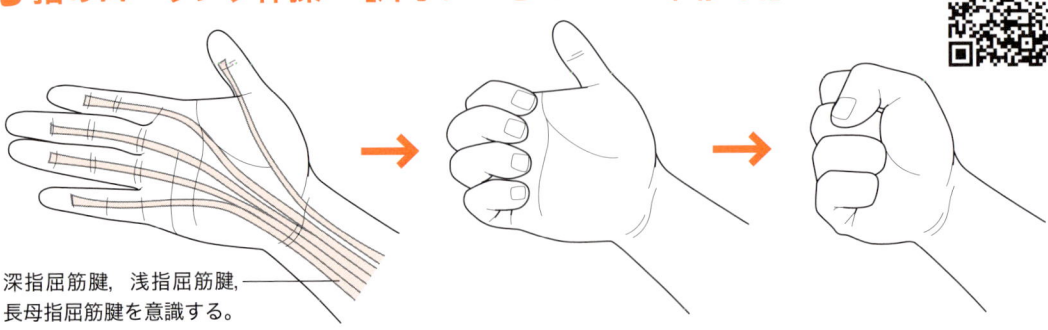

深指屈筋腱，浅指屈筋腱，
長母指屈筋腱を意識する。

①手を開いた状態にする。
②示指から小指の DIP，PIP 関節を屈曲させ，MP 関節は伸展位にする。
③ MP 関節を屈曲させてげんこつを作る。5 秒間握り，その後 MP 関節，
　PIP，DIP 関節の順に伸展させる。
④上記動作を 1 セットとして行う。
＊痛みや疲労に注意し，症状が強いときは適宜回数や時間を短縮して行うとよい。

3 指の伸展ストレッチ体操（関節の屈曲拘縮がある場合） [2)] ［2 回／日］

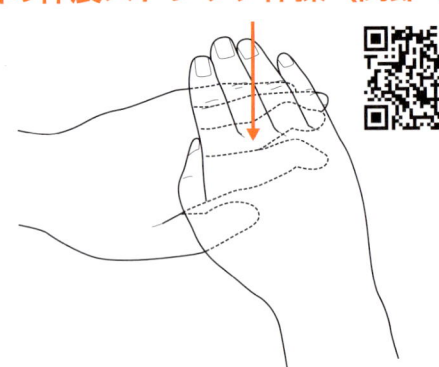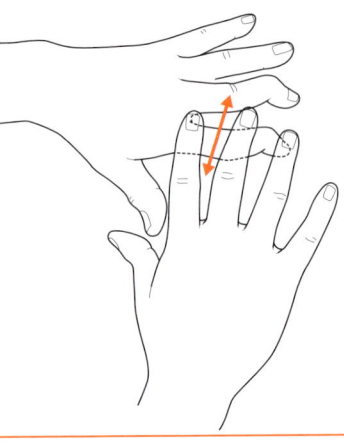

①左手を平らなテーブルの上に置き，右手
　を左手の指の上に置く。
②左手の示指から小指の PIP・DIP 関節を約
　30 秒間，適度な力で圧迫する。
③両手に行う。

①左手の基節骨，中節骨，末節骨の上に，それぞれ
　右手の示指，中指，環指の指腹を置く。
②適度な力で 5 秒間，圧迫する。
③拘縮している他の指も同様に行う。
④両手に行う。

4 指の付け根（MP 関節）の屈曲体操 [3)] ［5 〜 10 回／日］

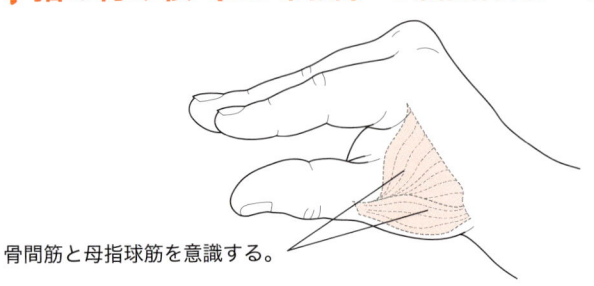

骨間筋と母指球筋を意識する。

① MP 関節を約 90° に屈曲させ，PIP，
　DIP 関節は伸展させる。
②そのまま 5 秒間保持する。
③上記動作を両手で行い，5 〜 10 回繰
　り返す。

5 手指の内外転体操 [3)]
[5～10回／日]

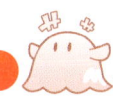

骨間筋，長母指外転筋，小指外転筋を意識する。

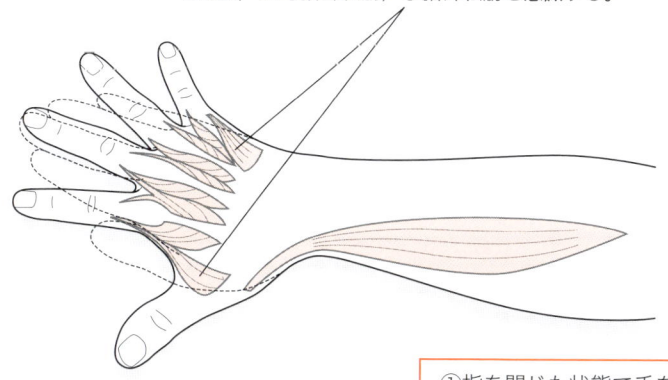

①指を閉じた状態で手をテーブルの上に置く。
②指を最大限開き，そのまま5秒間保持する。
③上記動作を繰り返し両手で行う。

6 握力をつける体操 [2)] [5～10回／日]

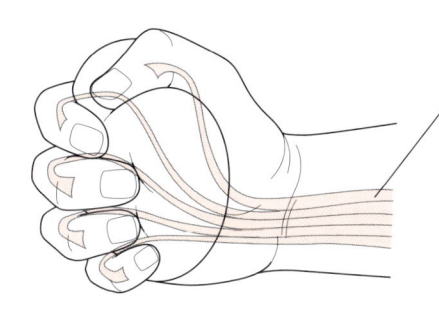

深指屈筋腱，浅指屈筋腱，長母指屈筋腱，手内筋を意識する。

①ゴムパイプ，ボール，スポンジなどをできるだけ強く握る。
②握った状態を10秒間保ち，再び緩める。
③上記動作を繰り返し両手で行う。

7 母指CM関節症に対する母指の伸展力をつける体操 [2)] [5～10回／口]

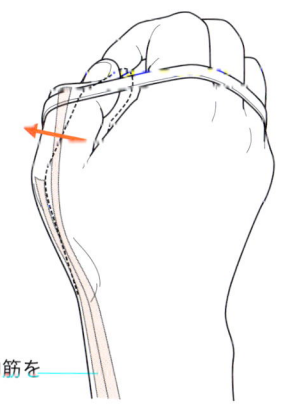

長母指外転筋，短母指伸筋を意識する。

①ゴムバンドを母指から小指の基節部にかける。
②こぶしを平らなテーブルの上に置く。
③母指MP，IP関節を屈曲させた状態から母指を外転させ，5秒間保つ。
④上記動作を両手で行う。

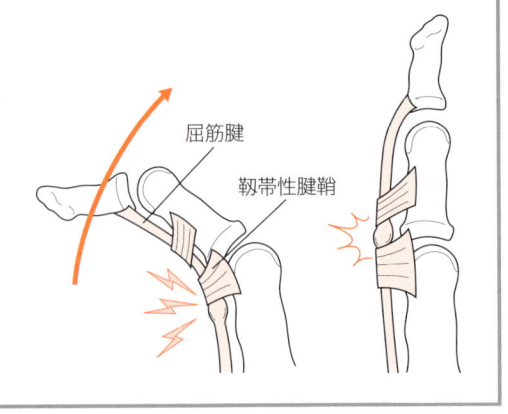

ばね指

屈筋腱の滑膜の増生や靭帯性腱鞘の肥厚により，腱に対する腱鞘の相対的な狭小化が起こり，指の伸展・屈曲の際に生じる弾発現象（ばね指）である。

屈筋腱
靭帯性腱鞘

8 ばね指に対する体操 [4] ［罹患指に 5 〜 10 回／日］

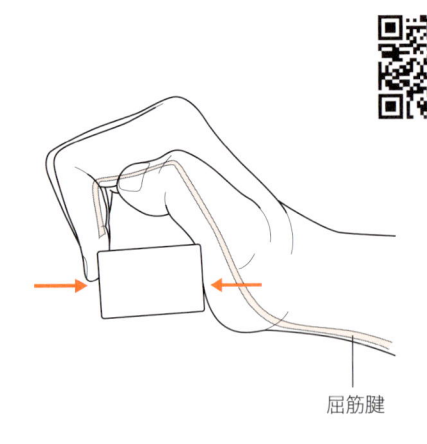

屈筋腱

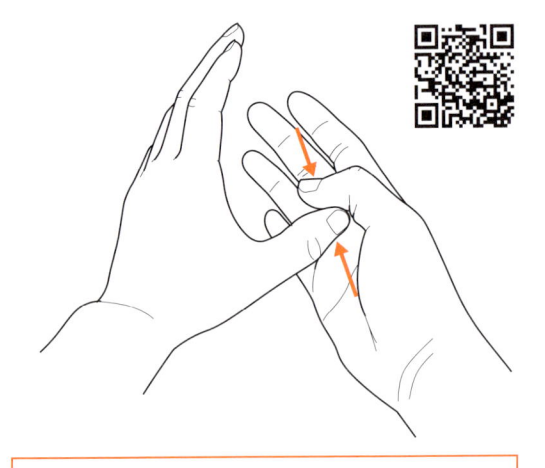

A1 プーリーストレッチ
①手関節を軽度背屈位にて，MP・PIP 関節を 90° 程度屈曲，DIP 関節を伸展位で母指球と指腹でウッドブロックを握らせる。
②屈筋腱を 30 秒間最大収縮させる。

母指 A1 プーリーストレッチ
①手関節を軽度背屈位にて，MP 関節最大屈曲位，IP 関節伸展位または軽度屈曲位にて屈曲させた肢位を保持する。
② 30 秒間抵抗をかける。

＊ PIP 関節が屈曲拘縮することがあり，指の伸展ストレッチ体操も同時に取り入れると有効である。

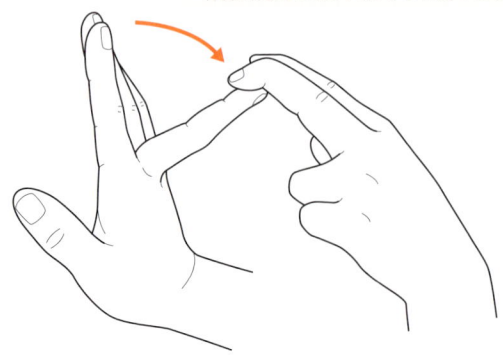

屈筋腱ストレッチ
①リラックスさせた肢位で，手関節背屈位にする。
②MP・IP 関節を 30 秒間，他動伸展させる。

手根管症候群

手根骨と横手根靱帯で構成される手根管内で，正中神経が絞扼される神経障害である。横手根靱帯が正常に比較して肥厚・硬化している。

しびれの範囲

狭小化

正中神経

筋の萎縮

横手根靱帯

⑨ 手根管症候群に対する体操 [5,6] ［罹患指に 5 ～ 10 回／日］

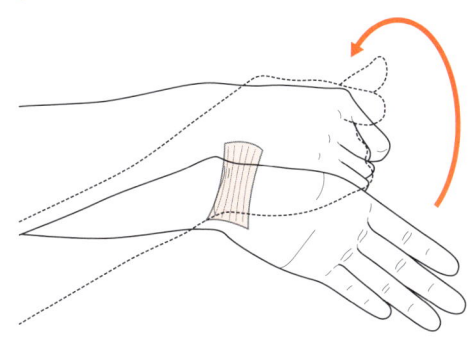

①右手で，左手（罹患側）の母指球から母指をつかむ。
②母指を伸展・外転して，横手根靱帯を伸長するようにストレッチする。
③30 秒間保持する。

＊どちらか行いやすい方でよい。

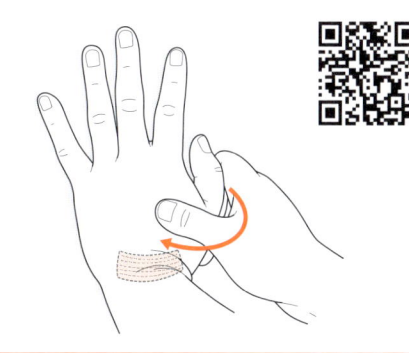
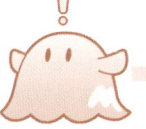

①左手（罹患側）の手掌を壁に押し付け，手関節を背屈する。
②右手で母指の基部をはさみ，横手根靱帯を伸長するようにストレッチする。
③30 秒間保持する。

Column

患者さんの生活に必要な手の使用方法を考慮する

　毎日の生活において，日常生活におけるセルフケアはもとより，仕事や趣味活動など，多くの場面で手は使われます。手は外に現れた脳髄である（カント）といわれるように，手は脳と直結した器官の一つです。

　私たちは，手を動かすための約 50 の筋をバランスよく働かせることで，目的の動作を可能にしています。その各動作に必要な筋の出力の命令を脳が行い，脊髄を通過し，筋に伝えられます。この一つ一つの動作は，一回きりで終わるものではなく，習慣的に繰り返されることで脳に記憶され，熟練した動作となります。しかしながら，知らず知らずのうちに身についた手の使い方は，時として過負荷となり，機能障害を呈する場合もあります。そのとき，いかに出来ていることを守りながら，機能障害を克服する適切な対応が必要となります。大切なことは，「使える手：useful hand」を維持していくための，適切な手の使い方を正しく習得することです。

（横浜南共済病院リハビリテーション科　中西理佐子）

腰痛の体操

北里大学医学部整形外科学　**井村貴之**

体操指導のための知識の整理

● 目的・目標

　　腰痛のなかでも特に慢性腰痛（3カ月以上）に対する体操療法は効果が期待できる。

　　腰痛に対する体操療法にはストレッチと筋力強化があり，それらを組み合わせることにより腰痛の改善と予防を目的とする。

● 腰痛に対する体操療法の意義

　　腰椎は生理的前弯を有しており，適切な前弯角は個人により異なり，固有の pelvic incidence による。

　　適切な腰椎前弯を保つことが腰痛の予防になる。腰椎前弯は骨盤の傾きに依存し，骨盤が後傾すると腰椎前弯は減少し，前傾すると腰椎前弯は増加する。

　　脊柱起立筋，腸腰筋，大腿直筋の短縮や過緊張は骨盤を前傾させ，腹直筋，腹斜筋，大殿筋，ハムストリングスなどの短縮や過緊張は骨盤を後傾させる。これらの筋群の柔軟性と筋力を保つことが腰椎前弯を保ち，良好な姿勢保持となり，腰痛の改善，予防になる。

● インフォームドコンセント

　　腰痛の原因は多種多様であり，原因の特定が困難の場合もある。そのため疾患ごとに適切な治療が必要となる。

　　体操療法は治療の1つであり，原因に応じた他の治療と組み合わせていく必要がある。体操の強度と回数は少量から開始して徐々に増やしていくようにし，疼痛を誘発する体操は避けるようにする。

　　治療効果の程度は個人差があることと，期間は少なくとも10週以上は持続が必要であることを説明する。

● 基礎疾患・合併症への配慮

　　腰痛が発症から3カ月以上経過する慢性腰痛に対して体操療法はよい適応である。

　　急性期においては，腰痛の増強する可能性があるため疼痛を伴う体操は中止するようにする。

　　腰痛に伴う下肢神経症状を有しているときは，腰椎の過度な伸展，屈曲は避けるようにして，症状の増悪がないか確認する。

　　恐怖回避がある患者（身体活動により疼痛が増悪すると考えている患者）に体操療法は有効である。

　　心疾患を有する患者は，体操療法の前後に血圧と脈拍を自己測定し，無理のない範囲で運動するように指導する。

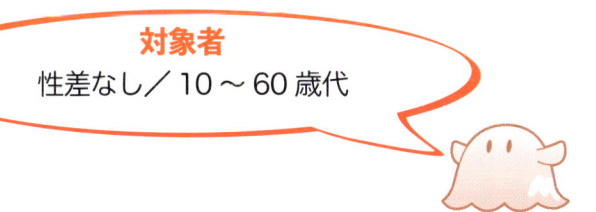

対象者
性差なし／10〜60歳代

禁忌

- 急性期で激しい腰痛を認める場合と強い下肢神経症状を認める場合には，体操療法は禁忌である。
- 転移性脊椎腫瘍，化膿性椎間板炎，腰椎圧迫骨折が疑われる場合は，精査し，否定する必要がある。
- 心疾患を有する患者で運動療法が禁忌とされている症例も精査し，否定する必要がある。

術前後で留意すべき点

- 腰椎手術後は，手術施行医に腰痛体操の可否について確認する。
- 術式によって導入できる時期は異なり，術式によっては体操療法が行えないものもある。
- 除圧術のみの手術後では，一般的に手術後よりストレッチは可能である。

患者指導のコツ

- 呼吸を止めないように息を吐きながら力をいれ，吸いながら緩めるように指導する。
- 継続することが大事であり，無理せず可能な範囲で安全に行うように指導する。
- フィードバックがないとコンプライアンスが悪く，理学療法士の管理下に施行するか，診察の度に体操療法の効果について確認する。
- 腰痛が改善した後も予防として毎日行うことを指導する。

実施頻度

　この体操は，起床時と就寝前の2回ほど行うことを推奨するが，制限はない。腰痛に対する体幹筋・下肢の筋力強化，ストレッチであり，痛みが消失した後も腰痛予防として継続して実施することが望ましい。

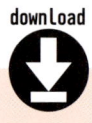

実技解説 *1〜6* は1セットとして行う。*7* は単独でもよい

1 腹直筋強化1 ［1〜2回／日］
（求心性収縮）

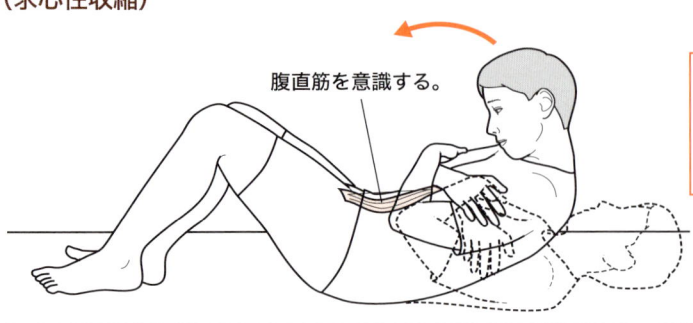

腹直筋を意識する。

①ゆっくりとへそをのぞき込むように体を可能な範囲で起こす。
②息を吐きながらゆっくり10回程度行う。

2 腹直筋強化2 ［1〜2回／日］
（遠心性収縮）

①殿部に力をいれてゆっくり骨盤を上に持ち上げる。
②息を吐きながらゆっくり10回程度行う。

腹直筋下部を意識する。

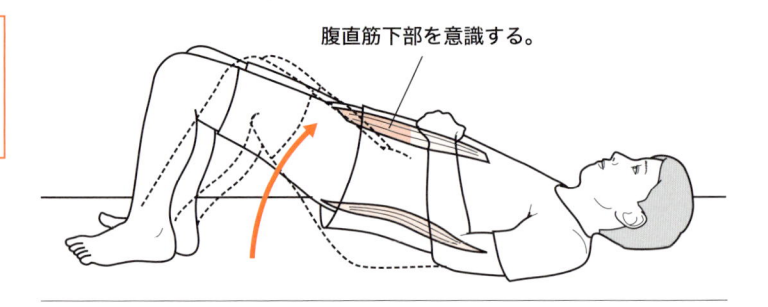

屈曲運動（*3-1*）と伸展運動（*3-2, 3*）は，医師が診察して選択する必要がある。
両方の運動をしてもらい，効果のあったほうの運動を選択し指導する。

3-1 脊柱起立筋ストレッチ，腰椎屈曲運動 ［1〜2回／日］

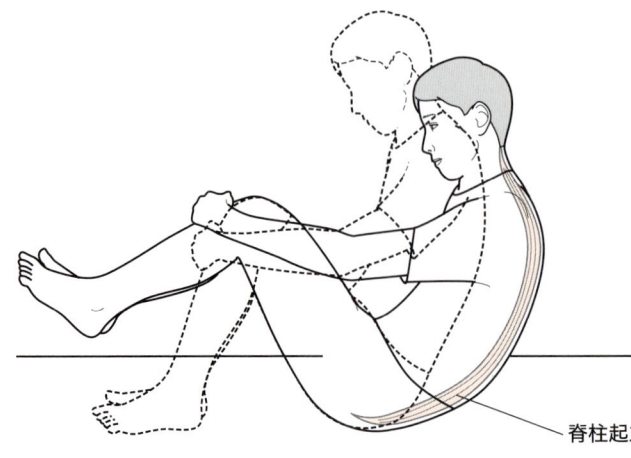

①体育座りをして両足を床から離し，腰椎でバランスをとる。
②頭を前に倒して5〜10秒間ずつ，10回程度行う。

＊股関節を伸展させると上肢が引っ張られて，より効果的である。
＊片方の脚を手から離して床につけてもかまわない。

脊柱起立筋のストレッチをする。

3-2 腰椎伸展運動，腹筋のストレッチ［1〜2回／日］

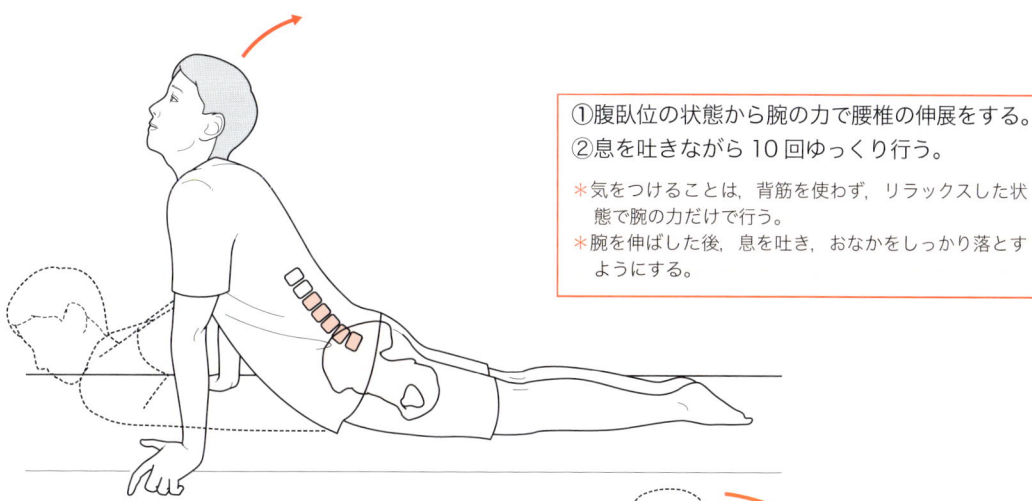

①腹臥位の状態から腕の力で腰椎の伸展をする。
②息を吐きながら10回ゆっくり行う。

＊気をつけることは，背筋を使わず，リラックスした状態で腕の力だけで行う。
＊腕を伸ばした後，息を吐き，おなかをしっかり落とすようにする。

3-3 立位での腰椎伸展運動［1〜2回／日］

① *3-2* が有効な場合に立位で行う。
②腰に手を当てて腰椎の伸展をする。
③息を吐きながら10回ゆっくり行う。

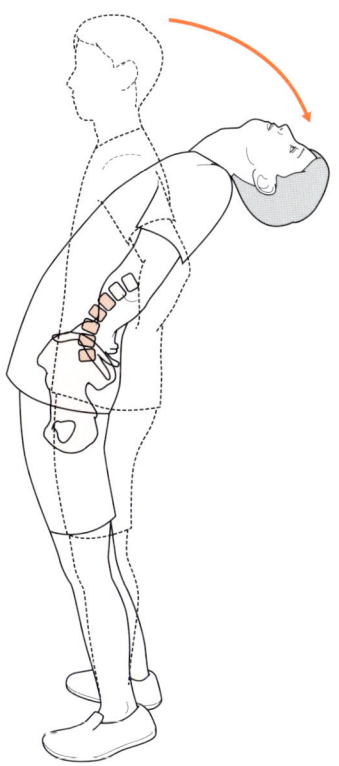

4 ハムストリングスストレッチ1［1〜2回／日］

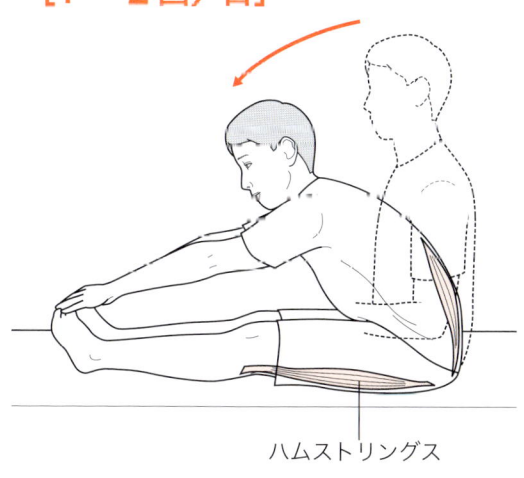

①長坐位になり，手をつま先につくように上半身をたおす。
②息を吐きながら5〜10秒間ずつ，10回程度行う。

＊腰を曲げないようにして，股関節から曲げるようにする。

ハムストリングス

5 大腿四頭筋ストレッチ ［1〜2回／日］

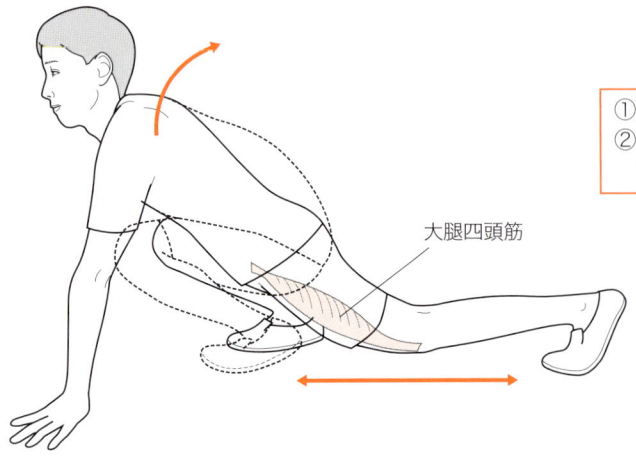

大腿四頭筋

①両手を前につき片脚を伸ばしていく。
②左右交互に息を吐きながら5〜10秒間ずつ，10回程度行う。

6 大腿四頭筋筋力強化 ［1〜2回／日］

①立った状態から椅子に座り，再び立つ。
②ゆっくり息を吐きながら10回程度行う。

＊大腿四頭筋を意識する。

大腿四頭筋を意識する。

7 ハムストリングスストレッチ2 ［2回／日］

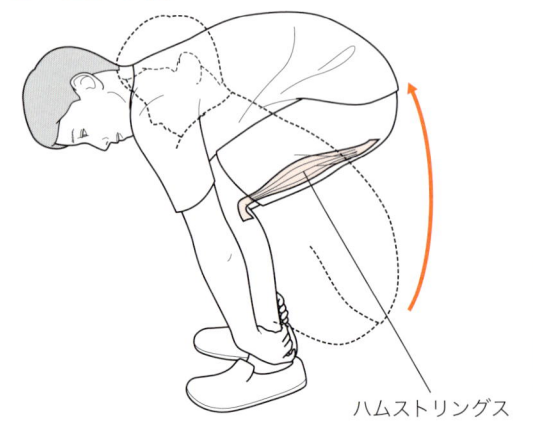

ハムストリングス

①しゃがんだ状態で胸と大腿をつけ，手で足関節を握る。
②胸と大腿が離れないようにゆっくり膝を伸展し，5〜10秒間力を入れる。
③5回ずつ行う。

8 腸腰筋・腹直筋筋力強化 ［1〜2回／日］

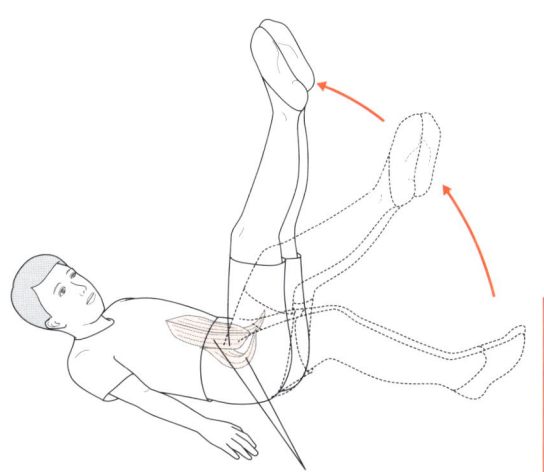

腹直筋下部と腸腰筋を意識する。

対象者アルアル情報

Q：何となく両脚を上げ下げしている感じです。どんなことを意識して，力を入れたらいいでしょうか？

A：伸ばす筋や強化する筋を意識することが大切です（腹直筋や腸腰筋）。そして呼吸を止めないで行ってください。何よりも継続することが大切です。

①息を吐きながら両脚をそろえてゆっくり上げる。
②下肢が垂直になったら止め，息を吸いながらゆっくり下ろしていく。
③10回程度行う。

＊負荷が強いときは，膝を90°屈曲位で行う。

9 腸腰筋ストレッチ ［1〜2回／日］

①前後に脚を開き，後ろの脚は下腿前面を床につけ，上半身を起こしたまま殿部を前に突き出す。
②息を吐きながら左右交互に5〜10秒間ずつ，10回程度行う。

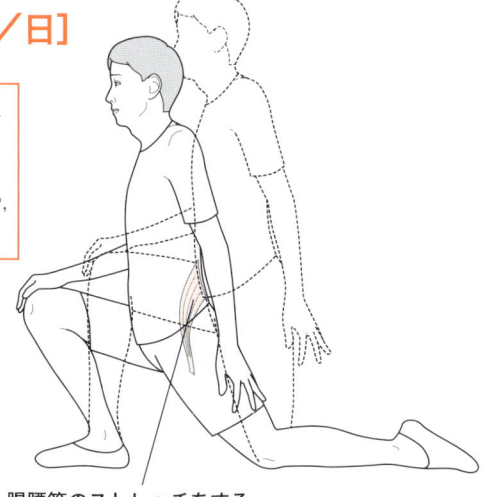
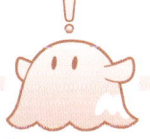

腸腰筋のストレッチをする。

3-1
章

実践　いざ体操の指導　—疾患・症状にあわせた体操—

Column

まずは日ごろの作業姿勢や作業環境の見直しから！

　体幹・下肢を中心に，柔軟性の向上を目的としたストレッチングや筋力トレーニングを含めた腰痛体操を実施することで，症状（痛みなど）が緩和することをよく経験します。しかし，症状がいったん回復しても，日常のちょっとした動作中に腰痛を再発することもよく経験されます。

　この主な原因には，日ごろの作業時の不良姿勢や作業環境の不良が関与しています。このため，腰痛体操だけでなく，腰痛の原因となる要因を探り，見直すことが何よりも重要です。

（北里大学医療衛生学部リハビリテーション学科理学療法学専攻　松永篤彦）

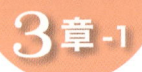

股関節痛の体操

北里大学医学部整形外科学 **大橋慶久**
北里大学大学院医療系研究科整形外科学，リハビリテーション科学，スポーツ医学 **高平尚伸**

体操指導のための知識の整理

● 目的・目標

　世界的にも長寿であるわが国において，股関節疾患の患者数は増加している。そのなかでも，変形性股関節症患者の有病率が高く，特に寛骨臼形成不全に伴う二次性股関症が多い。頻度は圧倒的に女性に多く，早ければ30～40歳ごろに発症する。

　股関節は球関節の構造をもち，関節安定性には股関節周囲筋，特に股関節外転筋（中殿筋）が寄与する。また変形性股関節症患者においては，変形の進行に伴って関節の拘縮，関節可動域制限が生じることが多い。

　そのため股関節の体操では，股関節周囲筋の筋力向上および関節柔軟性の向上に関与するトレーニングが重要となる。

● インフォームドコンセント

　股関節痛をきたす患者には，まず原因の精査が重要である。診断確定後，すぐに手術の適応にならない場合は，運動療法を中心とした保存療法の重要性が再認識されている。

　変形性股関節症をはじめとする股関節疾患に対する運動療法の報告から，継続的な有酸素運動，股関節周囲筋の筋力トレーニング，関節可動域トレーニングが推奨されており，強い股関節痛を生じる患者には，荷重による負荷を軽減できる水中運動も有効とされる。しかしながら，短・中期的な股関節痛や機能の改善は期待できるが，長期的な効果については確立されていない。

● 基礎疾患・合併症への配慮

　変形性股関節症では，各病期で適切な内容のトレーニングを行うべきである。前・初期では筋力トレーニングにより症状の改善が期待できるが，進行・末期では効果が劣るとされる。運動療法にはスクワット，踏み台昇降，片脚起立，腹筋運動，水中運動，可動域トレーニングなど各種の方法が採用され，報告されている。最適な頻度，強度，期間，適応方法（個別，集団）などは，十分な根拠が得られていない。

　変形性股関節症が進行すると股関節の伸展障害（屈曲拘縮）による骨盤前倒を生じることがあり，股関節屈筋群のストレッチングや伸展可動域トレーニングも有効である。頻回なトレーニングは股関節痛の増悪などの症状の悪化をまねく可能性があるため，休息も重要である。

　関節リウマチでも運動療法により，疾患活動性やX線像における関節破壊の進行を認めず，筋力の増強が可能であると報告されている。しかしながら，激しい運動により病状悪化をきたすこともあるので注意を要する。股関節の屈曲拘縮が出現しやすいため，腹臥位によるストレッチングが有効である。

　骨粗鬆症の強い患者への無理な可動域トレーニングは，骨折が危惧されるため注意を要する。

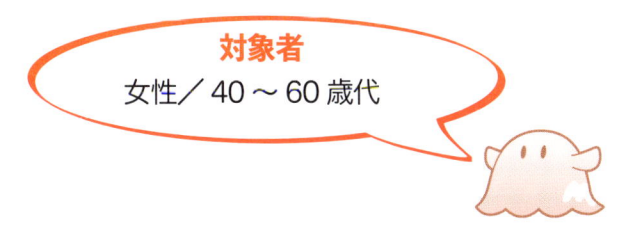

対象者
女性／40～60歳代

禁忌

- 進行期から末期変形性股関節症に伴う変形を生じた患者への可動域トレーニングには限界がある。
- 急速破壊型股関節症，特発性大腿骨頭壊死症，関節リウマチなどで骨破壊が著しい場合，運動療法が病期や症状を悪化させることがあるため禁忌である。

術前後で留意すべき点

- 人工股関節置換術の手術が予定された場合，除痛を目的とした生活指導や運動療法を施行する。
- 術前には，杖指導や痛みが出ない程度の股関節周囲の筋力トレーニング，可動域トレーニング，ストレッチングなどを行う。
- 術後は，脱臼を予防するための日常動作の指導，術後早期は可動域トレーニングや低負荷での運動を行う。
- 術後の疼痛改善後，椅子からの立ち上がり運動や片脚立位運動，立位による外転筋運動も推奨される。
- 可動域が保たれている前・初期股関節症や特発性大腿骨頭壊死症に対する骨切り術後は，廃用性の筋力低下を予防するために低負荷の筋力トレーニングを行う。軟部組織の安定化を待って可動域トレーニングを開始する。

患者指導のコツ

- 運動療法の効果は経時的に減弱することが知られており，継続性が重要である。運動療法をいかに生活の一部に組み込むかが重要で，患者それぞれに対して目標の設定や定期的な通院，成果達成時のメッセージなどオペラント行動原理やブースター効果を得るための患者評価が必要である。
- 運動療法は，苦痛がなく少し汗が出る程度の運動量が理想で，体調が悪いと感じたときなどは，無理をせずに運動療法の中止・延期を勧める。

● 実施頻度

　一般的には1日1～2回程度を推奨する。

　股関節周囲の筋力強化と体幹筋ならびに下肢のストレッチを中心とした体操であるため，痛みが消失した後も継続して実施することが望ましい。

　一方で，股関節疾患では痛みの波があることが多い。前日と比較して股関節痛が強い場合はさらなる股関節痛の増悪をまねく可能性があるため，休息も重要である。

文献

1）変形性股関節症診療ガイドライン 2016 改訂第2版. 南江堂：2016.
2）馬庭壮吉, ほか. 運動療法. 股関節学 (久保俊一編). 金芳堂；京都：2014.
3）間川博之, ほか. 股関節炎. リハビリテーションプロトコール (第2版) (Brotzman SB, Wilk KE, 編, 木村彰男監). メディカル・サイエンス・インターナショナル；東京：2010.
4）Teramoto Y,et al. Impact of Jiggling Exercise as Conservative Treatment for Hip Osteoarthritis：A Report of Two Cases. Case Rep Orthop 2020；2020：2804193.

実技解説 download

可動域トレーニングと筋力増強運動，ストレッチに分けて記載している
継続することが重要であり，可能な体操を選んで行う

可動域トレーニング，ストレッチ

1 股関節ローテーションエクササイズ：内旋・外旋可動域 トレーニング［2 セット／日］

外旋筋群のストレッチ

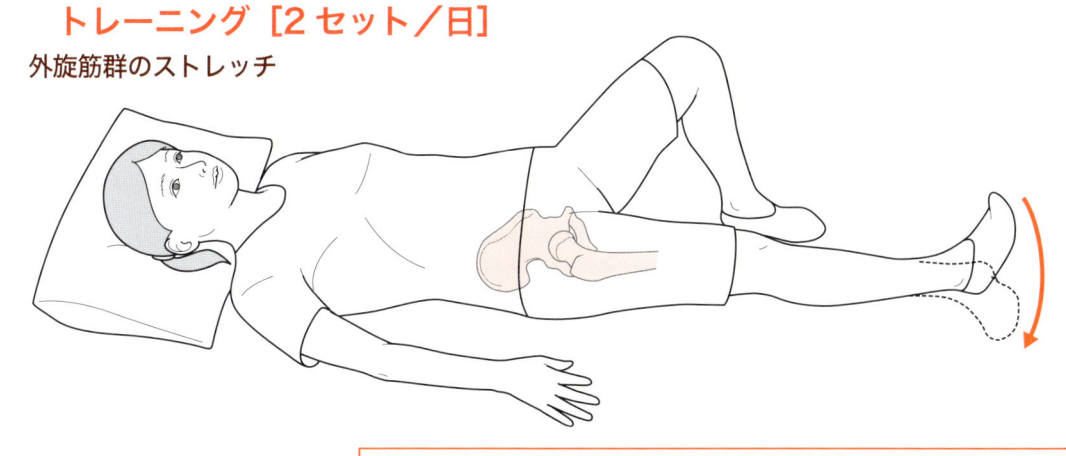

①腰への負担を軽減するために左側の膝は曲げる。
②爪先を天井に向け，外側に倒して股関節を外旋させる。
③10秒間程度保持したら，次は爪先を内側に倒して股関節を内旋する。
④片脚ずつ行い，1セット10回行う。

＊脚ではなく股関節を回旋させるように意識する。

2 膝クロスオーバー（knee cross-over）エクササイズ： 屈曲・内旋・内転可動域トレーニング［2 セット／日］

外転筋群のストレッチ

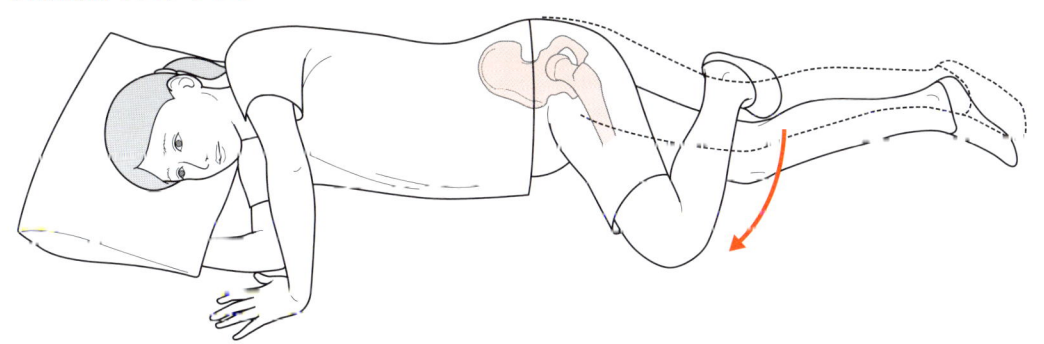

①頭を枕にのせ，体を安定させるために左手は胸の前で床につく。
②片脚ずつ行い，1セット10〜15回行う。

＊人工股関節全置換術を施行した患者には，脱臼肢位のため禁忌である。

3 振り子エクササイズ：屈曲・伸展，外転・内転可動域トレーニング［2 セット／日］

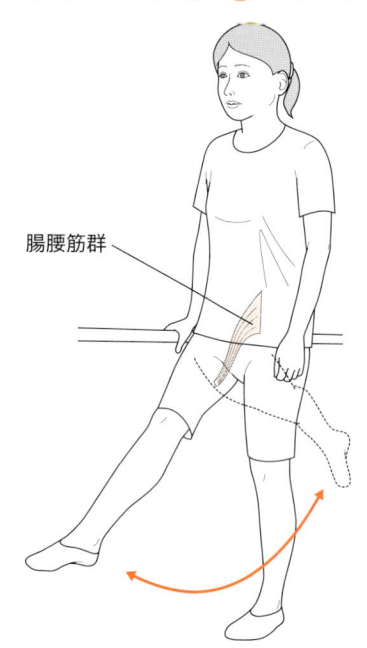
腸腰筋群

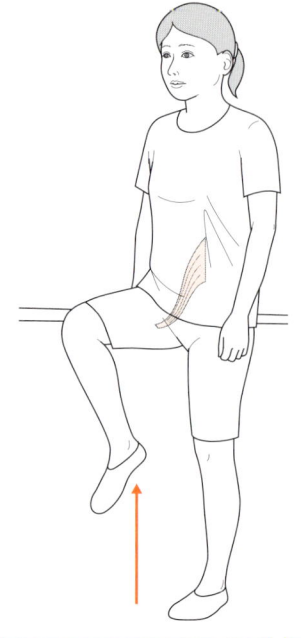

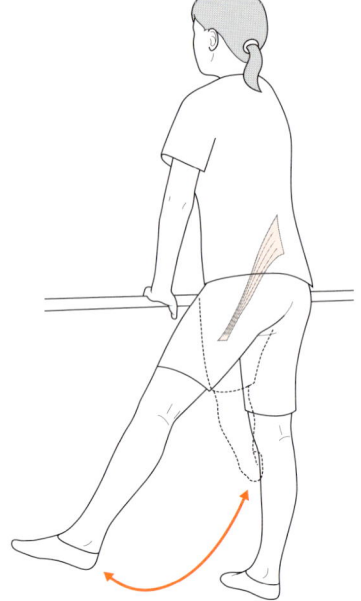

①屈曲・伸展時はバーか椅子の背もたれにつかまり，体を支え，脚を前後に振る。
②片脚ずつ行い，1 セット 10 ～ 15 回行う。

＊股関節周囲の動的ストレッチにもなる。

①膝を曲げて上げ下げを行うと腸腰筋群の筋力トレーニングにもなる。
②片脚ずつ行い，1 セット 10 ～ 15 回行う。

①外転・内転時はバーか椅子の背もたれに向かって体を支えながら下肢を外側に持ち上げる。
②反対方向も同様に行う。

＊内転時は対側の下肢の前に交差させる方が安定する。
＊余裕があれば 8 の字を描くように振る。

③片脚ずつ行い，1 セット 10 ～ 15 回行う。

＊股関節周囲の動的ストレッチにもなる。

筋力増強運動

1 下肢外転抵抗性エクササイズ［2 ～ 3 セット／日］

外転筋群（中殿筋，小殿筋），腹直筋を意識する。

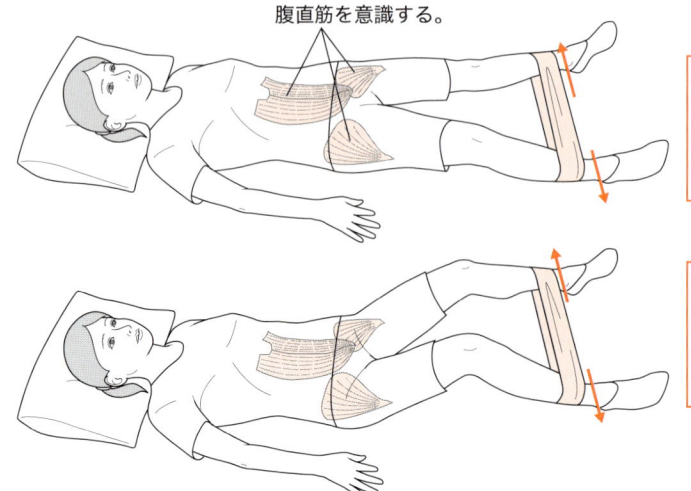

①弾性チューブを巻いて（大腿部，下腿部，足関節部など）抵抗に逆らって両脚を広げる。
②1 セット 5 ～ 10 回行う。

①両下肢を挙上して行うと腹筋，腸腰筋，大腿四頭筋などの運動になる。
②1 セット 5 ～ 10 回行う。

2 下肢伸展挙上エクササイズ［2 セット／日］

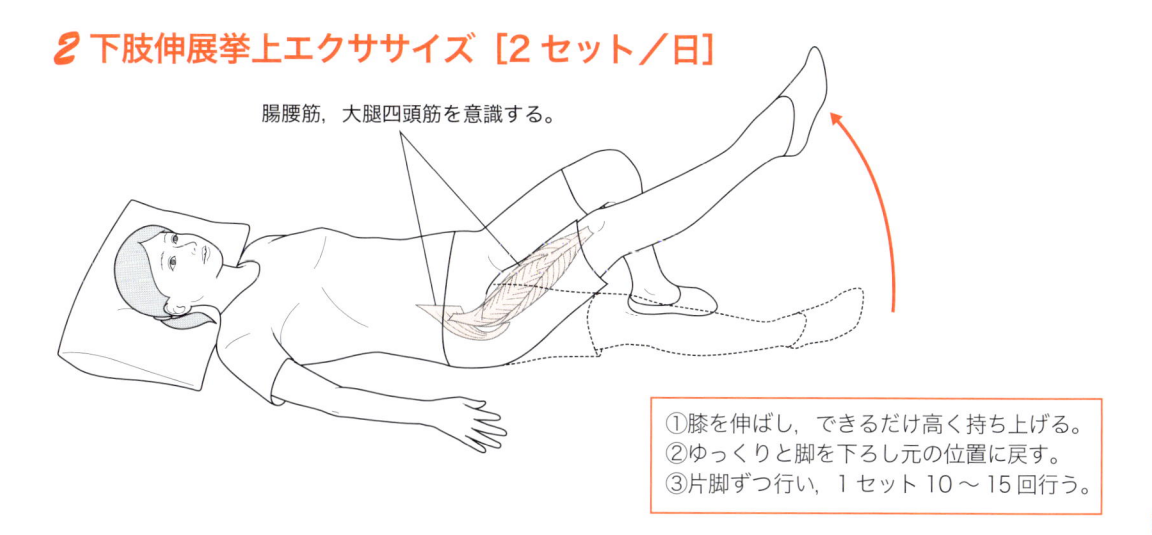

腸腰筋，大腿四頭筋を意識する。

①膝を伸ばし，できるだけ高く持ち上げる。
②ゆっくりと脚を下ろし元の位置に戻す。
③片脚ずつ行い，1 セット 10 〜 15 回行う。

3 Knee-to-chest lift エクササイズ［2 〜 3 セット／日］

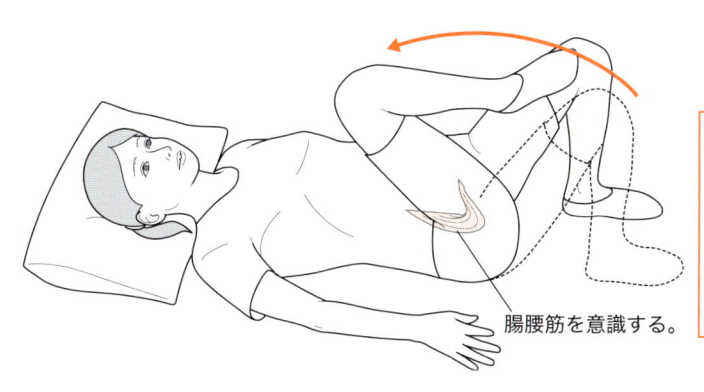

腸腰筋を意識する。

①下肢伸展挙上エクササイズができない場合，両膝を曲げて足底を地面につけた状態から開始する。
②片側の股関節を曲げ，膝を胸に近づける。
③片脚ずつ行い，1 セット 10 回行う。

4 side kick エクササイズ［2 セット／日］

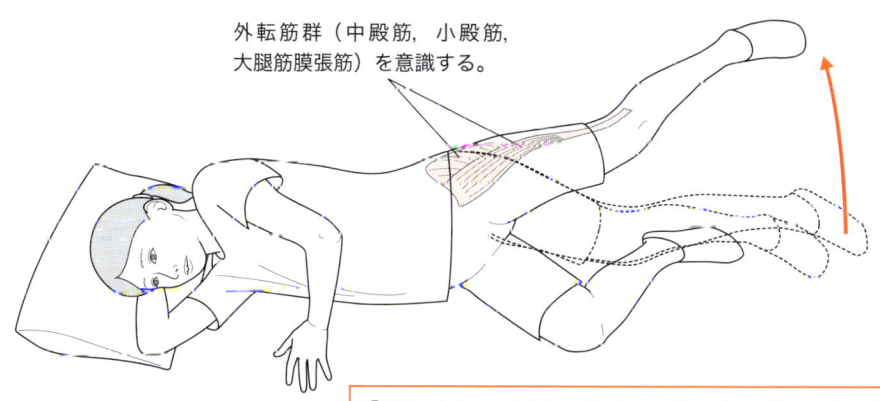

外転筋群（中殿筋，小殿筋，大腿筋膜張筋）を意識する。

①体を安定させるために左手は胸の前で床につき，床側の右膝は曲げる。
②なるべく股関節を伸ばした状態で挙上し，2 〜 3 秒間その姿勢を保持し，ゆっくり下ろす。
③片脚ずつ行い，1 セット 10 〜 15 回行う。

5 椅子立ち座りエクササイズ [2セット／日]

対象者アルアル情報

Q：家にある椅子を適当に使っていますが，なんかスムーズに立ち上がることができません。

A：椅子の高さは膝よりやや低めがよいです。また立ち上がるときは，足を浮かせず助走をつけないようにしましょう。

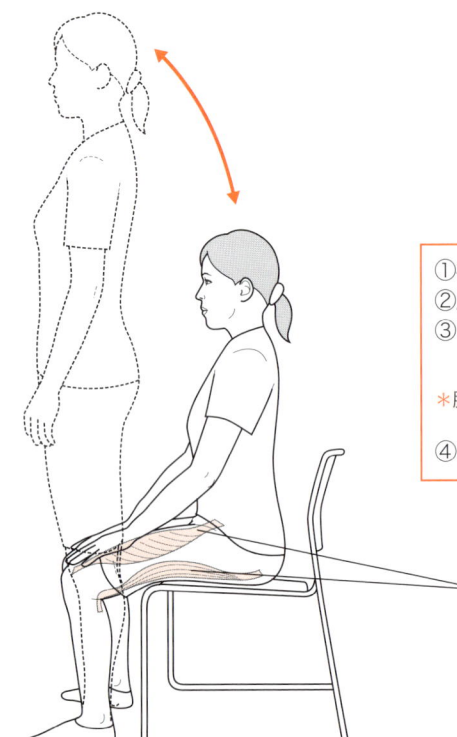

①椅子の前に立った姿勢から開始する。
②腕は体の横に下ろして楽にする。
③後方に倒れないように殿部をつき出すと同時に体を傾け，股関節を曲げて椅子に腰かける。
＊膝を30°くらい曲げて立位に戻るスクワットも有効である。

④1セット10〜15回行う。

大腿四頭筋，ハムストリングスを意識する。

Column

変形性股関節症の痛みだけでなく，進行予防も期待されるジグリング体操！

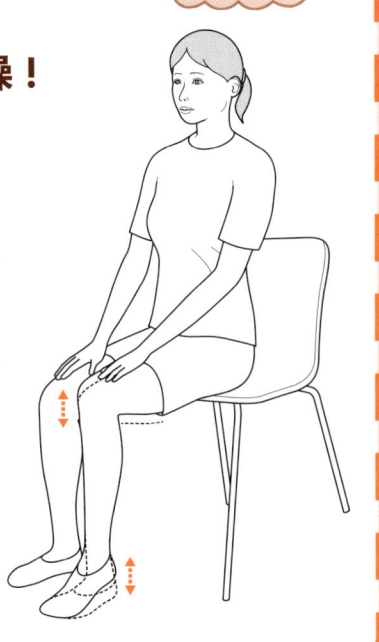

　ジグリングとは，いわゆる貧乏ゆすりのことで，端坐位にて爪先を床につけてかかとを小刻みに上下させる運動です。

　この体操は股関節にかかる負荷が少なく，進行期や末期変形性股関節症においても安全性や継続可能性の高い運動です。近年，複数の報告からこのジグリング体操が変形性股関節症における除痛や進行予防に効果を発揮することがわかり，注目されています。

（北里大学医学部整形外科学　大橋慶久）

6 骨盤回しエクササイズ［3 セット／日］

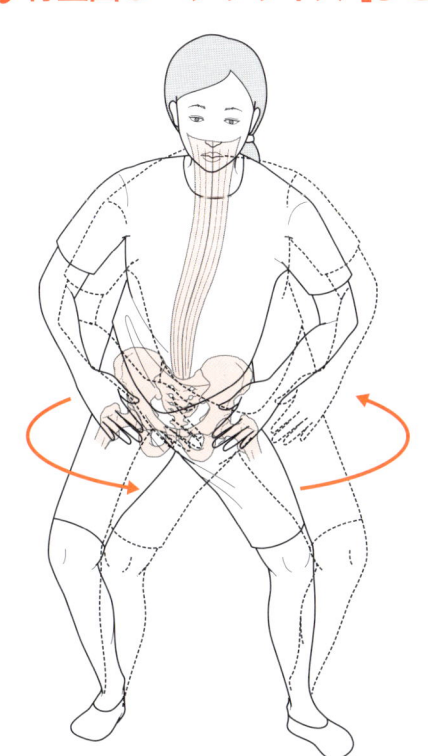

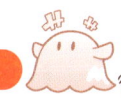

対象者アルアル情報

Q：腰を振る感じでクルクル回せばいいのでしょうか？　フラフープをやっているみたいですね。
A：無理に回そうとして上体が傾くことは避けましょう。腰を軸に背筋をまっすぐ保つことが大切です。

①立った姿勢で両膝と両股を 30° 程度曲げる。
②曲げた股関節に両手を当て，頭を動かさず，股関節を意識して骨盤を回す。1 セット 10 回行う。

＊股関節の球表面全体を意識して，まんべんなく当たるようにゆっくりと大きく動かす。

③反対方向にも回す。1 セット 10 回行う。

＊股関節周囲筋の動的ストレッチにもなる。

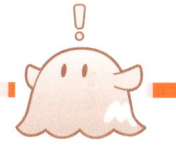

Column

腰痛やほかの関節の痛みにも注意して！

　股関節は下肢のなかでも，体幹（骨盤，脊柱，肩甲帯など）の機能や姿勢に大きな影響を及ぼします。例えば，股関節が屈曲位となるような股関節痛を伴う場合は体幹が大きく前傾しますが，その不良な姿勢を代償するために上部の体幹（肩甲帯）は伸展（後退）し，さらに膝関節は屈曲位となることがよく経験されます。このため，股関節痛が長期間続いている患者，さらにはもともと運動不足などにより運動機能が低下している患者が，股関節だけでなく，腰痛やほかの関節痛を合併することがよくあります。

　股関節痛の体操のほかに，予防などの意味合いから，ほかの関節の体操を同時に処方することが大切です。

（北里大学医療衛生学部リハビリテーション学科理学療法学専攻　松永篤彦）

鼡径部痛 (グロインペイン) の体操

北里大学医学部整形外科学 **福島健介**

北里大学大学院医療系研究科整形外科学，リハビリテーション科学，スポーツ医学 **高平尚伸**

体操指導のための知識の整理

● 目的・目標

グロインペイン症候群は，主にスポーツの現場において，鼡径部痛に対する診断名として用いられている。単純X線像において明らかな骨折や変形などの器質的異常を指摘できず，何らかの機能異常を背景としている場合が多い。

運動療法は肩甲帯から脊柱，鼡径部の可撓性および安定性を向上させ，適切な運動連鎖が行えることを目的とする。結果として，鼡径部痛の改善およびスポーツ復帰を目標とする。

● インフォームドコンセント

まず運動指導，介入を行う前提として，股関節に骨折や変形などの明らかな器質的な疾患が認められないことが重要である。また，脊柱や肩関節などの可動域や可動時痛もあらかじめ確認し，器質的疾患の有無を確認しておく。

スポーツ復帰を目指している患者においては利き手や利き足，ポジション，スポーツ時の動作および疼痛の出現肢位などの確認も重要である。

● 基礎疾患・合併症への配慮

鼡径部にかかわらず，運動器的な基礎疾患の存在に留意し，その疾患に対して適切な診断と評価，治療が施行されていることを確認する。

内科的合併症を有している場合は運動の強度，禁忌に関して主治医に確認をしてから指導することが望ましい。

対象者
スポーツ愛好家，性差なし／若年～高齢者

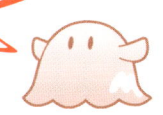

● 禁忌

- 関節リウマチなどの炎症性疾患，化膿性股関節炎，内転筋損傷などの外傷では薬物療法，局所の外固定と安静による保存療法や手術療法を優先すべき疾患があるので鑑別診断が重要である。

● 患者指導のコツ

- スポーツ愛好家であっても，評価を行ってみるとロコモティブシンドロームと判定される例も少なくない。ロコモティブシンドロームの状態である場合は，膝や腰への負担が少ないスクワットと開眼片脚起立のロコトレ「ロコモ体操 (p.158)」を指導する。
- ロコトレが十分に可能で，さらに運動機能の向上を目指す場合，本項の体操を指導することが推奨される。
- 運動中は呼吸を止めず，なるべく息まないように指導する。

● 実施頻度

1 日に 1 ～ 2 回行う。

3-1
章
実践 いざ体操の指導 ―疾患・症状にあわせた体操―

文献
1) 仁賀定雄，ほか. 鼡径部痛症候群―発症メカニズムとその予防・再発予防―. 臨床スポーツ医学 2008；15：293-9.

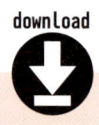
1 クロスモーション［左右 10 回→1 セット　3 セット／日］

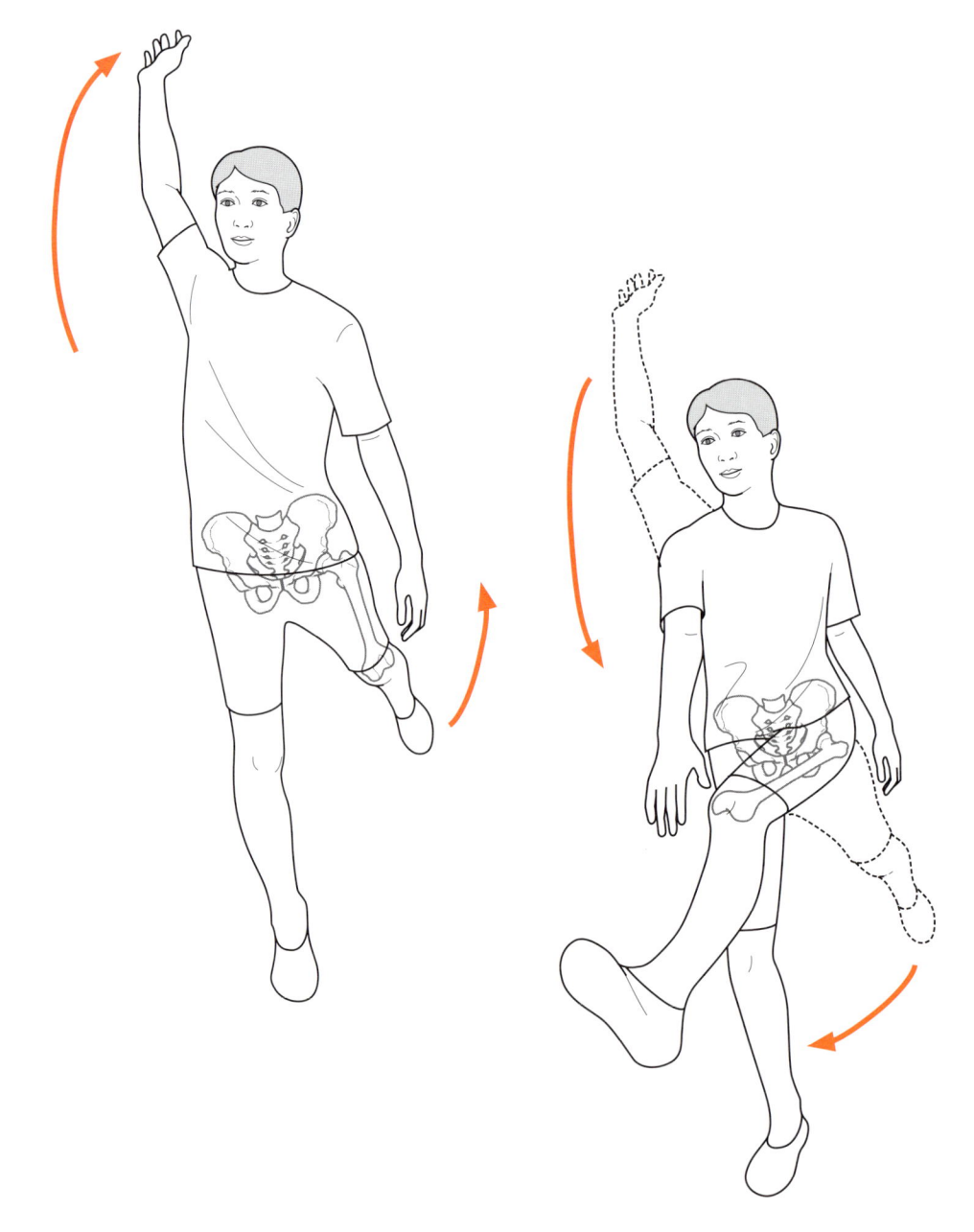

①立位にて，股関節の最大伸展と同時に反対側の上肢もそらす。
②胸郭と体幹が伸展した状態 (後方スイング) から反動力を使って，
　股関節および上肢を屈曲させる (前方スイング)。

＊この際，体幹軸がぶれないことが重要である。

2 坐位での骨盤回旋運動訓練 ［5 〜 10 回／日］

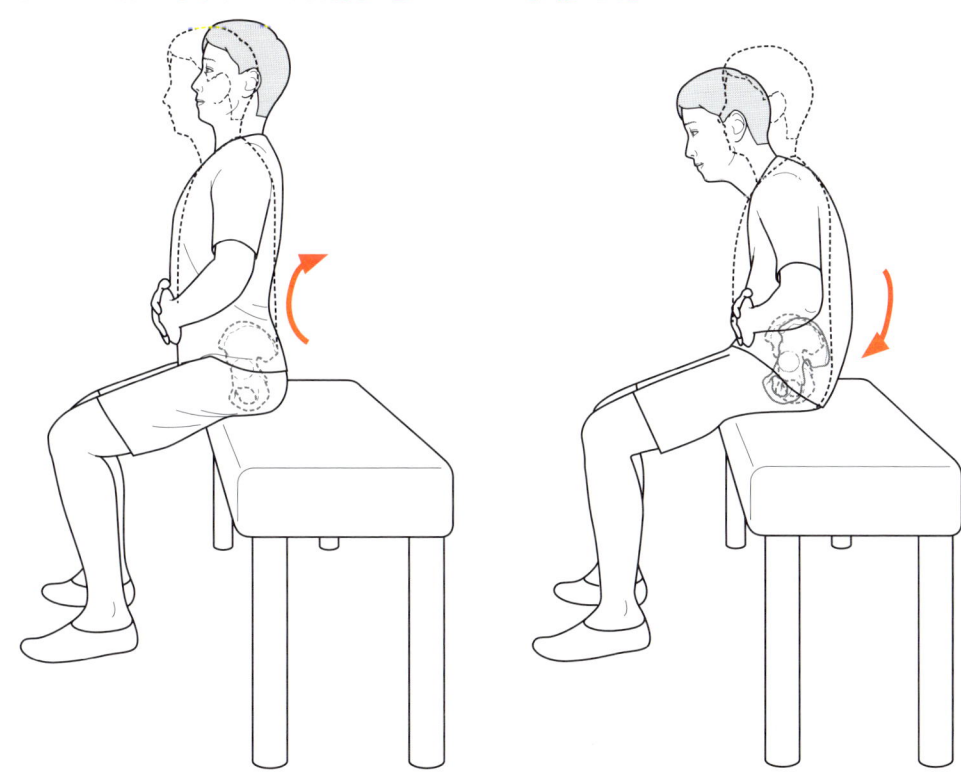

①椅子に浅めに腰かける（自然位）。
②ゆっくりと呼吸をしながら足部を固定する。
③骨盤を前傾，後傾に傾ける。

＊骨盤が回旋していることをしっかり意識する。

3 猫・犬エクササイズ ［5 〜 10 回／日］

①両手・両膝の 4 点を固定した状態にする。
②脊柱および骨盤を前弯前傾させる。
③次に，脊柱および骨盤を後弯後傾させる。
④③と④を繰り返すことで 脊柱および
　骨盤帯の可撓性を獲得する。

＊肩甲骨がしっかり動いていることを確認する。

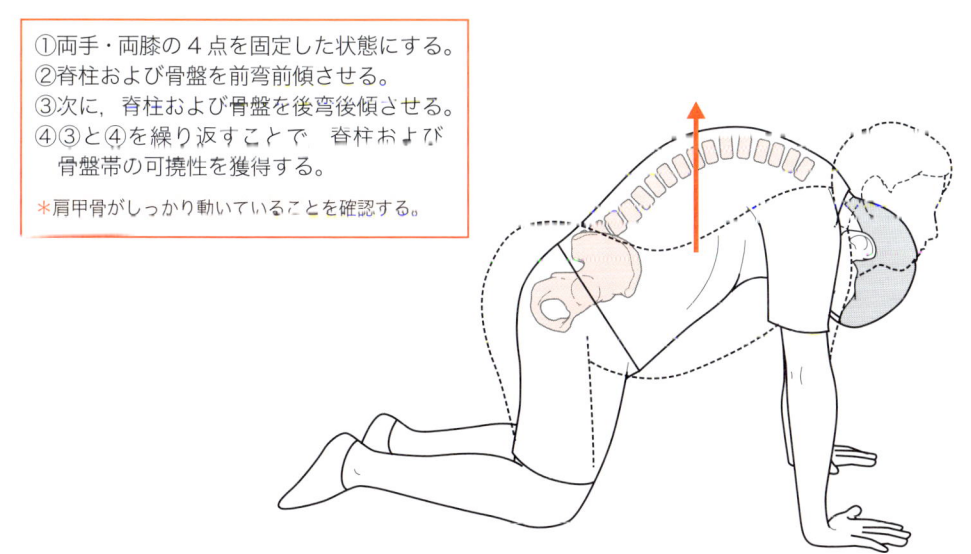

4 プランク［5〜10回／日］

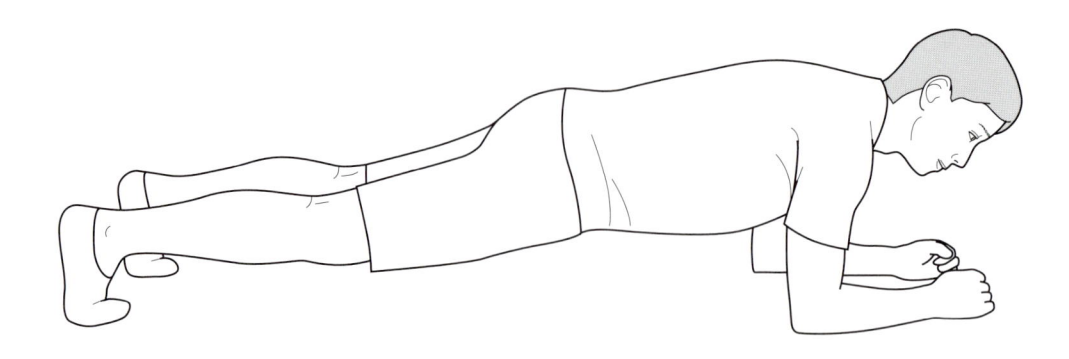

①腹臥位にて，両肘と両足のつま先で体を支える（持ち上げる）。
②体幹がまっすぐに保たれていることを確認しながら行う。
③そのまま 20 秒程度姿勢を保つ。

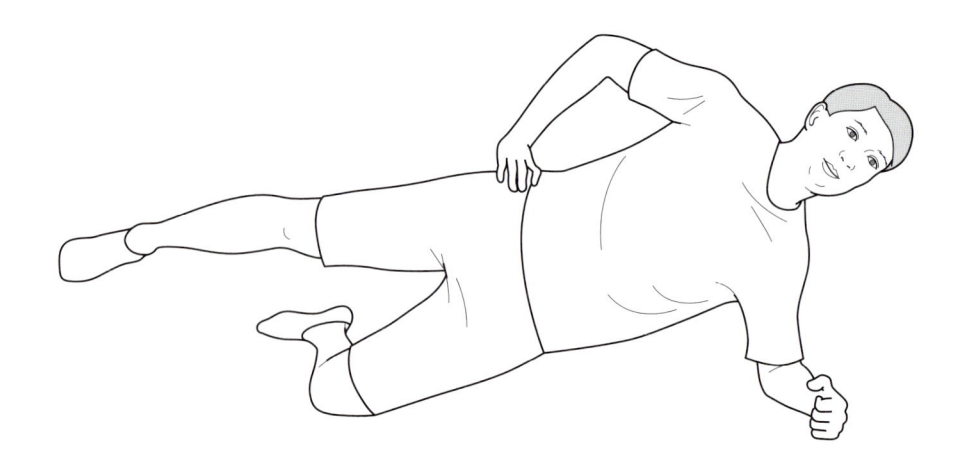

①側臥位にて，一方の肘で体を支え，その肘と同側の脚は 90° 屈曲させ
　て下腿で体を支える。対側の手は腰に当て，下肢は腰の高さまで持ち
　上げながらバランスをとる。
②体幹がまっすぐに保たれていることを確認しながら行う。
③そのまま 20 秒程度姿勢を保つ。

＊腰が曲がらないように注意する。

5 片脚立位およびスクワット [10〜20回／日]

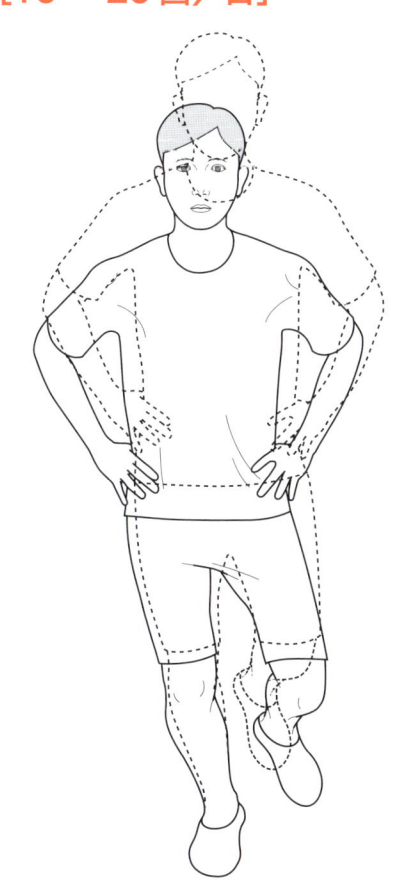

①立位にて，両手を腰に当てた状態で片側立ちする。
②そのまま屈伸する。

＊立位時に体幹が傾かないように注意する。
＊スクワット時に膝が内側に入らないように注意する。

Column

鼠径部痛症候群（グロインペイン）

鼠径部痛（グロインペイン）症候群は，過去にサッカー日本代表の中田英寿選手が苦しんだ疾患として有名です。鼠径部痛は試合期など競技の運動強度が増大するに従い，訴える選手の数が増大することから，オーバーユースの傾向を示すことが多いです。

鼠径部痛症候群を管理するうえで難しいところは2点あります。

まず，鼠径部痛を訴える選手が一見して軽症のように見えても徐々に増悪し，治癒を目的としたエクササイズなどに抵抗して慢性化をたどることです。

また，鼠径部周囲の疼痛の原因がさまざまであり，スポーツ現場で明確に判断することが極めて困難なことです。

鼠径部痛症候群を訴える選手に対しては，増悪や慢性化への可能性を加味する必要があります。比較的短期間で選手の状態を把握するとともに，効果的と認められない治療やエクササイズには，臨機応変に対処することが必要です。

（北里大学医療衛生学部リハビリテーション学科理学療法学専攻　渡邊裕之）

膝痛の体操

北里大学医学部整形外科学 **迎 学**

体操指導のための知識の整理

● 目的・目標

　日本は超高齢社会であり，膝痛の患者は年々増加している。特に変形性膝関節症（膝OA）患者数は約2,500万人，そのうち疼痛を有する患者が800万人を超えるといわれている。膝OAは膝痛や関節可動域制限の原因となり，日常生活やスポーツ活動に支障をきたす。

　膝痛の体操において，下肢の筋力低下は膝関節の不安定性へとつながるため，下肢筋力トレーニングが中心となり，特に大腿四頭筋のトレーニングが重要である。また，膝関節拘縮を予防するため，関節可動域の獲得も重要である。

　膝痛がなく日常生活やスポーツ活動を行えるための下肢筋力の回復と良好な可動域の獲得を目指す。

● インフォームドコンセント

　膝の痛みを訴える患者に対する治療は，痛みの原因疾患へのアプローチが重要になってくる。膝痛の原因疾患は，高齢者では膝OA患者が多く，アスリートではオーバーユースや二次性膝OAが，小児では骨端症や円板状半月板などが多い。

　膝痛が原因でスポーツ活動や日常生活が満足に行えない場合，一定期間の安静は必要不可欠である。また，体操により痛みが増強する場合は，無理をせず痛みのない範囲で徐々に運動レベルを上げていくのがよい。慢性的な膝痛は特に体操のよい適応である。

　治療効果の程度は個人差があること，数カ月〜数年単位での持続が必要であることを説明する。

● 基礎疾患・合併症への配慮

　特に高齢者は，心疾患などの基礎疾患を有することが多く，血圧の変動などに注意を要する。

　関節リウマチなどの炎症性疾患に関しては，薬物療法により症状がコントロールできている場合，体操は良い適応となる。

　発症時期のはっきりした（この日，この瞬間と明確な発症起点のある）急性の膝痛の場合は，整形外科受診が望ましい。スポーツ中であれば靱帯損傷や半月板損傷，日常動作においても中・高年の女性に比較的多い半月板後根断裂や，高齢者，特に骨粗鬆症患者では，軟骨下脆弱性骨折など専門的加療を要する場合も少なくない。

対象者

性差なし／青・壮年・中年期（特に50歳代以降）

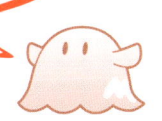

禁忌

- 急性期の激しい痛みを伴う場合には，体操は禁忌である。特に外傷や骨折後，急性期の無理な体操は，激しい持続性疼痛やアロディニア（通常では痛みを引き起こさない刺激によって生じる痛み），知覚障害を特徴とする複合性局所疼痛症候群を引き起こすことがある。
- 心疾患を有する患者で運動療法が禁忌とされている症例も同様である。

術前後で留意すべき点

- 骨折や外傷の急性期を除けば，術前から運動習慣を身につけて筋力低下を最小限にする。
- 人工関節術後は，急性期のリハビリテーション終了後も痛みに合わせて自宅でも自主的に体操を行うことは重要である。
- 骨折術後や靱帯再建術後，半月板術後に関しては，主治医や理学療法士と相談しながら可能な運動を適宜開始していくことが望ましい。

患者指導のコツ

- 運動中は呼吸を止めず，なるべく息まないように指導する。
- 膝関節だけにとらわれず，脊柱や骨盤のアライメントが悪いと力が入りにくく，運動効果も落ちるため，全体の姿勢や動きに注意をはらう。
- 高齢者の膝痛はロコモティブシンドロームとも関連が深く，ロコモ体操も指導するとよい。
- 膝痛が改善しても，予防のため毎日行うことを十分指導する。

実施頻度

一般的には1日2～3回程度を推奨する。

なお，膝関節周囲の筋力強化と下部体幹筋ならびに下肢のストレッチを中心とした体操であるため，痛みが消失した後も継続することが望ましい。

3-1章

実践 いざ体操の指導 －疾患・症状にあわせた体操－

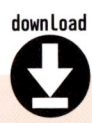
download

実技解説　患者が無理なく継続して行える体操を選択する

関節可動域獲得のための体操

1 膝抱え体操［2〜3セット／日］

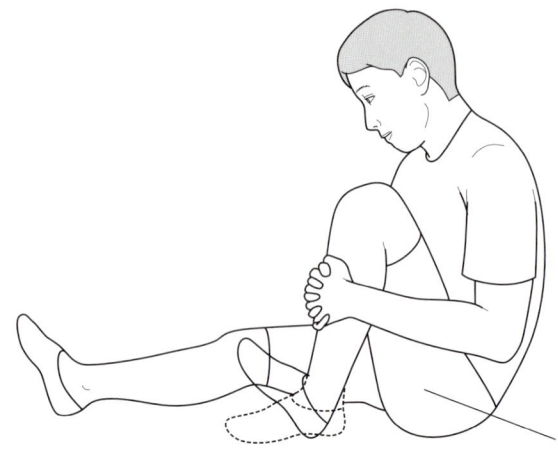

①長坐位で，両手で足関節最大背屈位，股・膝関節最大屈曲位となるように膝を抱え込む。
② 20〜30 秒間保持して，その後，膝を最大伸展する。
③左右に 2〜3 回ずつ行う。

＊膝が十分曲がらない場合はタオルなどを用いて行う。

大腿部〜腰部が平行になるように意識する。

殿筋の体操

1 ボールを用いたブリッジ体操 ［2〜3セット／日］

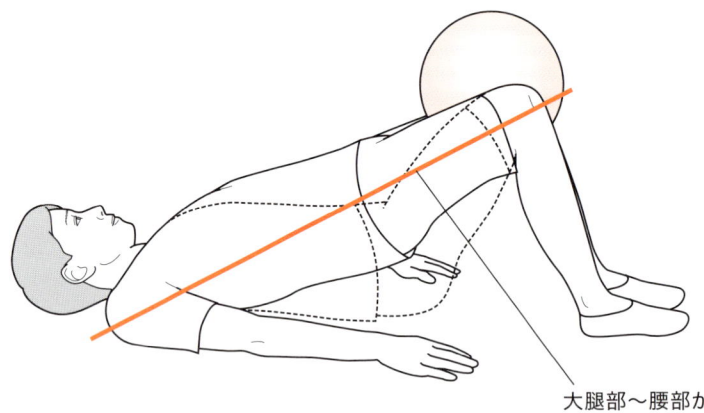

大腿部〜腰部が一直線になるように意識する。

①背臥位で両膝を立て，ボールを膝ではさむ。
②股関節内転筋を収縮させながら，骨盤，腰，背中の順にマットから身体をはがし，ブリッジ姿勢を 5 秒保持する。
③ 10〜30 回行う。

2 股関節外転体操 ［2〜3セット／日］

対象者アルアル情報

Q：体操したい気持ちはあるのですが，痛みがあるのでどうしても怖くて動かすことができません・・・。
A：疼痛のため体操ができないと訴える患者には，セッティングや膝伸展体操など，非荷重位でできる体操を指導しましょう。

中殿筋を意識する。

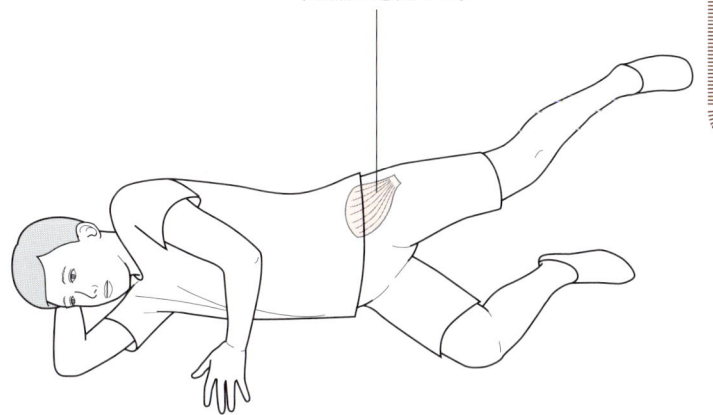

①下肢を伸展した状態で外転挙上を行い，3〜5秒保持する。
②大腿筋膜張筋による代償を防ぐため，股関節をやや伸展した姿勢で行うとよい。
③ 10〜30 回行う。
＊股関節を外旋させないように注意する。
＊両膝にゴムチューブを通して行ってもよい。

大腿四頭筋の体操

1 セッティング ［2〜3セット／日］

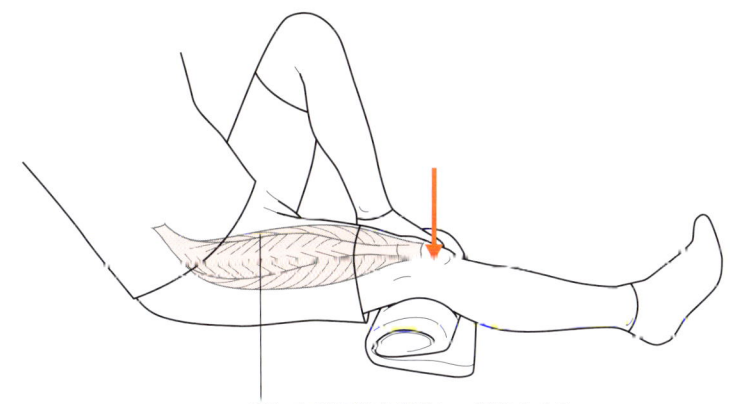

特に内側広筋を意識して収縮させる。

①長坐位で膝窩部に置いたタオルを押しつぶすように膝を伸ばす。
②そのままの状態で踵を上げて膝関節を可能な限り伸展し，3〜5秒保持する。
③ 10〜30 回行う。
＊殿部が浮かないように注意し，筋収縮を自分で確認しながら行う。
＊関節運動を伴わず大腿四頭筋の収縮を行えるため術後早期から行える。

3-1章 実践 いざ体操の指導 ―疾患・症状にあわせた体操―

2 座位での膝伸展体操 ［2～3セット／日］

①端坐位から膝を伸展させ，伸展位のまま
　3～5秒保持する。
②内側広筋を意識して鍛える場合は，大腿
　直筋の働きを弱めるため，背もたれに寄
　りかかり骨盤を後傾させて大腿直筋の代
　償を抑えて行う。
③10～30回行う。

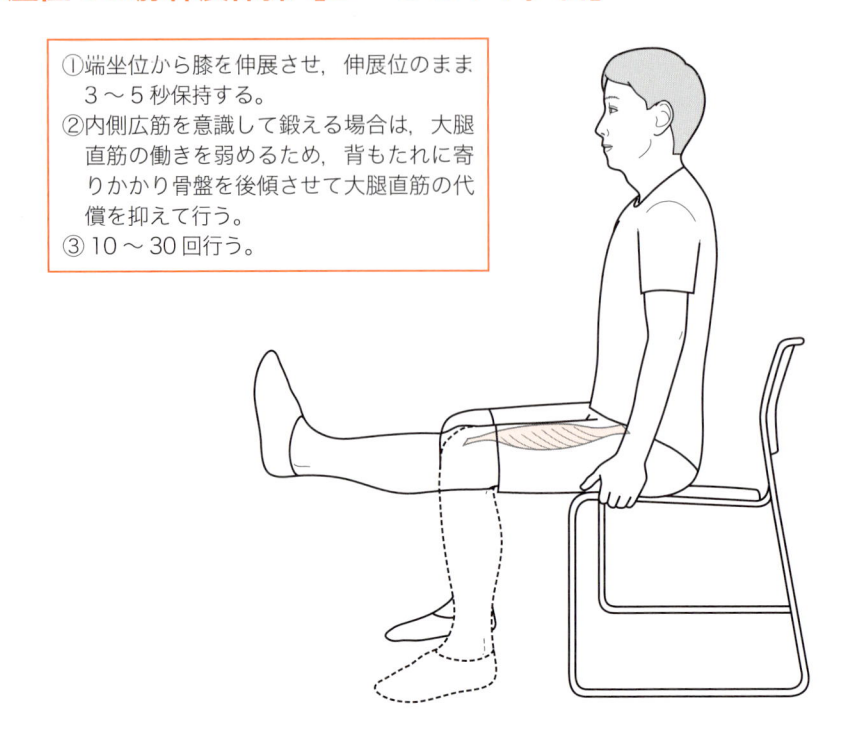

3 SLR（下肢伸展挙上）［2～3セット／日］

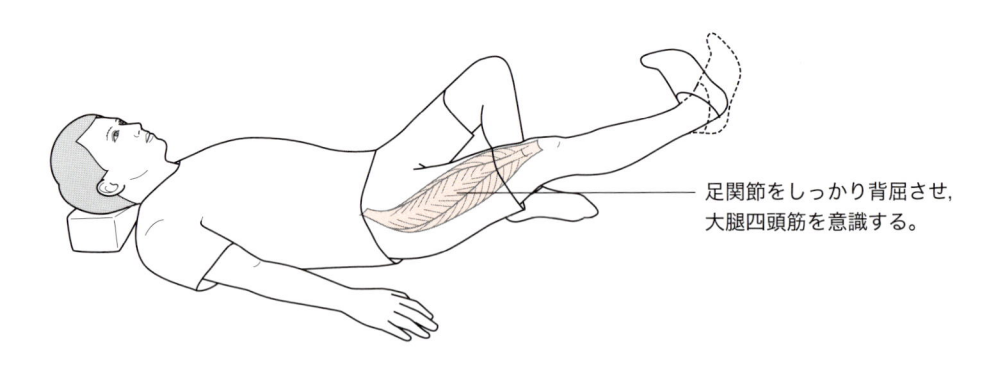

足関節をしっかり背屈させ，
大腿四頭筋を意識する。

①仰臥位で片膝を立て，もう一方の膝を真っ直ぐ伸ばした
　まま，ゆっくり15cm程度挙上し，3～5秒保持する。
②10～30回行う。

4 立ち上がり体操
［2〜3セット／日］

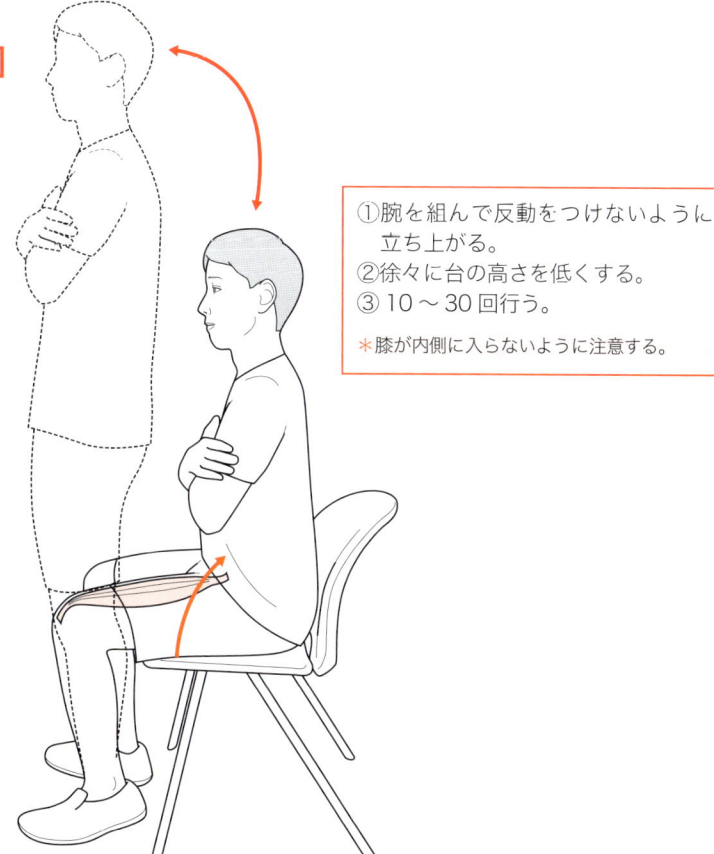

①腕を組んで反動をつけないように立ち上がる。
②徐々に台の高さを低くする。
③ 10 〜 30 回行う。

＊膝が内側に入らないように注意する。

大腿四頭筋の収縮を意識し，体幹の前傾は少なくするよう意識する。

5 スクワット
［2〜3セット／日］

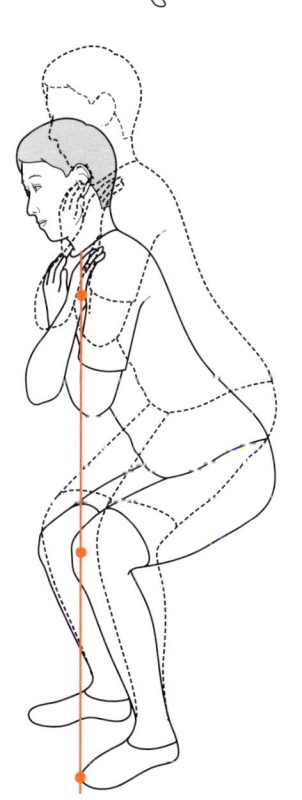

①両脚を肩幅に開き，つま先はやや外側に向ける。
②背筋を伸ばし，ゆっくりとしゃがんで立ち上がる動作を行う。

＊このとき，つま先・膝・胸が一直線になるように意識する。

③ 10 〜 30 回行う。

＊膝の屈曲は 90°で十分であり，無理のない範囲で目標角度を設定する。
＊うまくできない場合は，両手にポールなどを持ち，後ろに置いた椅子に座るようにゆっくり膝を曲げる。
＊鏡の前で背筋が伸びているか，膝が内外反していないか確認しながら行うとよい。

6 段差を使用した大腿四頭筋体操 ［2〜3セット／日］

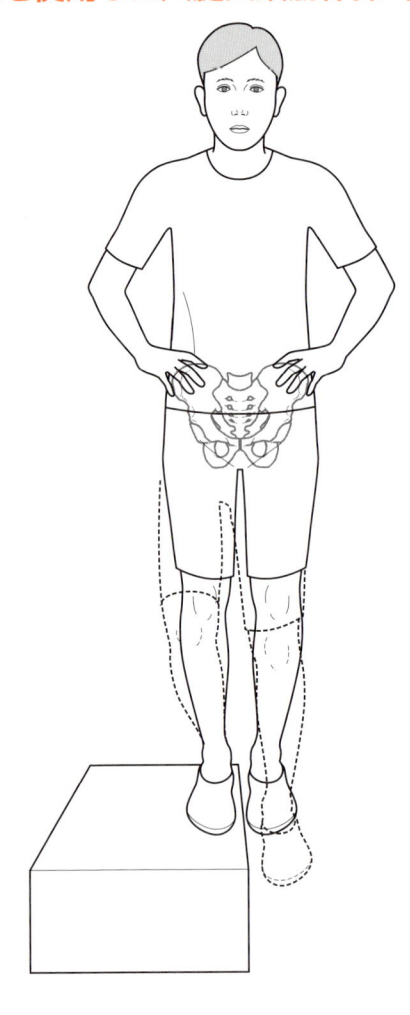

①骨盤が水平になっていることを確認しながら片脚を台の上にのせ，反対側の脚は台の外に出す。
②支持側に体幹が傾かないように意識しながら，台にのせたほうの脚で反動をつけないように膝の屈伸運動を行う。
③10〜30回行う。

足趾の体操

1 タオルギャザー体操 ［2〜3セット／日］

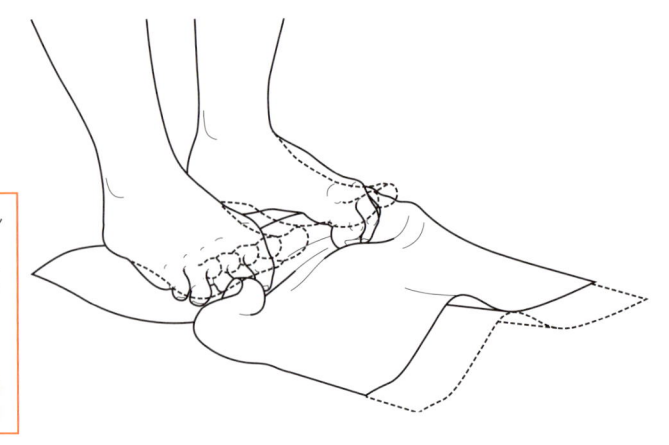

①立位もしくは坐位で，床に敷いたタオルをすべての足趾を使ってたぐり寄せる。
②ゆっくり大きく行っても，素早く細かく行ってもよい。
③10〜30回行う。

＊歩行時の足部接地安定性を向上させることを目的として行う。

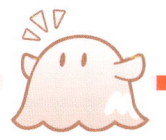

Column

腰痛などほかの関節に痛みは出ていないか？

　膝関節も股関節と同様に，体幹（骨盤，脊柱，肩甲帯など）の機能や姿勢に大きな影響を及ぼします。例えば，膝関節を屈曲することができない膝関節痛を伴う場合は，動作時に体幹の前傾が必要となるだけでなく，それまでとは異なる足関節の可動性が求められます。このため，膝関節痛が長期間続いた患者，さらにはもともと運動不足などにより運動機能が低下している患者が，膝関節だけでなく腰痛やほかの関節痛を合併することをよく経験します。

　膝関節痛の体操のほかに，予防などの意味あいから，腰痛やほかの関節の体操を同時に処方することが大切です。

（北里大学医療衛生学部リハビリテーション学科理学療法学専攻　松永篤彦）

3-1章

実践　いざ体操の指導　—疾患・症状にあわせた体操—

足関節・足痛の体操

北里大学医学部整形外科学，茅ヶ崎中央病院整形外科 **東山礼治**

体操指導のための知識の整理

● 目的・目標

足関節・足部の疼痛なく日常生活活動やスポーツを行えるために必要な下肢筋力の回復を目指す。目標は，片脚立ち上がりテストが30cmまたは20cmが可能な筋力の獲得である。

● インフォームドコンセント

足関節捻挫後遺症やシンスプリント，扁平足・有痛性外脛骨・外反母趾などの治療には運動療法が有効である。

足関節・足部に過剰な負担がかかっている原因は，下肢アライメント異常や関節不安定性のほかに，身体運動に必要な反作用力エネルギーを吸収する全身の筋力と柔軟性が十分でないことも多い。筋緊張や拘縮がある場合は足部のトレーニングにこだわらずに，全身の筋肉と関節の柔軟性を改善する運動から開始する[1]。

● 基礎疾患・合併症への配慮

虚血性心疾患，糖尿病などの内科的疾患の既往がある場合には，運動負荷量について主治医との相談が必要である。

足以外の整形外科的疾患がある場合にも患部への負荷の調節に注意をはらう。

扁平足や開張足，外反母趾などアライメント異常がある場合は，足底板や装具も有効である。

ロコモ度テストにも採用されている片脚立ち上がりテストが40cm不可能な場合には，立位での運動が過負荷となり，心拍数の急激な上昇や交感神経過緊張による副作用を生じることがあるため，臥位や坐位での楽な有酸素運動から開始することを勧める。静的ストレッチは「共縮」という筋緊張を招き，阻血などで筋細胞を損傷させるため，動的ストレッチを推奨する[1]。

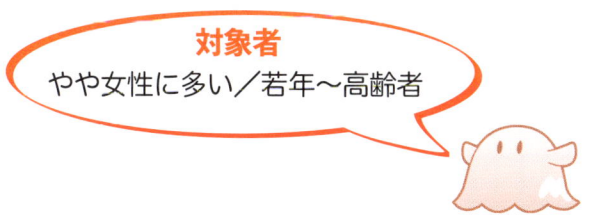

対象者
やや女性に多い／若年〜高齢者

禁忌

- 痛風などの代謝性疾患や感染症，骨棘や三角骨を伴うインピンジメント症候群や骨軟骨障害などでは薬物療法，局所の外固定と安静による保存療法や手術療法を優先すべき場面があるので，状況判断が重要である。

術前後で留意すべき点

- 足関節靱帯再建術は，近年関節鏡が取り入れられ低侵襲となった。しかし修復術か再建術かで靱帯の強度や後療法も異なるため，術式を理解する。
- 足関節の底背屈の軸は，膝屈伸の軸よりやや外旋していることを意識する。
- 外反母趾術後は母趾 MTP 関節の拘縮が生じるため注意が必要である。
- 扁平足・変形性足関節症などでは骨切り部位や関節固定部位に注意し，それらの骨癒合を妨げない範囲で温存した関節を積極的にモビライゼーションする。

患者指導のコツ

- 運動中は呼吸を止めず，なるべく息まないように指導する。
- 足だけにとらわれず，脊椎・骨盤のアライメントが悪いと力が入りにくく運動効果が落ちるため，全体の姿勢や動きにも注意をはらう。
- 毎日継続的な運動をしてもらうためには，運動効果を実感してもらうことが大切である。
- 慢性疼痛疾患に陥ったプロセスは患者自身の社会・日常生活背景にあることも多く，それに気づき，自己医療に目覚めることが重要である[2]。

実施頻度

　一般的な体操は，1日1〜3回程度を推奨する。
　柔軟性が改善し，疲労が回復する体操を習得できると遅発性筋肉痛が出ずに毎日行えるため，回数を増やすことが可能となる[1]。

文献
1) 小山裕史. 初動負荷理論による野球トレーニング革命. 改訂版. (株) ベースボール・マガジン社；東京：2005.
2) 尾崎 純, ほか. 電子ジャーナルプロフェッショナルリハビリテーション Spine Dynamics 療法. 初版. 脇元幸一監修. 運動と医学の出版社；神奈川：2014.

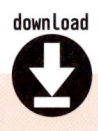

実技解説 患者が効果を感じやすいものから行ってよい

1 足趾の外反 [10 〜 20 回／日]

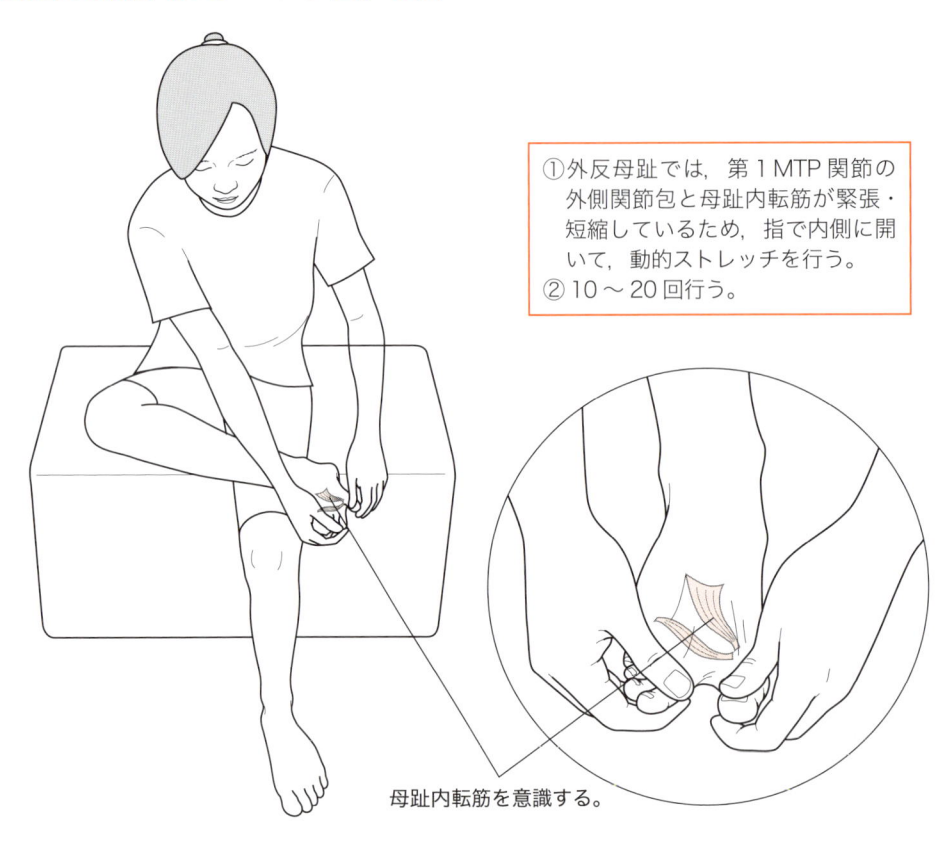

> ①外反母趾では，第1MTP関節の
>   外側関節包と母趾内転筋が緊張・
>   短縮しているため，指で内側に開
>   いて，動的ストレッチを行う。
> ② 10 〜 20 回行う。

母趾内転筋を意識する。

2 グーチョキパー [10 〜 100 回／日]

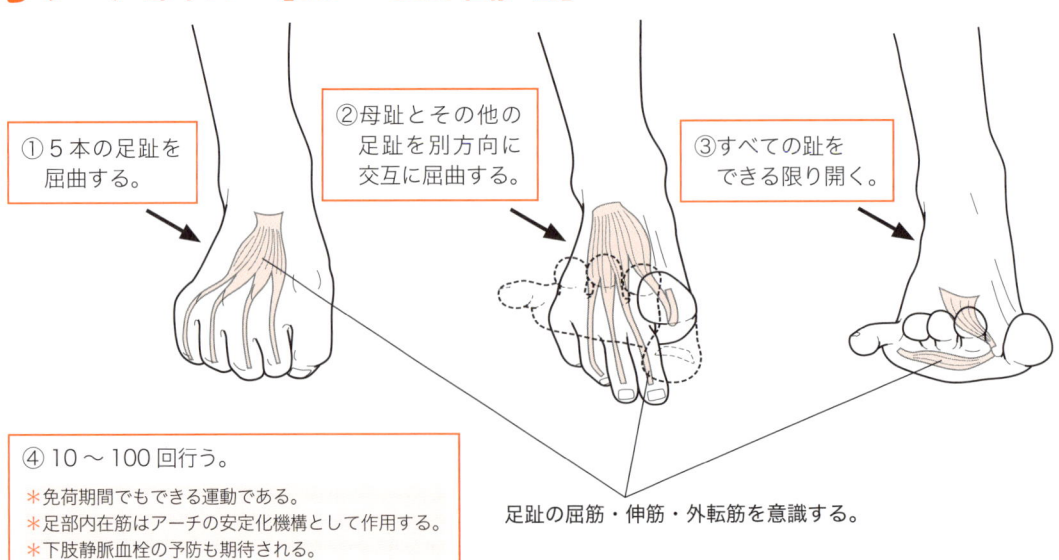

> ①5本の足趾を
>   屈曲する。

> ②母趾とその他の
>   足趾を別方向に
>   交互に屈曲する。

> ③すべての趾を
>   できる限り開く。

> ④ 10 〜 100 回行う。
> ＊免荷期間でもできる運動である。
> ＊足部内在筋はアーチの安定化機構として作用する。
> ＊下肢静脈血栓の予防も期待される。

足趾の屈筋・伸筋・外転筋を意識する。

3 タオルギャザー［5〜20回／日］

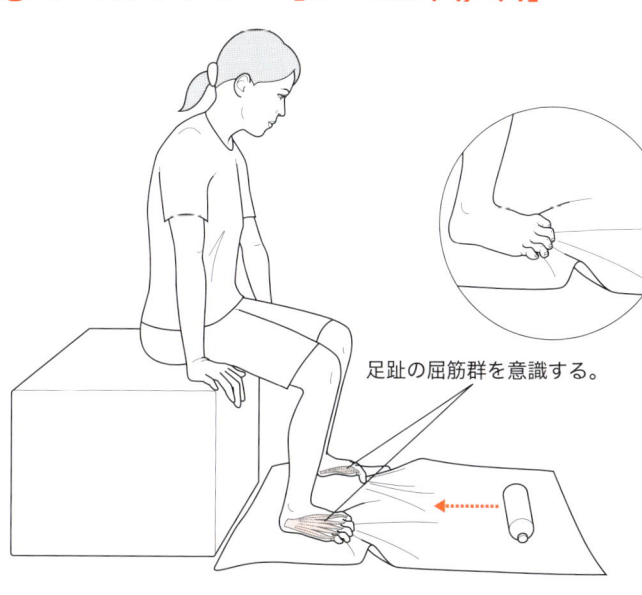

足趾の屈筋群を意識する。

①負荷は軽い方がよい。0〜2kgの重りを乗せる。
②足趾・足底全体を使ってしっかり床上のタオルを把持し，タオルを手前に引いていく。

＊腫脹軽減効果も期待できる。
＊終動負荷動作で緊張しやすいため，刺激を入れる程度の意識でよい。

4 趾そらし［5〜20回／日］

①椅子か台の上に片脚を乗せて膝を曲げた状態で足関節を背屈するとヒラメ筋が伸長する。

＊胸で大腿に体重をかけるとよく伸びる。

②さらに足趾を伸展させると長趾屈筋・長母趾屈筋をストレッチできる。

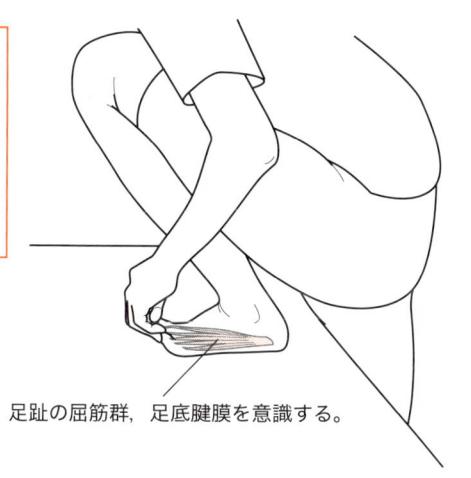

足趾の屈筋群，足底腱膜を意識する。

5 アキレス腱伸ばし［5〜20回／日］

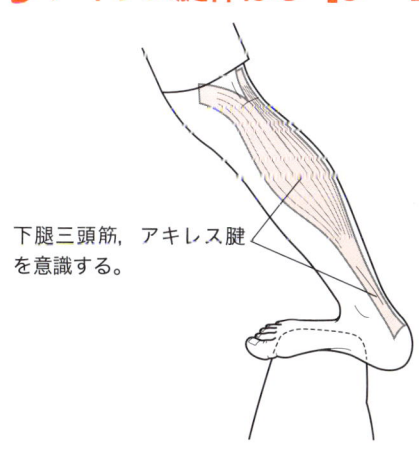

下腿三頭筋，アキレス腱を意識する。

①片脚を後ろに出して，膝を伸屈位にして上体を前に倒す。
②扁平足患者がそのままアキレス腱のストレッチを行うと，後足部の回内を悪化させる力が働いてしまうため，タオルなどでアーチをサポートした状態で行うことが大切である。
③5〜10秒行う。

＊扁平足のまま（後足部が回内位のまま）行ってはいけない。
＊静的ストレッチは筋緊張を招き阻血などで筋を損傷させるため，動的ストレッチを推奨する[1]。

6 ヒラメ筋体操［5 〜 20 回／日］

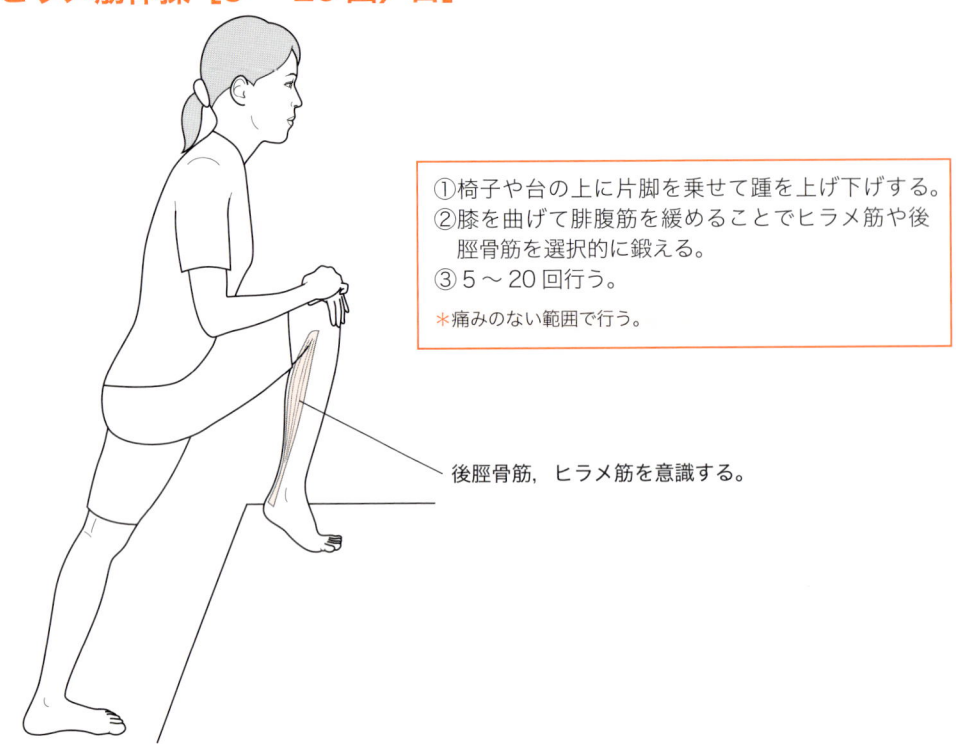

①椅子や台の上に片脚を乗せて踵を上げ下げする。
②膝を曲げて腓腹筋を緩めることでヒラメ筋や後
　脛骨筋を選択的に鍛える。
③5 〜 20 回行う。

＊痛みのない範囲で行う。

後脛骨筋，ヒラメ筋を意識する。

7 足関節内外反体操（チューブを用いて）［5 〜 10 回／日］

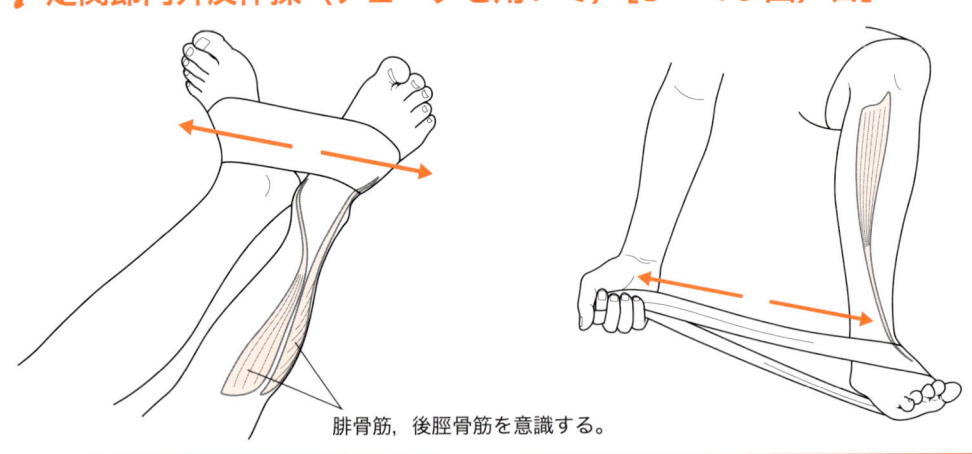

腓骨筋，後脛骨筋を意識する。

①仰臥位にて，両足にチューブを掛ける
　（土踏まず辺り）。
②左右の踵を接した状態から，足関節を
　内外反する。
③5 〜 10 回行う。

①坐位にて，片膝を軽く屈曲して立たせる。
②立たせた足にチューブを掛ける（土踏まず辺り）。
③チューブを横に引っ張ることで足関節を内外反さ
　せる。
④5 〜 10 回行う。

＊チューブトレーニングは筋緊張が続きやすいため，軽い負荷で少ない回数に留めておく[1]。
　とくに捻挫に多い内返しに抵抗する腓骨筋の筋力訓練（外反体操）は重要である。
＊足関節の腫脹がなくなったら開始する。
＊内反を動かす体操は靱帯を伸ばしてしまう危険があるため，靱帯の治癒を待ってからにする。
＊受傷後（術後）早期は徒手などの軽い抵抗下での等尺性運動にとどめておく。

8 片足バランス (star excursion balance) [8 〜 16 回／日]

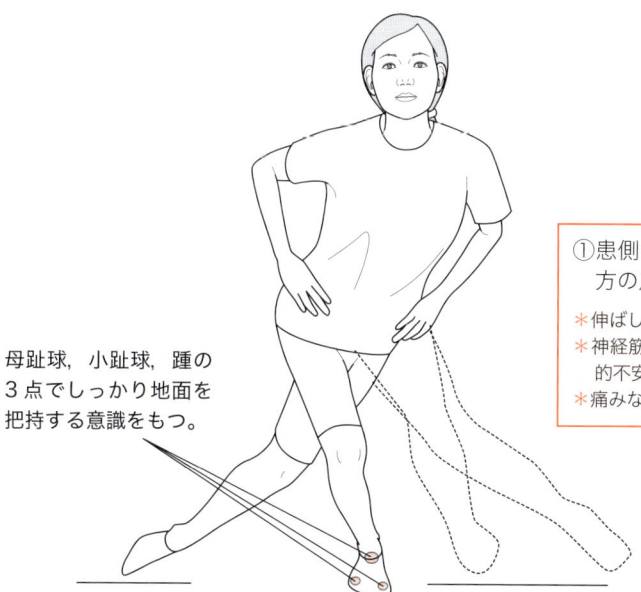

①患側の足で片足立ちになり，8 方向にもう片方の足を伸ばす。

＊伸ばした足は地面につけないように注意する。
＊神経筋協調運動は下肢・体幹の協調性を高める。機能的不安定性を起こさないために有効である。
＊痛みなく立位がとれるようになったら開始してよい。

母趾球，小趾球，踵の3 点でしっかり地面を把持する意識をもつ。

9 下肢の振り子体操 [10 〜 20 回／日]

①平行棒など支えを持つ。
②横に振り上げた下肢をおろして，支持脚の前を通し，反対側まで振り子のように振る。

＊下肢筋力訓練ではない。
＊股関節ではなく脊柱・骨盤の回旋から意識して，股関節へ負担をかけないよう意識する。
＊力んで股関節だけの運動にしない。
＊リラックスさせ，ブランコのように重力を利用して振る。

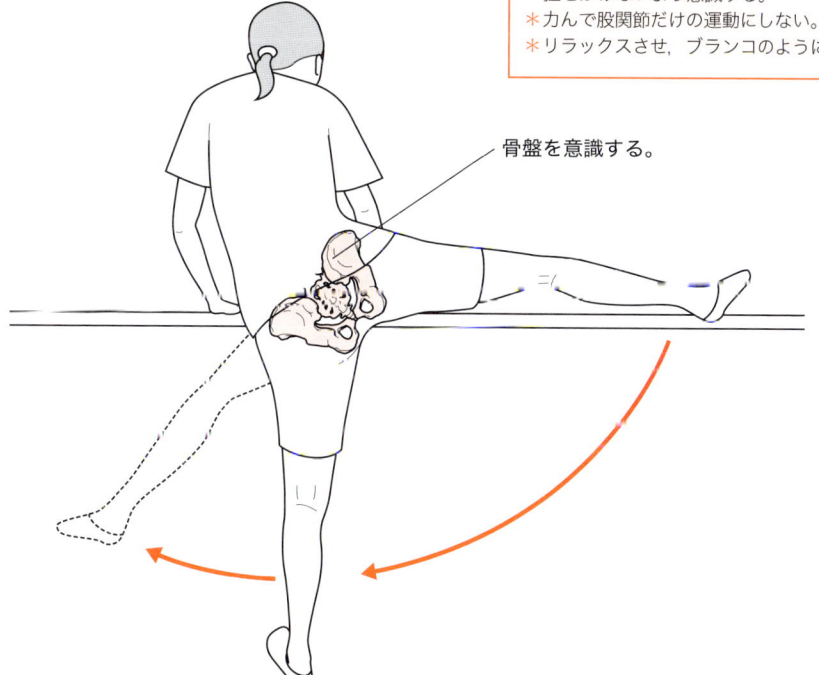

骨盤を意識する。

Column

立位バランスの向上や日常使用する靴にも配慮を！

　足関節の可動性，足趾の機能および足部のアーチの形状は立位時の姿勢制御，すなわち立位時の動的なバランスに大きな役割を果たしています。特に，足関節や足部の疼痛は立位バランスを低下させますが，立位バランスの低下が足関節や足趾などの機能低下をさらに助長します。このため，足関節・足痛の体操だけでなく，立位バランス向上のためのトレーニングの処方が重要となります。さらに，足底装具などの治療用装具の併用や日常使用する靴のタイプ，形状およびフィッティングによっても，立位バランスや歩きやすさは大きく変わります。トータルなケアが足部の機能の向上につながります。

（北里大学医療衛生学部リハビリテーション学科理学療法学専攻　松永篤彦）

3章-2

実践
いざ体操の指導

—健康増進のための体操—

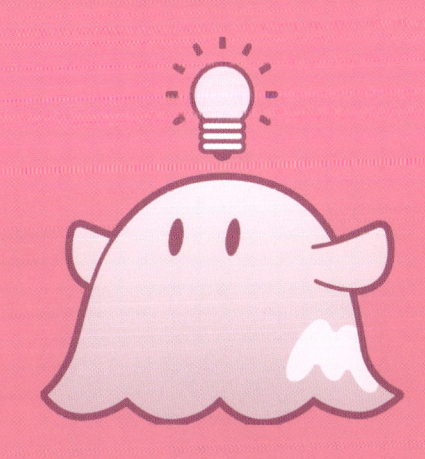

ロコモ体操

北里大学医学部整形外科学 **福島健介**
北里大学大学院医療系研究科整形外科学, リハビリテーション科学, スポーツ医学 **高平尚伸**

体操指導のための知識の整理

● ロコモティブシンドローム（ロコモ）とは

わが国では, 高齢化に加えて少子化が同時に進行しているために高齢化率が急速に高まっている。

介護保険制度での要支援・介護の原因では, 骨折や関節症などの運動器疾患が約 1/4 を占めている[1]。そこで, 2007 年に日本整形外科学会は, 一般の人々や運動器疾患にかかわる専門家がこの事態に正しく向き合い, 対策をしていくためにロコモティブシンドローム (ロコモ) の概念を提唱した[2]。

ロコモは, 運動器の障害により移動能力の低下をきたし介護や介助が必要な状態になる, あるいはその危険性が高まった状態, と定義されている[2]。

高齢者が対象となることが多いが, 性別は関係なく, 全年齢が対象となる。

予備軍を含めると国内で 4,700 万人にロコモの危険性があると推定されている[4]。

現在ロコモのスクリーニング方法として, 7 項目からなるロコチェック（**図1**）, ロコモの重症度および治療効果の評価を行うために立ち上がりテスト（**図2**）, 2 ステップテスト（**図3**）, ロコモ 25（**表1**）が提唱されている[3]。

以上の評価から, 移動機能の低下が始まっているロコモ度 1, 移動機能の低下が進行しているロコモ度 2, 移動機能の低下が進行し, 社会参加に支障をきたしている状態であるロコモ度 3, を判定する基準を明確化し, 対処法も示している（**表2**）[1]。

図1 7 つのロコチェック

こんな状態は要注意！ チェックしよう **7 つのロコチェック**

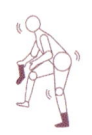
1 片脚立ちで靴下がはけない

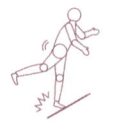
2 家の中でつまずいたりすべったりする

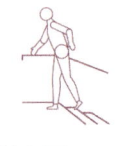
3 階段を上がるのに手すりが必要である

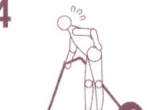
4 家のやや重い仕事が困難である（掃除機の使用、布団の上げ下ろしなど）

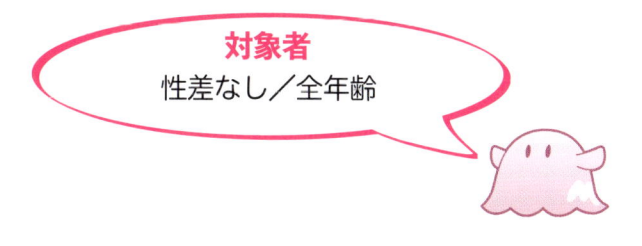

対象者
性差なし／全年齢

ロコモの予防と改善のために，日本整形外科学会は，特に下肢筋力の増強を目的とするスクワットとバランスの改善を目的とする開眼片脚起立の2つをロコモーショントレーニング（ロコトレ）として推奨し，追加するとよい運動としてカーフレイズとフロントランジを推奨している[1,3]。本項では，以上の4つの体操をロコモ体操として紹介する。

● 目的・目標

ロコモの予防と改善を目的としている。ひいては運動器を健全に保ち，健康寿命の延伸を目標とする。

● インフォームドコンセント

運動指導，介入を行う前提として，前述のロコチェック，ロコモ評価，ロコモ度の判定を行い，患者にとって適切な目標を設定して，提示することが推奨される。
生活に運動習慣を取り入れることが重要であり，さまざまな機会を通じて外出することや地域活動への参加，学習活動や趣味活動を併せて励行することを勧める。

● 基礎疾患・合併症への配慮

ロコモの原因となりうる運動器的な基礎疾患の存在には常に留意し，その疾患に対して適切な診断と評価，治療が施行されていることを確認する。

3-2
章

実践 いざ体操の指導 ―健康増進のための体操―

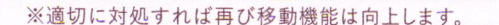

※適切に対処すれば再び移動機能は向上します。

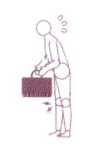

5 2kg程度の買い物をして持ち帰るのが困難である（1リットルの牛乳パック2個程度）

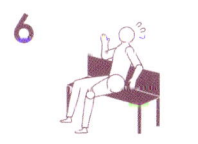

6 15分くらい続けて歩くことができない

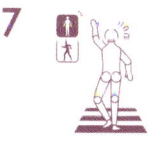

7 横断歩道を青信号で渡りきれない

7つの項目はすべて、骨や関節、筋肉などの運動器が衰えているサイン。
1つでも当てはまれば**ロコモの心配があります。**

（日本整形外科学会：ロコモティブシンドローム予防啓発公式サイト　ロコモオンラインより転載）

図2 立ち上がりテスト

ロコモ度テスト
立ち上がりテスト

このテストでは下肢筋力を測ります。

片脚または両脚で座った姿勢から立ち上がれるかによってロコモ度を判定します。

下肢筋力が弱まると移動機能が低下するため、立ち上がるのに困難がある場合はロコモの可能性があります。

立ち上がりテストの方法

台は40cm、30cm、20cm、10cmの4種類の高さがあり、両脚または片脚で行います。

注意すること

・無理をしないよう、気をつけましょう。
・テスト中、膝に痛みが起きそうな場合は中止してください。
・反動をつけると、後方に転倒する恐れがあります。

参考：村永信吾：昭和医学会誌 2001;61(3):362-367.

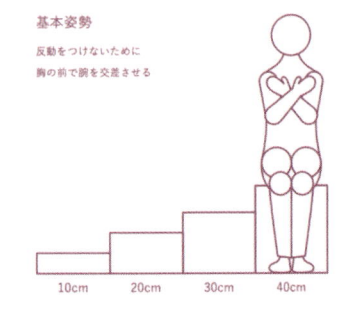

基本姿勢
反動をつけないために
胸の前で腕を交差させる

10cm 20cm 30cm 40cm

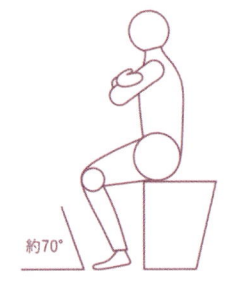

約70°

両脚の場合

まず40cmの台に両腕を組んで腰かけます。このとき両脚は肩幅くらいに広げ、床に対して脛（すね）がおよそ70度（40cmの台の場合）になるようにして、反動をつけずに立ち上がり、そのまま3秒間保持します。

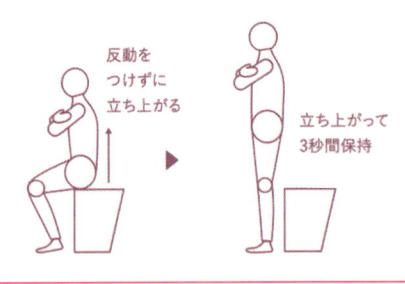

反動を
つけずに
立ち上がる

立ち上がって
3秒間保持

片脚の場合

40cmの台から両脚で立ち上がれたら、片脚でテストをします。基本姿勢に戻り、左右どちらかの脚を上げます。このとき上げた方の脚の膝は軽く曲げます。反動をつけずに立ち上がり、そのまま3秒間保持してください。

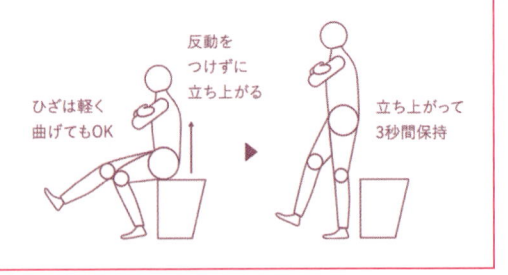

ひざは軽く
曲げてもOK

反動を
つけずに
立ち上がる

立ち上がって
3秒間保持

(日本整形外科学会：ロコモティブシンドローム予防啓発公式サイト ロコモオンラインより転載)

図3 2ステップテスト

ロコモ度テスト
2ステップテスト

このテストでは歩幅からロコモ度を測定します。

歩幅をしらべることで、下肢の筋力・バランス能力・柔軟性などを含めた歩行能力を総合的に評価します。

2ステップテストの方法

1. スタートラインを決め、両足のつま先を合わせます。

2. できる限り大股で2歩歩き、両足を揃えます（バランスを崩した場合は失敗とし、やり直します。）

3. 2歩分の歩幅(最初に立ったラインから、着地点のつま先まで)を測ります。

4. 2回行って、良かったほうの記録を採用します。

5. 次の計算式で2ステップ値を算出します。

2歩幅 (cm) ÷ 身長 (cm) = 2ステップ値

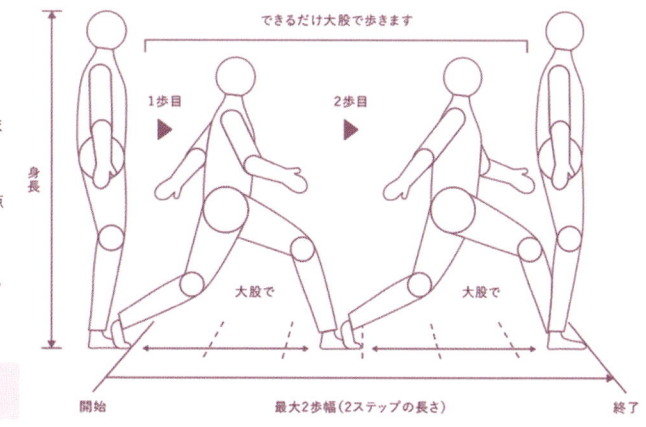

注意すること

・介助者のもとで行いましょう。

・滑りにくい床で行いましょう。

・準備運動をしてから行いましょう。

・バランスを崩さない範囲で行いましょう。

・ジャンプしてはいけません。

(日本整形外科学会：ロコモティブシンドローム予防啓発公式サイト ロコモオンラインより転載)

3-2章

実践 いざ体操の指導 ―健康増進のための体操―

表1 ロコモ25

3 ロコモ25

この1カ月の間に、からだの痛みや日常生活で困難なことはありませんでしたか？
次の25の質問に答えて、あなたのロコモ度をしらべてみましょう。

この1ヵ月の身体の痛みなどについてお聞きします。

	0点	1点	2点	3点	4点
Q1 頚・肩・腕・手のどこかに痛み（しびれも含む）がありますか。	痛くない	少し痛い	中程度 痛い	かなり 痛い	ひどく 痛い
Q2 背中・腰・お尻のどこかに痛みがありますか。	痛くない	少し痛い	中程度 痛い	かなり 痛い	ひどく 痛い
Q3 下肢（脚のつけね、太もも、膝、ふくらはぎ、すね、足首、足）のどこかに痛み（しびれも含む）がありますか。	痛くない	少し痛い	中程度 痛い	かなり 痛い	ひどく 痛い
Q4 ふだんの生活で身体を動かすのはどの程度つらいと感じますか。	つらくない	少し つらい	中程度 つらい	かなり つらい	ひどく つらい

この1ヵ月のふだんの生活についてお聞きします。

	0点	1点	2点	3点	4点
Q5 ベッドや寝床から起きたり、横になったりするのはどの程度困難ですか。	困難 でない	少し 困難	中程度 困難	かなり 困難	ひどく 困難
Q6 腰掛けから立ち上がるのはどの程度困難ですか。	困難 でない	少し 困難	中程度 困難	かなり 困難	ひどく 困難
Q7 家の中を歩くのはどの程度困難ですか。	困難 でない	少し 困難	中程度 困難	かなり 困難	ひどく 困難
Q8 シャツを着たり脱いだりするのはどの程度困難ですか。	困難 でない	少し 困難	中程度 困難	かなり 困難	ひどく 困難
Q9 ズボンやパンツを着たり脱いだりするのはどの程度困難ですか。	困難 でない	少し 困難	中程度 困難	かなり 困難	ひどく 困難
Q10 トイレで用足しをするのはどの程度困難ですか。	困難 でない	少し 困難	中程度 困難	かなり 困難	ひどく 困難
Q11 お風呂で身体を洗うのはどの程度困難ですか。	困難 でない	少し 困難	中程度 困難	かなり 困難	ひどく 困難
Q12 階段の昇り降りはどの程度困難ですか。	困難 でない	少し 困難	中程度 困難	かなり 困難	ひどく 困難
Q13 急ぎ足で歩くのはどの程度困難ですか。	困難 でない	少し 困難	中程度 困難	かなり 困難	ひどく 困難
Q14 外に出かけるとき、身だしなみを整えるのはどの程度困難ですか。	困難 でない	少し 困難	中程度 困難	かなり 困難	ひどく 困難
Q15 休まずにどれくらい歩き続けることができますか（もっとも近いものを選んでください）。	2~3km 以上	1km 程度	300m 程度	100m 程度	10m程度
Q16 隣・近所に外出するのはどの程度困難ですか。	困難 でない	少し 困難	中程度 困難	かなり 困難	ひどく 困難
Q17 2kg程度の買い物（1リットルの牛乳パック2個程度）をして持ち帰ることはどの程度困難ですか。	困難 でない	少し 困難	中程度 困難	かなり 困難	ひどく 困難
Q18 電車やバスを利用して外出するのはどの程度困難ですか。	困難 でない	少し 困難	中程度 困難	かなり 困難	ひどく 困難
Q19 家の軽い仕事（食事の準備や後始末、簡単なかたづけなど）は、どの程度困難ですか。	困難 でない	少し 困難	中程度 困難	かなり 困難	ひどく 困難
Q20 家のやや重い仕事（掃除機の使用、ふとんの上げ下ろしなど）は、どの程度困難ですか。	困難 でない	少し 困難	中程度 困難	かなり 困難	ひどく 困難
Q21 スポーツや踊り（ジョギング、水泳、ゲートボール、ダンスなど）は、どの程度困難ですか。	困難 でない	少し 困難	中程度 困難	かなり 困難	ひどく 困難
Q22 親しい人や友人とのおつき合いを控えていますか。	控えて いない	少し 控えている	中程度 控えている	かなり 控えている	全く 控えている
Q23 地域での活動やイベント、行事への参加を控えていますか。	控えて いない	少し 控えている	中程度 控えている	かなり 控えている	全く 控えている
Q24 家の中で転ぶのではないかと不安ですか。	不安は ない	少し 不安	中程度 不安	かなり 不安	ひどく 不安
Q25 先行き歩けなくなるのではないかと不安ですか。	不安は ない	少し 不安	中程度 不安	かなり 不安	ひどく 不安

	0点=	1点=	2点=	3点=	4点=
▲ 回答数を記入してください					
▲ 回答結果を加算してください	**合計**				**点**

（日本整形外科学会：ロコモティブシンドローム予防啓発公式サイト ロコモオンラインより転載）

表2 ロコモ度の判定と対処法

	立ち上がりテスト	２ステップテスト	ロコモ25	対処法
ロコモ度1	どちらか一方の脚で40cmの台から立ち上がれないが，両脚で20cmの台から立ち上がれる	1.1以上1.3未満	7点以上16点未満	ロコトレをはじめとする運動，十分なタンパク質とカルシウムを含んだバランスの取れた食事の摂取を推奨する
ロコモ度2	両脚で20cmの台から立ち上がれないが，30cmの台から立ち上がれる	0.9以上1.1未満	16点以上24点未満	何らかの運動器疾患を発症している可能性があるので整形外科専門医の受診を推奨する
ロコモ度3	両脚で30cmの台から立ち上がれない	0.9未満	24点以上	何らかの運動器疾患の治療が必要となっている可能性があるので，整形外科専門医による診療を推奨する

（文献1より引用，著者改変）

術前後で注意すべき点

- 術後の患者の場合は，荷重の制限，禁忌肢位などに関して考慮されるべきである。
- 内科的合併症を有している場合は，運動の強度，禁忌に関して主治医に確認をしてから指導することが望ましい。

患者指導のコツ

- ロコモ評価の結果にもよるが，一般的には中高年者は運動が不足しがちであり，膝関節や腰椎に変性所見が認められることも多い。したがって，まずは膝や腰への負担が少ないスクワットと開眼片脚起立のロコトレを指導する。
- ロコトレが十分に可能で，さらに運動機能の向上を目指す場合，追加の体操を指導することが推奨される。

実施頻度

１日２セット程度を推奨する。高齢者の場合，意欲と実際の運動能力に乖離がみられることがあるので注意が必要である。

文献

1) 日本整形外科学会/ロコモチャレンジ推進協議会：ロコモティブシンドロームパンフレット2020年度版．
2) Nakamura K. "super-aged" society and the "locomotive syndrome". J Orthop Sci 2008；13：1-2.
3) Nakamura K. The concept and treatment of locomotive syndrome: its acceptance and spread in Japan. J Orthop Sci 2011；16：489-91.
4) Yoshimura N, et al. Association between new indices in the locomotive syndrome risk test and decline in mobility: third survey of the ROAD study. J Orthop Sci 2015；20：896-905.

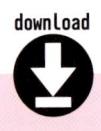

実技解説　まずは *1, 2* を指導し，実施が十分に可能であれば *3, 4* を指導することが推奨される

1 スクワット [2～3セット/日]

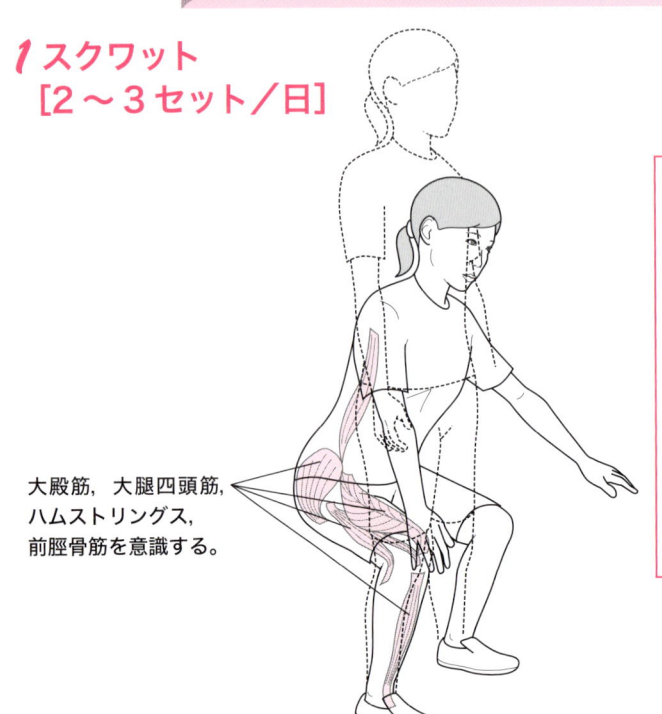

大殿筋，大腿四頭筋，
ハムストリングス，
前脛骨筋を意識する。

①両脚を肩幅より少し広げて，30°ほど
　外側に向けて立つ。
②腰をうしろに引くように膝を曲げる。

＊前傾姿勢になり，バランスをとるようにする
　とよい。
＊手が前に出ても構わない。
＊膝がつま先よりも前に出ないように注意する。

③1回当たり10～12秒かけて，5～
　6回（1セット）行う。

＊膝を前に出さないように行うスクワットは，
　大腿四頭筋，ハムストリング，大殿筋，前脛
　骨筋など下腿全体の筋肉を効果的に鍛え，膝
　の痛みが出にくい。

2 開眼片脚起立 [1～2回/日]

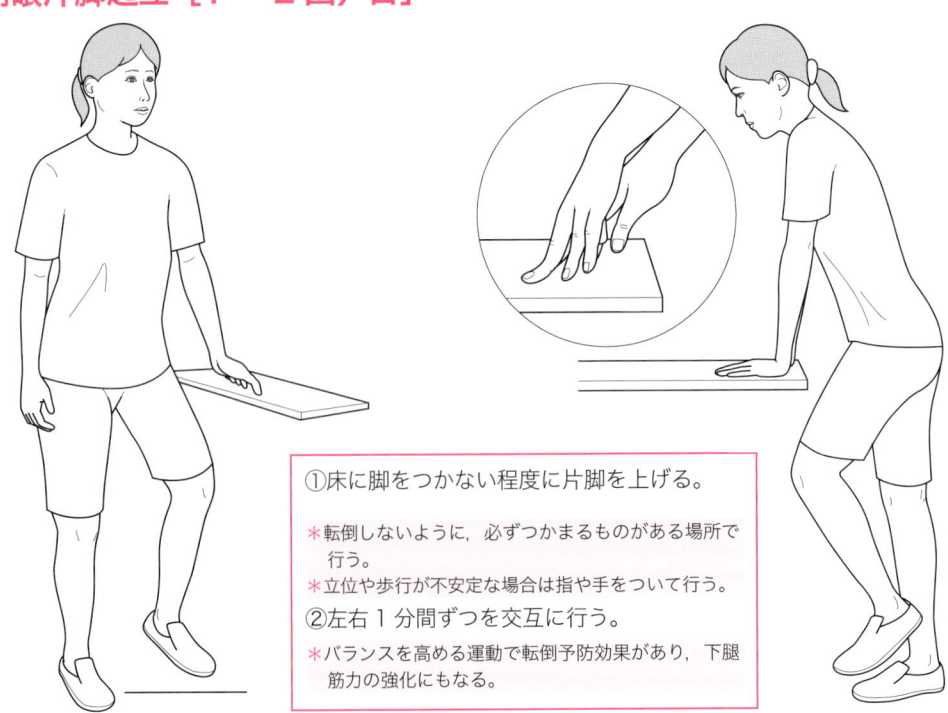

①床に脚をつかない程度に片脚を上げる。

＊転倒しないように，必ずつかまるものがある場所で
　行う。
＊立位や歩行が不安定な場合は指や手をついて行う。
②左右1分間ずつを交互に行う。

＊バランスを高める運動で転倒予防効果があり，下腿
　筋力の強化にもなる。

164

3 カーフレイズ
［1〜2セット／日］

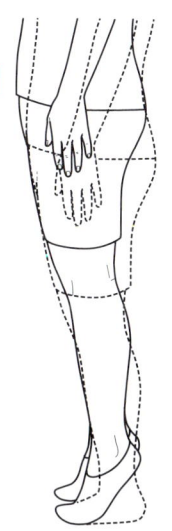

①両脚をやや開いて立つ。
②両脚で立った状態で踵をゆっくり上げて，ゆっくり踵を下ろす。
③10〜20回を1セットとする。

＊踵を上げすぎるとバランスを崩す危険がある。
＊不安定な場合は，柱や壁などに手をついて行う。

4 フロントランジ
［2〜3セット／日］

①腰に両手を当てて両脚で立つ。
②脚をゆっくり大きく前に踏み出す。
③前脚の太ももが水平になるくらいに腰を深く下げる。
④5〜10回を1セットとして，左右交互に行う。

＊上体は胸を張って，よい姿勢を維持しながら行う。
＊下肢全体の筋力強化に役立つが，高齢者はバランスを崩す危険があるので注意が必要である。

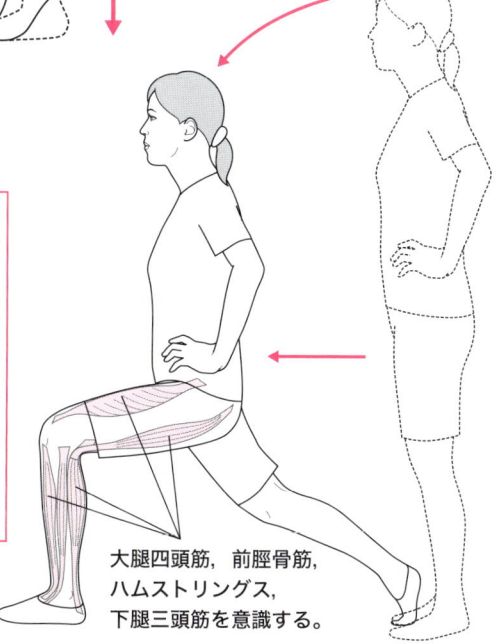

大腿四頭筋，前脛骨筋，ハムストリングス，下腿三頭筋を意識する。

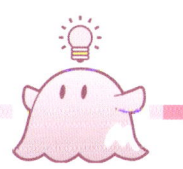

Column

歩行距離の増加よりもロコモ体操が優先！

　ロコモ体操の主な目的は，転倒，腰痛ならびに関節痛を防ぐといった，いわば予防のためのトレーニングであり，機能障害の是正や疼痛の緩和のための治療体操としては不十分といえます。そのため，運動を処方する側が運動機能評価を詳細に実施するとともに，運動機能障害を認める場合には，特定な治療体操を処方することを心がけるべきです。

　日常の身体活動量が低下していることを理由に，まずは「歩く」ことを勧められるケースがあるようですが，転倒予防のためのロコモ体操が習慣化してから日常の活動量の増加を勧めるなど，段階的な指導が何よりも重要といえます。

（北里大学医療衛生学部リハビリテーション学科理学療法学専攻　松永篤彦）

サルコペニア予防・進行防止のための体操

北里大学医療衛生学部リハビリテーション学科理学療法学専攻　**上出直人**

体操指導のための知識の整理

● 目的・目標

　サルコペニアは，転倒，骨折，身体機能低下，死亡などの負のアウトカムの危険が高まった進行性かつ全身性の骨格筋疾患である。サルコペニアは，筋力，身体機能，骨格筋量によって診断されるが，特に，高齢者では加齢に伴うサルコペニアが発生しやすいため，運動指導の対象者として重要である。

　運動指導の重要な目的は，レジスタンストレーニングを含む運動により骨格筋量や骨格筋力を増加させ，サルコペニアの予防・進行防止を図ることである。

● インフォームドコンセント

　高齢期におけるサルコペニアは，将来的に要介護状態へとつながる重要なリスク要因の1つである。従って，筋量や筋力の低下を示す所見があれば，サルコペニアの可能性とリスクについて説明することが重要である。 **表1** にサルコペニアの評価指標の例を示す。

　さらに，サルコペニアの予防や進行防止のためには，適切な運動実施が有効であることを説明する。

● 基礎疾患・合併症への配慮

　サルコペニアは，加齢以外にも活動量の低下・疾患・栄養不良が原因となることもある。臥床状態により身体活動状態が低下している場合はリスクが高くなる。

　原因となりうる疾患がある場合，原疾患に対する治療やケアについても考える必要がある。サルコペニアの原因疾患として，心臓・肺・肝臓・腎臓などの臓器不全，炎症性疾患，悪性腫瘍，甲状腺機能異常などの内分泌疾患，神経変性疾患などがある。また，栄養不良によるサルコペニアの場合は，アミノ酸の摂取などの栄養指導も考慮する必要がある。

　したがって，治療中の疾患の有無および"やせ（BMI 18.5 未満）"や血清アルブミン値の低下などの栄養不良の可能性を示唆する所見を運動指導前に確認することが重要である。

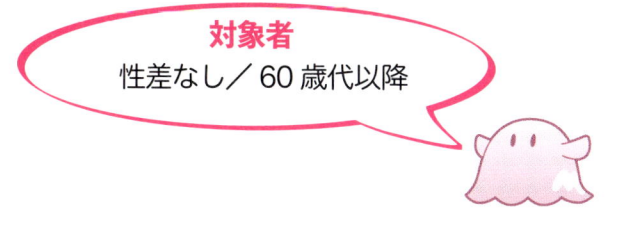

対象者
性差なし／60歳代以降

表1 サルコペニアの診断に用いられる評価指標の例

評価項目		評価指標
骨格筋量	四肢骨格筋量	・二重エネルギーX線吸収測定法（DEXA）※ ・バイオインピーダンス法（BIA）※ 　　　　　　　※骨格筋指数 (四肢筋肉量 / 身長^2) で評価する
骨格筋力（筋機能）	筋力	・握力 ・膝伸展筋力 ・最大呼気時口腔内圧（呼吸筋筋力）
	運動能力	・short physical performance battery（SPPB）※ 　　　　　　　※立位バランス・歩行速度・起立テストで構成 ・歩行速度（通常速度） ・timed up and go test

サルコペニアの診断のための骨格筋量や骨格筋力（筋機能）の各評価指標のカットオフ値については文献1を参照。ただし，人種差がある評価指標もあるため注意が必要。

DEXA：dual-energy X-ray absorptiometry
BIA：bioelectrical impedance analysis

● **禁忌**

● 状態の安定していない臓器不全や急性期の炎症性疾患に対しては，原則として本項目で紹介するような運動療法は禁忌と考える。

● 悪性腫瘍で骨転移がある場合は，運動内容によっては病的骨折を引き起こす危険性もあるため，主治医への確認が必要である。

● 神経変性疾患では過用性筋力低下を起こす可能性もあるため，運動療法の実施については主治医への確認が望ましい。

● **術前後で留意すべき点**

● 胸腹部への外科手術後や整形外科手術後の安静臥床（不動）がサルコペニアの原因となる可能性がある。これらの術後はできる限り早期に運動療法を開始し，サルコペニアを予防する必要がある。

● 術後の運動療法は各手術により留意点が異なるため，本項で紹介する運動内容が適さない場合もある。術後3カ月以内に運動指導を行う場合は，念のため主治医やリハビリテーション医へ相談することが望ましい。

3-2章

実践 いざ体操の指導 —健康増進のための体操—

● 患者指導のコツ

- ストレッチやレジスタンストレーニング中に息をこらえながら運動をすると，過度な筋緊張や血圧上昇が起こりうる。運動中は，運動を持続する秒数や回数を声に出してカウントし，息をこらえないように指導する。
- ストレッチは，痛みを誘発しないように筋肉に軽い伸張痛を感じる程度の伸張でよいこと，さらにウォームアップおよびクールダウンとして運動の前後で実施することを指導する。
- レジスタンストレーニングでは，運動速度が速くなってしまうことが多いため，ゆっくりとカウントしながら関節を動かすように指導する。
- バランストレーニングを行う際には，転倒に注意し，壁や椅子などつかまることができる物の近くで運動を行うように指導する。
- レジスタンストレーニングとバランストレーニングを組み合わせた運動内容を指導したほうが，運動能力の向上に効果的である。

● 実施頻度

　高齢者において，筋力の向上や運動能力の向上といった効果を出すためには，週2〜3回以上の運動実施頻度で，3カ月間以上の運動継続が必要である。

文献 —————————————————————————————————

1) Cruz-Jentoft AJ, et al. Sarcopenia：European consensus on definition and diagnosis. Report of the European Working Group on Sarcopenia in Older People. Age and Ageing 2010；39：412–23.
2) Cruz-Jentoft AJ, et al. Prevalence of and interventions for sarcopenia in ageing adults：a systematic review. Report of the International Sarcopenia Initiative（EWGSOP and IWGS）. Age and Ageing 2014；43：748-59.

downLoad

<table>
<tr><td>**実技解説**</td><td>体操の前後で，ウォームアップとクールダウンとして「ストレッチ」を実施するように指導する
「レジスタンストレーニング」は5～6種目程度を指導する
「レジスタンストレーニング」と「バランストレーニング」は必ず組み合わせて指導する</td></tr>
</table>

ストレッチ

1 下腿三頭筋のストレッチ［1～2回／日］

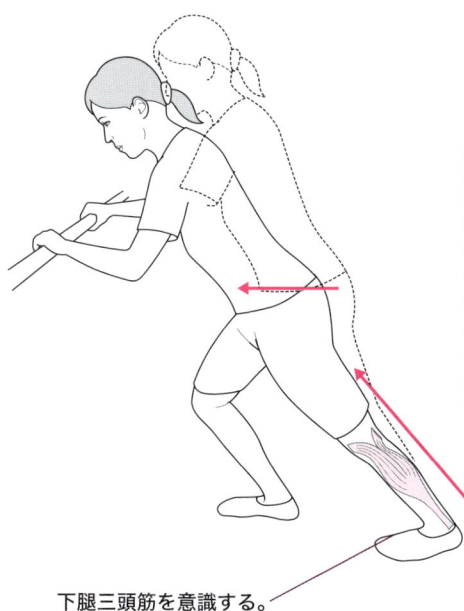

①下肢を前後に開き，バーや壁などにつかまって立つ。
②後方の下肢の膝を伸展したまま，足部はまっすぐ前方に向ける。
③後方の下肢の踵を地面につけたまま，前方の下肢の膝をゆっくり屈曲し，下腿三頭筋をストレッチする。
④ゆっくりと息を吐きながら膝を屈曲させ，息を止めずにゆっくり呼吸をしながら15秒間伸ばす。
⑤左右2回ずつ行う。

下腿三頭筋を意識する。

2 ハムストリングスのストレッチ［1～2回／日］

①椅子や台に浅く座り，片側の膝を伸展，足関節は背屈位にして前に出す。
②前に出した下肢の長軸方向へ体幹を前傾させて，ハムストリングスをストレッチする。

＊膝が屈曲しないように，一方の手で膝を固定するとよい（丸印）。

③ゆっくりと息を吐きながら体幹を前に倒し，息を止めずにゆっくり呼吸をしながら15秒間伸ばす。
④左右2回ずつ行う。

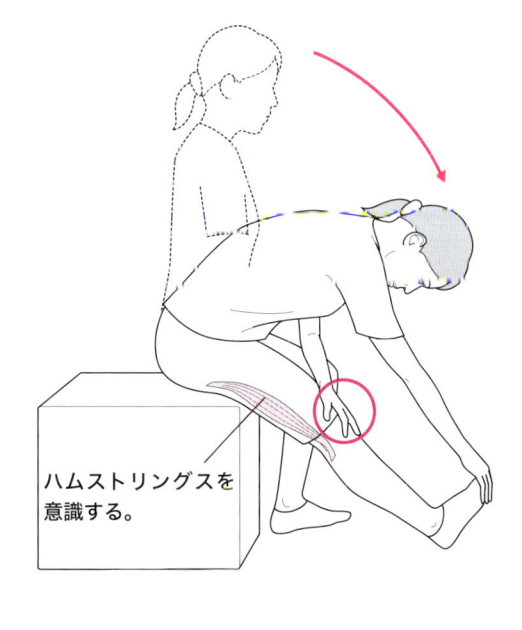

ハムストリングスを意識する。

1 バイセプス・カール ［2 セット（30 回）／日］

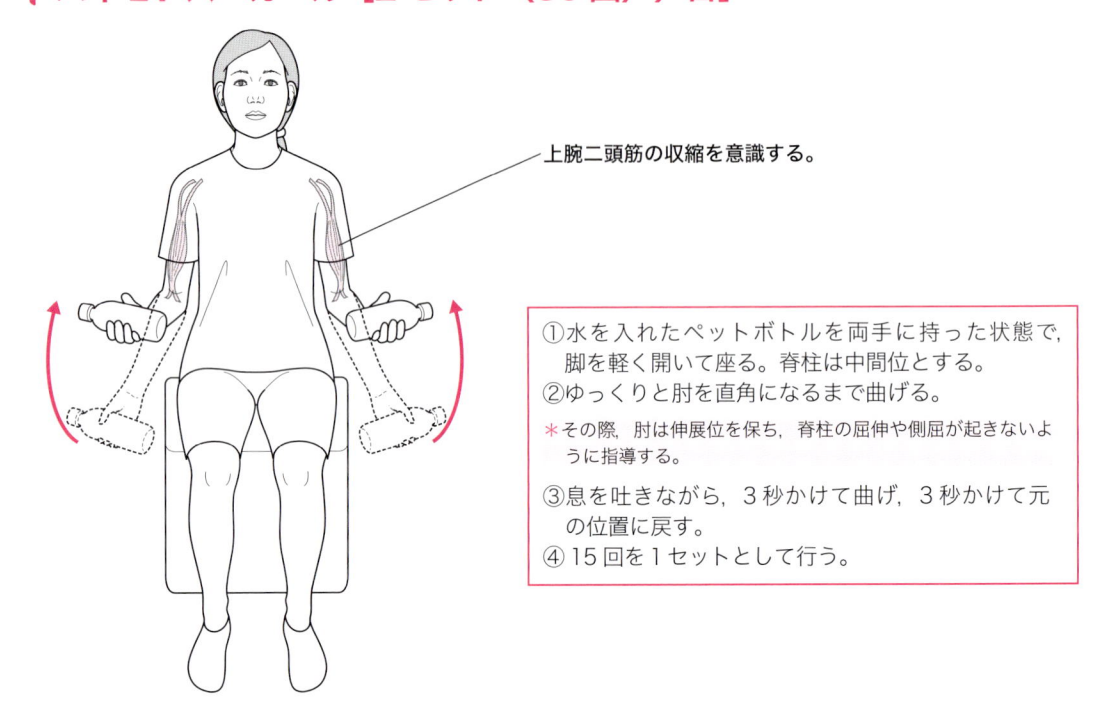

上腕二頭筋の収縮を意識する。

①水を入れたペットボトルを両手に持った状態で，脚を軽く開いて座る。脊柱は中間位とする。
②ゆっくりと肘を直角になるまで曲げる。
＊その際，肘は伸展位を保ち，脊柱の屈伸や側屈が起きないように指導する。
③息を吐きながら，3 秒かけて曲げ，3 秒かけて元の位置に戻す。
④15 回を 1 セットとして行う。

2 ショルダー・アブダクション ［2 セット（30 回）／日］

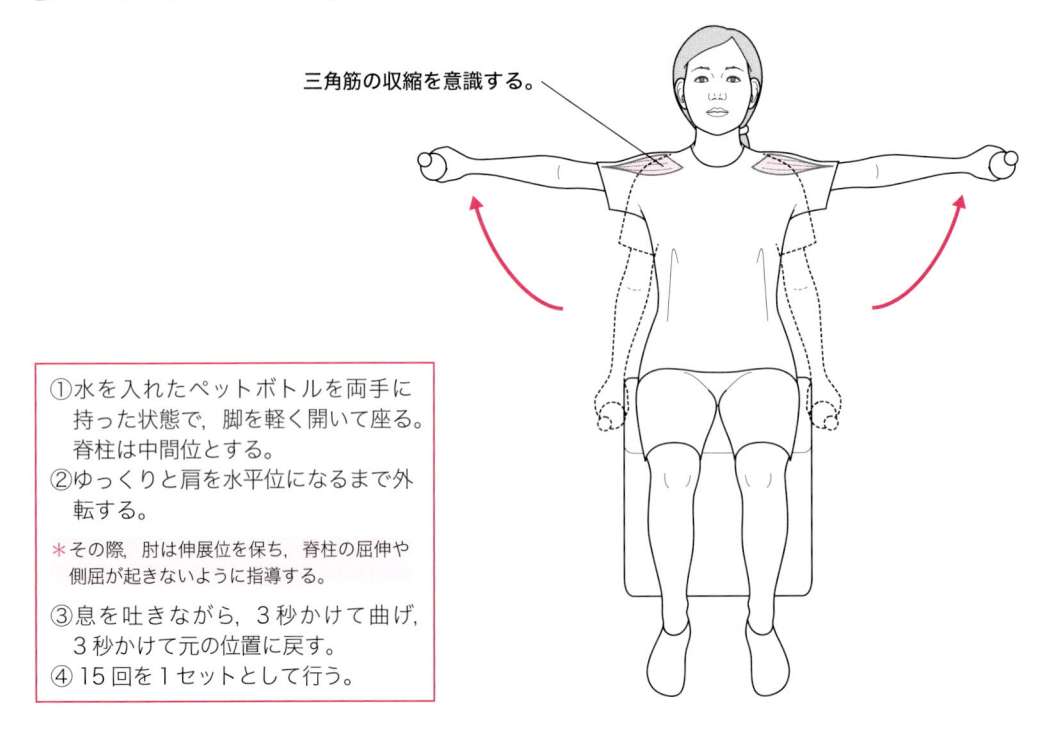

三角筋の収縮を意識する。

①水を入れたペットボトルを両手に持った状態で，脚を軽く開いて座る。脊柱は中間位とする。
②ゆっくりと肩を水平位になるまで外転する。
＊その際，肘は伸展位を保ち，脊柱の屈伸や側屈が起きないように指導する。
③息を吐きながら，3 秒かけて曲げ，3 秒かけて元の位置に戻す。
④15 回を 1 セットとして行う。

3 片脚ブリッジ［2セット（30回）／日］

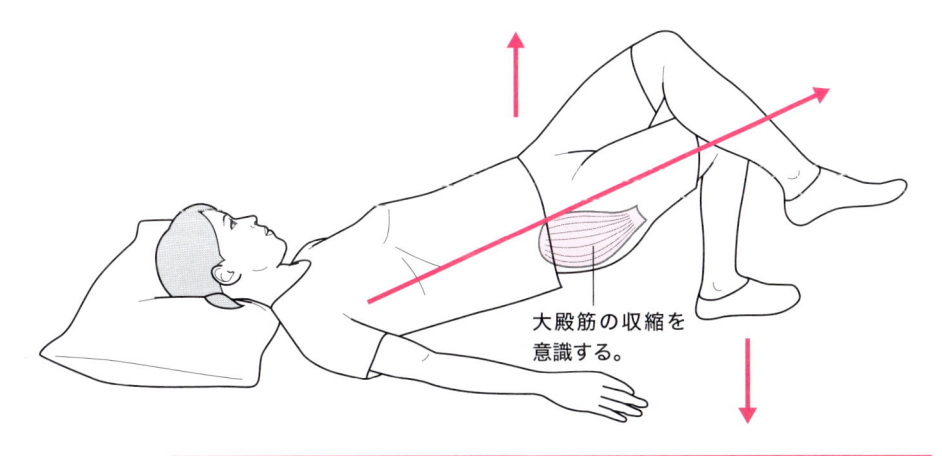

大殿筋の収縮を
意識する。

①両肩を軽く外転して両手を床につき，下肢は膝を屈曲した状態で脚を組む。
②下側になっている下肢の足底全体で床を押し，大殿筋の収縮を意識して
　殿部を上に持ち上げる。
③下側の下肢の大腿と体幹が真っ直ぐになる位置まで持ち上げる。
④息を吐きながら，3秒かけて挙げ，3秒かけて元の位置に戻す。
⑤運動は脚を組みかえて左右両側行う。
⑥左右15回ずつを1セットとして行う。

4 ヒップ・アダクション［2セット（30回）／日］

①両膝の間に，小さなクッションや
　ボールを挟んだ状態で座る。脊柱
　は中間位とする。
②両側の股関節を内転し，両膝でクッ
　ションやボールを押し潰す。
③息を吐きながら，5秒間クッショ
　ンやボールを潰すように力を入れ
　た状態を保持する。
④15回を1セットとして行う。

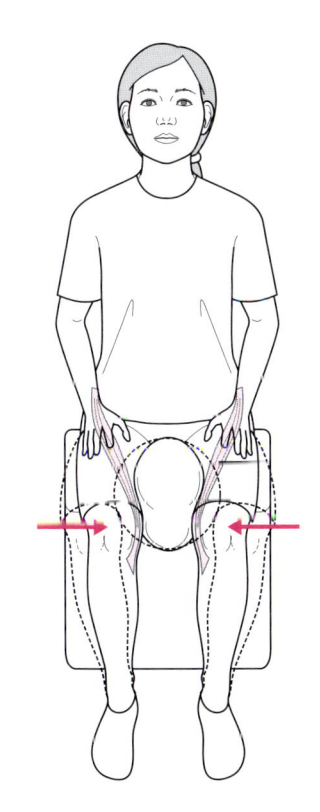

内転筋群の収縮を意識する。

5 クアド・セッティング［2 セット（30 回）／日］

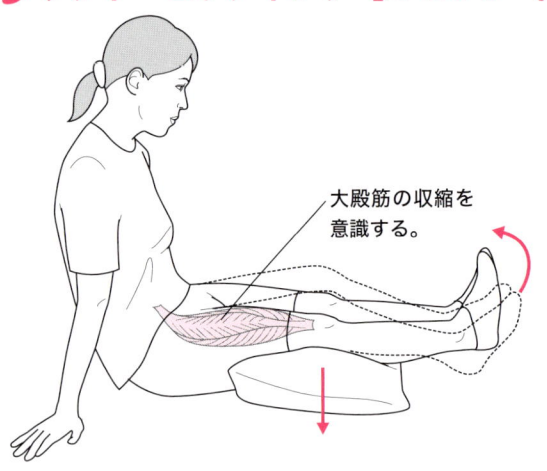

大殿筋の収縮を
意識する。

①膝の下にクッションを置いて，軽度膝屈曲位
　の状態で床に座る。
②足関節を背屈し，大腿四頭筋の収縮を意識し
　て，膝を完全伸展させ，膝窩でクッションを
　押し潰す。
③息を吐きながら，5 秒間クッションを押し潰す
　ように力を入れた状態を保持する。
④15 回を 1 セットとして行う。

6 トーライズ（座位）
［2 セット（30 回）／日］

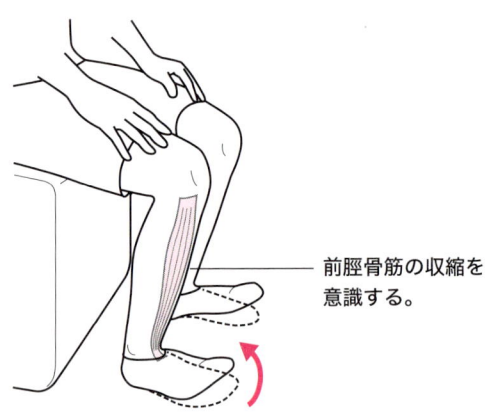

①椅子に浅く座り，両脚を軽く開く。
②踵は床につけたまま，前脛骨筋の収縮を
　意識して足関節を背屈させる。
③息を吐きながら，3 秒かけて完全に背屈
　し，3 秒かけて元の位置に戻す。
④15 回を 1 セットとして行う。

前脛骨筋の収縮を
意識する。

7 ヒールライズ［2 セット（30 回）／日］

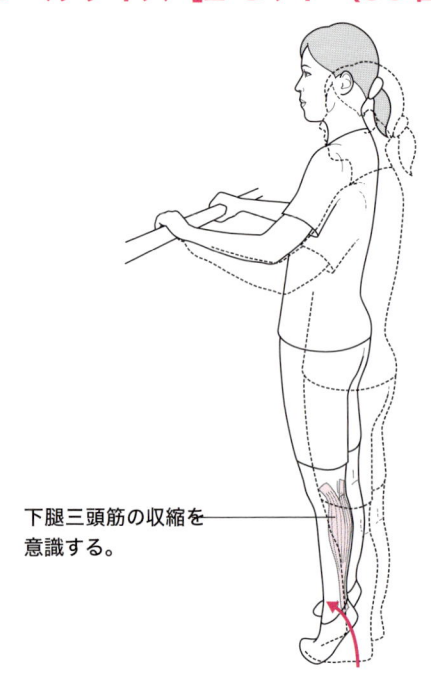

①両脚を肩幅に開き，両側の足部を平行
　にした状態で，バーや壁などにつかまっ
　て立つ。
②下腿三頭筋の収縮を意識しながら，ゆっ
　くりと足関節を底屈し，踵を上方に挙
　げる。
＊膝は伸展位のまま，踵を持ち上げるように指導
　する。
③息を吐きながら，3 秒かけて最大底屈
　し，3 秒かけて元の位置に戻す。
④15 回を 1 セットとして行う。

下腿三頭筋の収縮を
意識する。

8 チェア・スクワット [2セット（20回）／日]

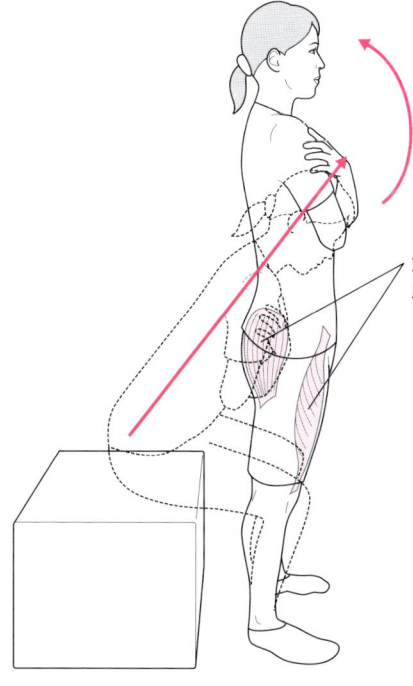

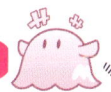

大殿筋や大腿四頭筋の収縮を意識する。

① 胸の前で腕を組んだ状態で浅く座る。脊柱は中間位とする。
② 両脚は肩幅に開き，体幹を前傾させ，つま先に重心を移動させて立ち上がる。
③ 座るときは，体幹を前傾しながら膝を屈曲して椅子に座る。

＊ 運動中は脊柱を前弯させないよう，中間位を保持するように指導する。

④ 息を吐きながら，3秒かけて坐位から立位となり，3秒かけて立位から坐位に戻る。
⑤ 10回を1セットとして行う。

バランストレーニング

1 ステッピング [2〜3回／日]

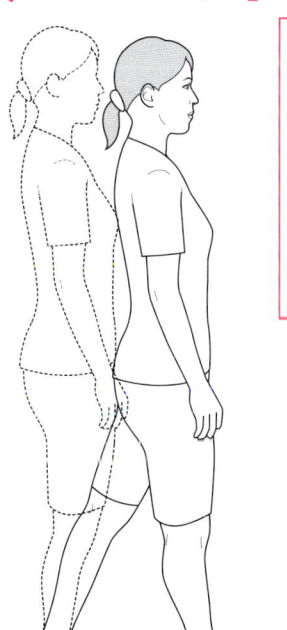

① 両脚を軽く開いて立つ。
② 片側の脚を，「一歩前」，「一歩後ろ」，「一歩横」の順番で踏み出す。

＊ 踏み出した足に重心を移動するように指導する。
＊ 足の踏み出す大きさは，楽に踏み出せる大きさでいい。
＊ 足を踏み出す速さは，最初はゆっくり行い，徐々に速度を速くし，最終的にできる限り速く踏み出すように指導する。

③ 安全のため壁などの近くで行い，前・後・横のすべてのステッピングを行って1回とし，左右10回ずつ行う。

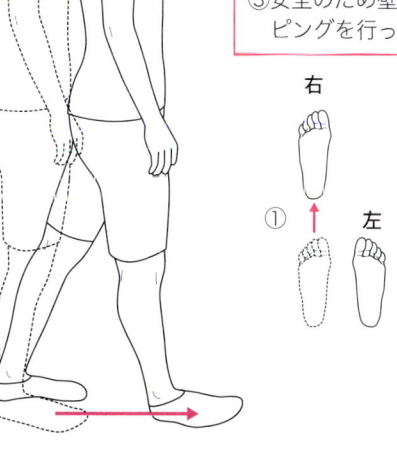

右

① 左

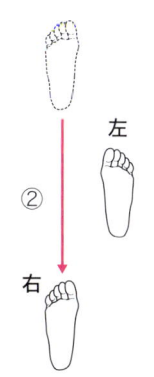

② 左

右

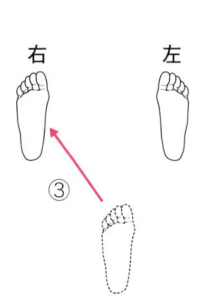

右　左

③

2 タンデム・ウォーキング
［2 セット（20 歩）／日］

Q：左右に体が揺れてしまい，一直線上を歩くのは難しいです。
A：バランスを上手にとれないときは，両足を無理に一直線にせず，10cm 程度の幅の上を歩くところから始めるといいです。慣れたら，一直線上を歩けるようにします。

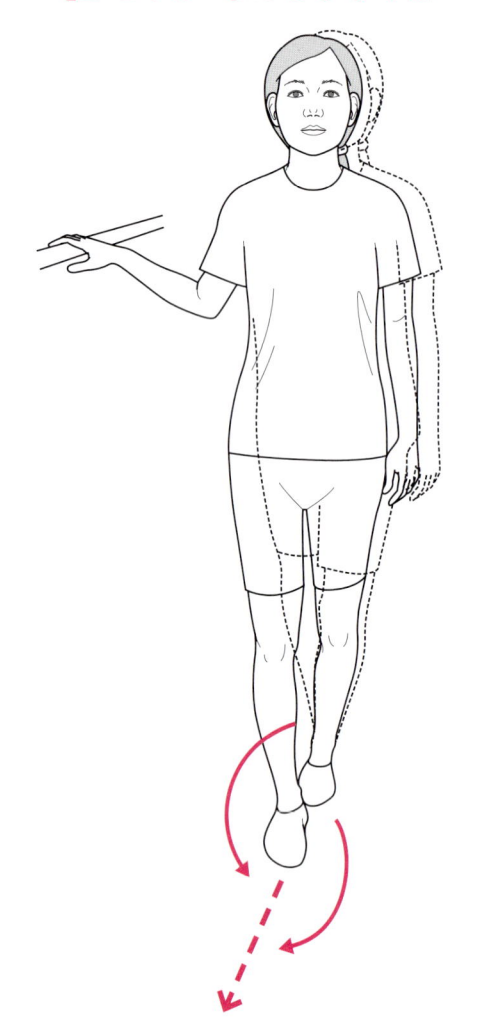

①両側の足部が，前後一直線上に並ぶように立つ。
②後方の足の踵を前方の足のつま先の前に動かし，両足部が前後一直線上に並ぶように移動させる。
③この動きを繰り返して，一直線上を歩く。

＊歩く速度は楽に歩ける速さでよいが，絶えず両脚が前後一直線上に並ぶように歩く。

④安全のためバーや壁などの近くで行い，10 歩を 1 セットとして行う。

Column

運動導入時のコツは？

　運動導入時には，まずこれまで何らかの運動を習慣的に行っていた人かどうかを確認することが重要です。

　運動を習慣的に行っていた人は，新たに運動を指導された際にもきちんと実施してくれる可能性が高いので，ある程度の種類や量を行っても問題なく実施できる可能性が高いといえます。

　一方で，これまでに運動の習慣がまったくなかった人，または，体力低下などによって運動ができなかった人に対しては，まずは最も重要な運動でかつ，負荷の比較的低いものを2～3種類選択して開始し，次回の外来の際に少しでも実践をしていれば十分に褒め，さらに運動の種類や量を理想的な形へ漸増することが導入時のコツとなります。また，運動習慣のない人は基礎体力がないことも多いので，痛みや転倒などにも配慮してメニューを選択するとよいでしょう。

（北里大学医療衛生学部リハビリテーション学科理学療法学専攻　神谷健太郎）

骨粗鬆症（骨折）予防の体操

北里大学医学部整形外科学　**村田幸佑**
北里大学医学部整形外科学　**宮城正行**

体操指導のための知識の整理

● 対象となることの多い患者の年齢・性別

年齢は中高年。閉経により骨密度・骨強度の低下が懸念されるので，特に女性が推奨される。可能であれば，体力があるうちから運動習慣をつけておくことが予防的にも望ましい。

● 目的・目標

目的は，骨密度の維持・改善および転倒リスクを減少させることによる脆弱性骨折の予防である。

骨密度と筋肉量は相関することが報告されており[1]，骨粗鬆症患者において骨だけでなく，筋肉にも着目をする必要がある。

骨粗鬆症患者における運動療法の効果については報告例が非常に少ないが，閉経後女性や高齢男性においては，ジャンプなどの衝撃運動とレジスタンストレーニングなどを含む多因子の運動により，骨密度が維持・改善されることが報告されている[2〜4]。また，バランス運動とレジスタンストレーニングを含む多因子の運動は転倒のリスクを減らし[5]，背筋の増加は圧迫骨折のリスク低下につながることも報告されている[6]。

筋肉に関しては，加齢に伴う筋肉量減少の病態であるサルコペニアは，四肢筋肉量の減少を主病態としているため，四肢，特に下肢筋への介入が重要である。一方，骨粗鬆症患者には，脊柱矢状面アライメント異常，いわゆる腰曲がりを呈する患者が多く，腰痛が強いことが報告されている[7]。腰痛や脊柱矢状面アライメント異常に体幹筋肉量の低下が関与していることが報告されており[8,9]，近年体幹筋にも注目が集まっている。

四肢筋ならびに体幹筋への介入として，運動療法を継続することにより骨密度・筋肉量を維持し，骨折のリスクを減らし，ひいては健康寿命を延ばしていくことが最終的な目標である。

● インフォームドコンセント

骨粗鬆症では転倒による脆弱骨折のリスクがあるため，転倒予防のため筋力増強が必要である。

適切な運動療法を行うことは，骨に多角的な刺激を与えることで骨密度を増加ないし維持することにつながり，ひいては下肢だけでなく体幹の筋肉に介入することにより，腰曲がり・腰痛などの予防につながる可能性があるので，健康を維持するためにも取り入れることが望ましい。

● 基礎疾患・合併症への配慮

骨強度維持のためには多因子の刺激を伴う運動が必要であるが，バランスのトレーニングや高齢者への高負荷のトレーニングは，転倒リスクや運動器への負担が懸念される。

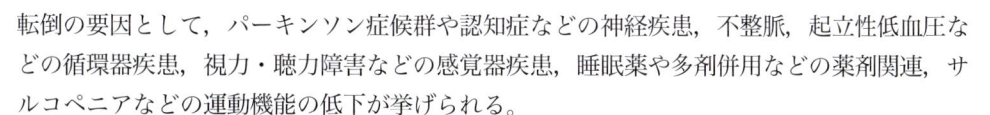

対象者

性差なし（特に女性）／40歳以上

転倒の要因として，パーキンソン症候群や認知症などの神経疾患，不整脈，起立性低血圧などの循環器疾患，視力・聴力障害などの感覚器疾患，睡眠薬や多剤併用などの薬剤関連，サルコペニアなどの運動機能の低下が挙げられる。

　変形性関節症や脊椎疾患も過度な運動により疼痛が増悪する可能性があるので，監視体制や負荷量の調節について注意が必要である。

禁忌

- ●重篤な心疾患や救急疾患の急性期など，運動により生命の危機が懸念され，安静が求められる病態に対しては禁忌である。

術前後で留意すべき点

- ●骨粗鬆症においては，各種脆弱骨折に対する手術がメインになる。基本的に体操は，術後体調や歩行機能のリハビリが落ち着いた時点で開始すべきである。
- ●特に，大腿骨頚部骨折後においては，歩行機能再獲得後も運動機能が不十分となっていることが明らかになっており，骨折の連鎖を防ぐためにも継続した運動指導の必要性がある。
- ●体操の際に疼痛が出現したり，転倒したりした場合には脆弱性骨折の有無の確認が必要である。

患者指導のコツ

- ●患者の運動機能や転倒リスク評価を行ったうえで指導するのが，安全上望ましい。
- ●簡易的には，問診で過去1年の転倒の状況を確認することができるが，可能であれば，理学療法士による握力・片脚起立時間，Time up and go test，ロコモ度チェックなどの詳細なリスク評価が必要である。
- ●評価者をつけることにより，徐々に運動強度を強くしていくこと，進捗をフィードバックすることによりモチベーションを維持させることも重要である。

実施頻度

　一般的には1日2〜3回程度，毎日実行することが望ましい。

3-2章

実践　いざ体操の指導　―健康増進のための体操―

文献 ──

1) Miyakoshi N, et al.Prevalence of sarcopenia in Japanese women with osteopenia and osteoporosis.J Bone Miner Metab 2013 ; 31:556-61.

2) Allison SJ, et al. The Influence of High-Impact Exercise on Cortical and Trabecular Bone Mineral Content and 3D Distribution Across the Proximal Femur in Older Men: A Randomized Controlled Unilateral Intervention.J Bone Miner Res 2015 ; 30 : 1079-16.

3) Tucker LA, et al.Television viewing time and measured cardiorespiratory fitness in adult women.Am J Health Promot 2015 ; 29 : 285-90.

4) Zhao R, et al.The effects of differing resistance training modes on the preservation of bone mineral density in postmenopausal women: a meta-analysis. Osteoporos Int 2015 ; 26 : 1605-18.

5) Gillespie LD, et al. Interventions for preventing falls in older people living in the community. Cochrance Database Syst Rev 2012 ; 2012 : CD007146.

6) Sinaki M, et al.Stronger back muscles reduce the incidence of vertebral fractures: a prospective 10 year follow-up of postmenopausal women. Bone 2002 ; 30 : 836-41.

7) Matsunaga T, et al. Prevalence and Characteristics of Spinal Sagittal Malalignment in Patients with Osteoporosis. J Clin Med 2021 ; 10 : 2827.

8) Hori Y, et al.ISSLS PRIZE IN CLINICAL SCIENCE 2019: clinical importance of trunk muscle mass for low back pain, spinal balance, and quality of life-a multicenter cross-sectional study. Eur Spine J 2019 ; 28 : 914-21.

9) Miyagi M, et al.Decreased muscle mass and strength affected spinal sagittal malalignment.Eur Spine J 2022 ; 31 : 1431-7.

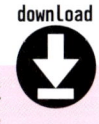
download

実技解説	転倒に留意し，椅子やテーブルなどにつかまりながら安全に行うことが重要である。体操の際は息を止めずに自然な呼吸で行う。痛みがある場合や体調不良の際，無理はしないように行う

1 腹筋のストレッチ［2～3 セット（20～30 回）／日］

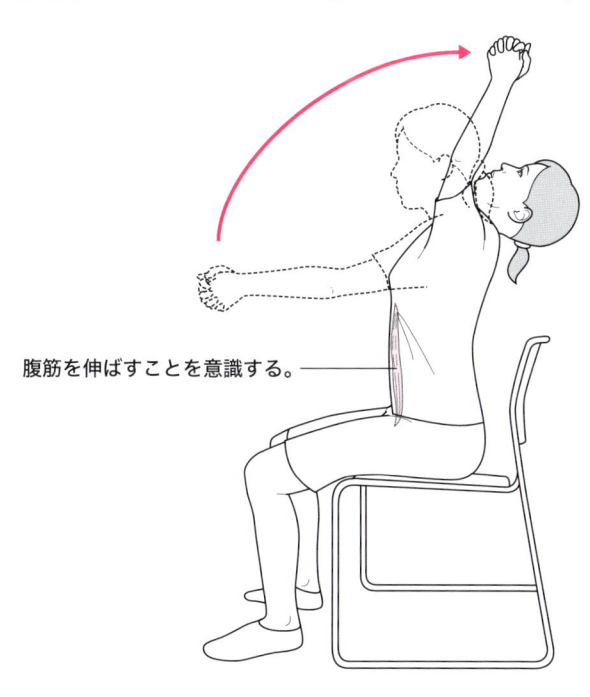

腹筋を伸ばすことを意識する。

①椅子に座り，両腕を水平に伸ばし，両手を組む。
②背筋はできるだけピンと伸ばす。
③背筋を伸ばしたまま，両腕を天井に向けて上げる。
＊背伸びをするような感じで腕と身体を天井に向かって伸ばす。
④1 セット 10 回として行う。

2 腹筋と背筋の強化［2～3 セット（20～30 回）／日］

腹筋，背筋を意識する。

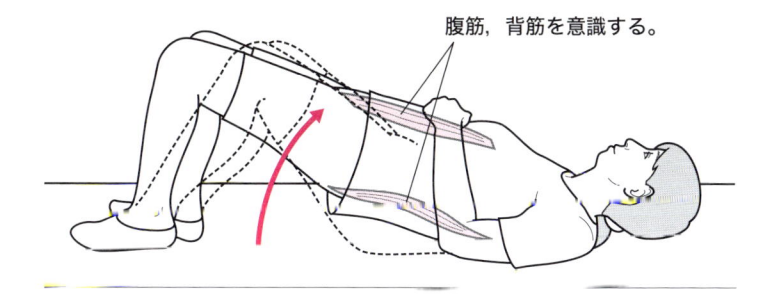

①仰臥位で両膝を立てる。
②その姿勢から尻に力を入れて息を吐きながら，ゆっくりと腰を持ち上げる。
③1 セット 10 回として行う。

3-2
章

実践 いざ体操の指導 ─健康増進のための体操─

3 大腿部の強化 ［2 〜 3 セット（10 〜 15 回）／日］

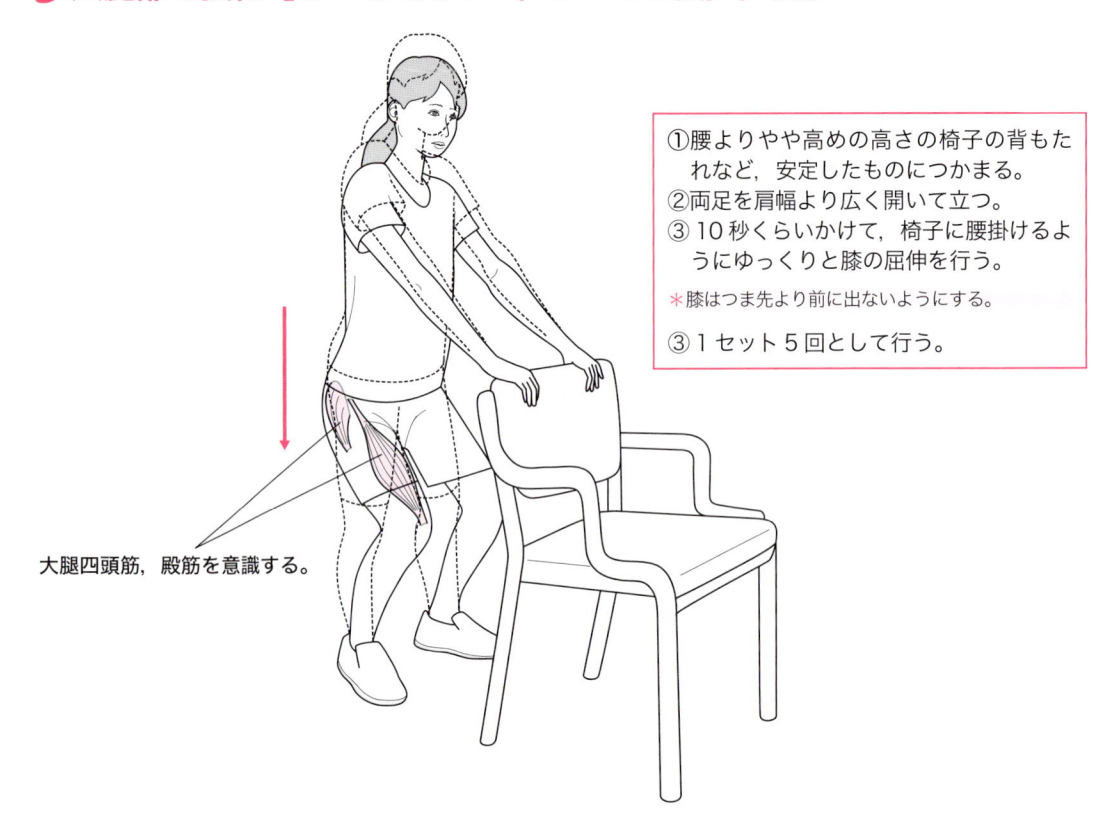

①腰よりやや高めの高さの椅子の背もた
　れなど，安定したものにつかまる。
②両足を肩幅より広く開いて立つ。
③ 10 秒くらいかけて，椅子に腰掛けるよ
　うにゆっくりと膝の屈伸を行う。
＊膝はつま先より前に出ないようにする。
③ 1 セット 5 回として行う。

大腿四頭筋，殿筋を意識する。

4 下腿の強化 ［2 〜 3 セット（20 〜 30 回）／日］

①壁などにつかまったまま，足幅を肩幅に
　開き，両下肢を平行にして立つ。
②膝は伸ばしたまま，ゆっくりと踵を上に
　持ち上げてつま先立ちをする。
③息を吐きながら 3 秒かけてつま先立ちし，
　3 秒かけて元の位置に戻す。
④ 1 セット 10 回として行う。

腓腹筋，ヒラメ筋を意識する。

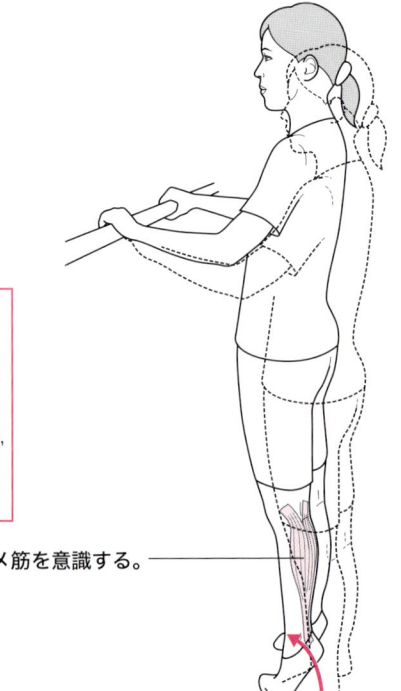

5 バランストレーニング
［2～3 セット（6～9回）／日］

対象者アルアル情報

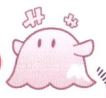

Q：ほかにも簡単にできる運動はありますか？

A：下腿の強化法には"踵落とし"も有効です。やり方は，つま先立ちの姿勢から膝を曲げず，ストンと床に踵を落とします。1セット30～50回くらいが目安です。ただし股関節や膝・足首に痛みがあると，痛みを強くしてしまうこともあるので注意してください。

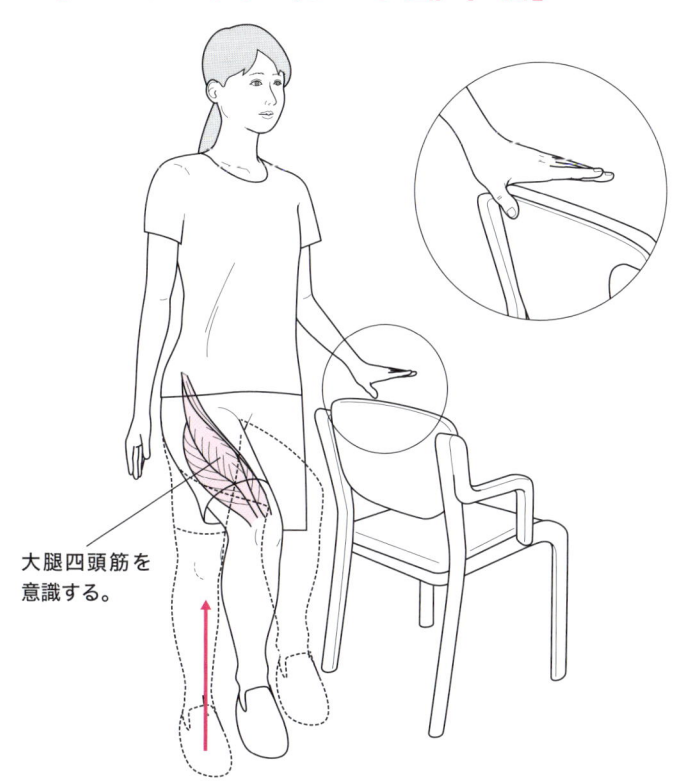

大腿四頭筋を
意識する。

①背筋を伸ばして，片脚をゆっくりと上げてバランスをとり，10秒間保つ。

＊片脚は床につかない程度上げればよい。
＊机や椅子を近くに置き，支えられる体勢を整えておく。

②左右をかえて行い，併せて1回とする。
③1セット3回として行う。

Column

運動継続のコツは？

　指導した運動を継続してもらううえでは，いくつかの重要なポイントがあります。

　まずは，実施可能な目標を設定し，それを日々モニタリングできるように日記や手帳などに記録することが重要です。歩数であれば万歩計やスマホによる歩数チェックを行うと1,000歩程度歩数が増えることが知られています。

　そのほか，定期的な評価を行い効果判定とフィードバックを行うこと，利用可能であれば監視型の運動療法を組み合わせること，運動継続の障壁となっている事項について具体的にアドバイスすること，などが挙げられます。

　また，運動時間については，生活習慣のなかに組み込める形で運動処方をする，悪天候をきっかけに中断してしまう場合は，室内で実施可能な運動をあらかじめ指導しておくこと，などが挙げられます。

（北里大学医療衛生学部リハビリテーション学科理学療法学専攻　神谷健太郎）

運動器疾患への体幹トレーニング

北里大学医療衛生学部リハビリテーション学科理学療法学専攻 **渡邊裕之**

体操指導のための知識の整理

● 目的・目標

　　運動器疾患に対する体幹トレーニングは，腰痛や脊椎などへの術後リハビリテーションの過程において多く利用される。また，外傷後や術後などに生じた四肢の機能障害に付随的に発生する体幹機能の低下を補完するためにも利用されるため，体幹トレーニングはきわめて高い汎用性を有するトレーニングのひとつである。

● インフォームドコンセント

　　体幹トレーニングの多くは，関節運動を伴わない等尺性収縮が使われることが多く，筋力発揮の際に息をこらえながら実施されやすい。体幹トレーニングを行うときは，自然呼吸を止めずに実施する。

　　体幹トレーニングに伴い術部や患部への過度な負荷が加わらないように注意を払い，運動中や運動後に疼痛の発生や増悪した場合には，速やかに伝えるように指示する。

● 基礎疾患・合併症への配慮

　　体幹トレーニングの際には"息こらえ"が生じることが多い。高血圧症など循環器疾患を有する高齢者では，医師の指示のもとにリスク管理を徹底する必要がある。

　　四肢の外傷や術後管理下にある状況では，再建組織や骨接合術部へ過度な負荷とならないように，トレーニング肢位や負荷強度について配慮する。一般的に高齢者，外傷直後や術直後では中等度以下の負荷強度とし，安全面に配慮する。

禁忌

- ●体幹トレーニングの際の負荷導入は，四肢末梢から行われることが多い。そのため術後早期に行われるトレーニングは患部に対して過度な負荷が加わらないよう留意すべきである。
- ●腰痛を有する場合は，症状を増悪させないように高い負荷強度や過度な腰椎前弯となる肢位を避けるべきである。

術前後で留意すべき点

- ●術前は術後に速やかな回復が得られるように，予備能としての体幹機能を高めておく必要がある。
- ●術後早期には炎症や疼痛により，十分なトレーニング負荷を与えることができない。炎症や疼痛に対する消炎処置（物理療法など）を積極的に併用すべきである。

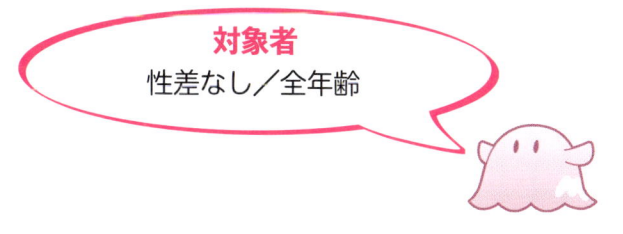

対象者
性差なし／全年齢

● 患者指導のコツ

- ●体幹トレーニングは，トレーニング習慣をもたない虚弱な患者へ適応した際に実施が困難となることがある。トレーニング導入の際には軽負荷で難易度の低い方法を選択し，徐々に強度と難易度を変更すべきである。

- ●患部の安静度が高い場合には，体幹機能も大きく低下する可能性があるため，可能な範囲で積極的に実施すべきである。

- ●近年では，体幹の深部に位置する腹横筋のトレーニングが推奨されている。腹横筋は体幹の側面に位置する3つの腹筋のなかで最も深部に位置し，腹圧を高める際には背筋と共同して働き，体幹を包むコルセットのような効果を発揮する。この腹横筋の働きは体幹を安定させるため，腰痛などの体幹の疾病を合併しているときにはきわめて重要な機能となる。

- ●腹横筋をトレーニングする代表的な方法はドローインである（p.187「**5** 体幹深部筋群の強化（ドローイン）」参照）。ドローインによるトレーニングは，体幹の表層に位置する外腹斜筋や内腹斜筋の活動に比較して腹横筋を積極的に活動させる運動である。
  図1 は，ドローインを実施させたときの体幹側面にある筋の活動を超音波画像診断装置で表したものである。表層より外腹斜筋，内腹斜筋，腹横筋の順で筋の横断面が示されている。筋が活動し収縮が行われると筋は膨らみ厚みが増してくる。
  図1 では，ドローインをさせたときに腹横筋の厚みが増しているのがわかる。ドローインは簡単なトレーニング方法であるが，ほかのトレーニングの基盤となるだけでなく，体幹の基本的な機能を高めるために重要な位置づけとなる。

図1 ドローイン時の腹横筋の変化

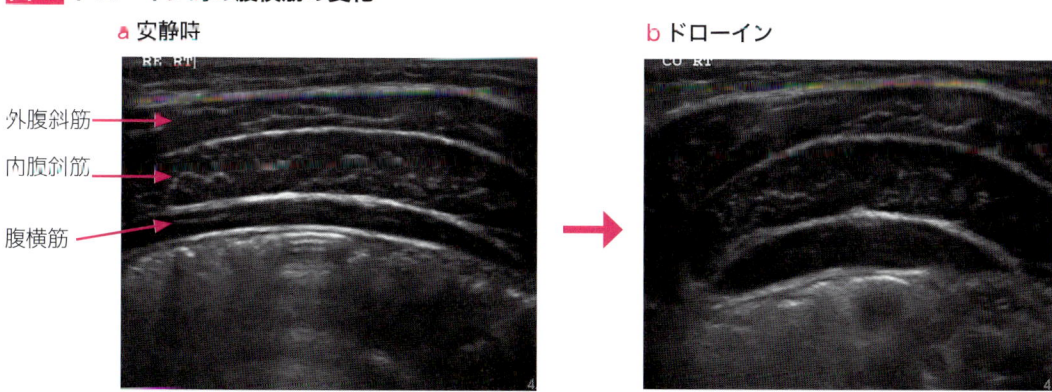

a 安静時　　　　　　　　　　　b ドローイン

外腹斜筋
内腹斜筋
腹横筋

最下層にある腹横筋が円筒形状になり，強く収縮しているのがわかる。

　体幹トレーニングは，術部や患部に対する保護が軽減されるに伴い，段階的に強度を高めていく。

　特に上・下肢と連動する機能トレーニング（**7 〜 10**, p.188, 189）は，積極的に実施する。

　各体操を1セット 10 〜 20 回とし，1日に2〜3セット実施できることが望ましい。

　リハビリテーションとして上肢や下肢の運動を行っている場合は，先に体幹の働きを高めておくと四肢の運動を実施しやすくなるので，トレーニングの導入として用いることも有用である。

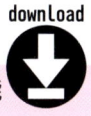
download

1 体幹（背筋群）のストレッチ（臥位）[10 〜 30 回／日]

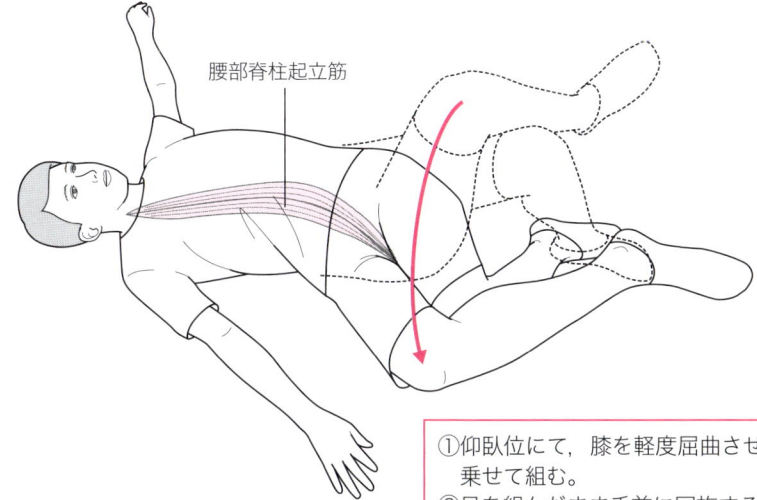

腰部脊柱起立筋

①仰臥位にて，膝を軽度屈曲させ，一方の足を対側の膝に乗せて組む。
②足を組んだまま手前に回旋する。
③伸張感を感じる位置から 15 〜 20 秒間，持続的な伸張を行う。

＊腰部脊柱起立筋に対する柔軟性改善が目的である。
＊ストレッチ中は呼吸を止めずに自然呼吸を持続する。
＊痛みを伴うストレッチは過剰な伸張ストレスが加わっている可能性があるので，それを避けるには骨盤の傾きを小さく調整する。

2 チューブを用いた体幹（背筋群）のストレッチ（臥位）[10 〜 30 回／日]

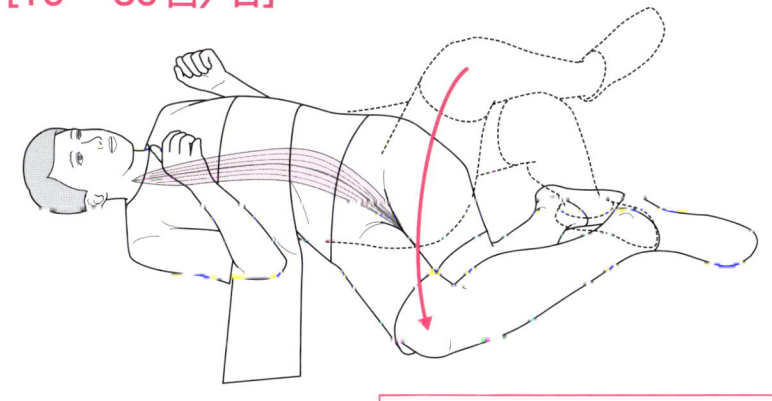

①胸郭をチューブにて固定する。
②*1* の体勢で，体幹を左右に回旋させる。
③伸張感を感じる位置から 15 〜 20 秒間，持続的な伸張を行う。

＊胸部をチューブで固定した体幹のストレッチである。
＊*1* を実施した際に，腰部の柔軟性が著しく低く，腰部よりも胸部の背筋群が伸張する場合に用いる。

3 体幹（背筋群）のストレッチ（坐位）［10〜30回／日］

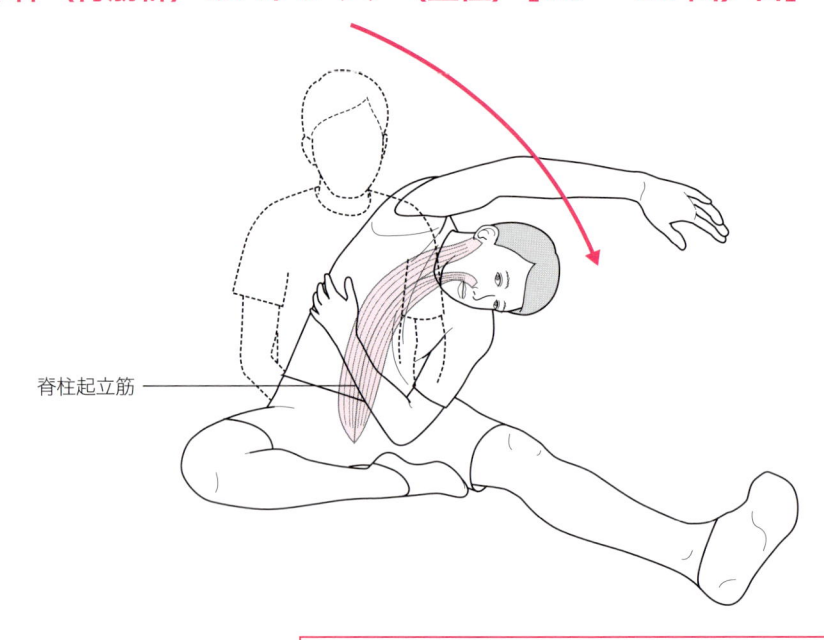

脊柱起立筋

①床に座り，片脚を伸展・対側脚を屈曲する。
②下肢と体幹側面が一致するように，体幹を左右どちらかに傾ける。
③伸張感を感じる位置から 15 〜 20 秒間，持続的な伸張を行う。

＊腰部から胸部にかけての脊柱起立筋の柔軟性改善が目的である。

4 体幹（腹筋群）のストレッチ ［5〜10回／日］

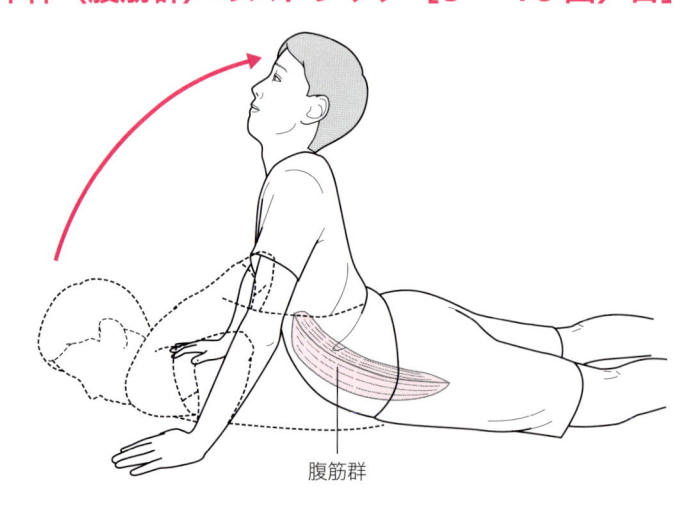

腹筋群

①うつ伏せから腹筋群の伸張感が得られるまで上肢を用いて上体を
　起こす。
②過度な体幹の伸展が得られないと伸張感が生じないので，伸張時
　間は可能な範囲で行う。

＊腹筋群に対する柔軟性改善が目的である。
＊腰痛を有する場合には痛みを増悪させることがあるので，慎重に実施する。

5 体幹深部筋群の強化（ドローイン）[10〜30回／日]

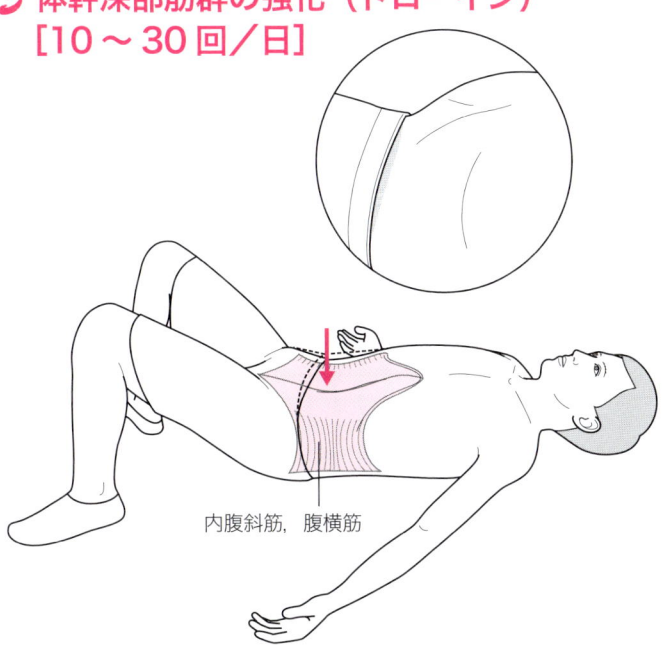

内腹斜筋，腹横筋

①仰臥位にて，膝を軽度屈曲させ，立たせた状態とする。
②自然呼吸で呼気を行った後，腹部とズボンとの間を開けるように腹部を内側を凹ませる。
③1回の運動で行う持続時間は5〜6秒間とする。

＊体幹深部筋群（腹横筋）の活動が目的である。

6 腹筋の強化（ボックスを使用）[10〜30回／日]

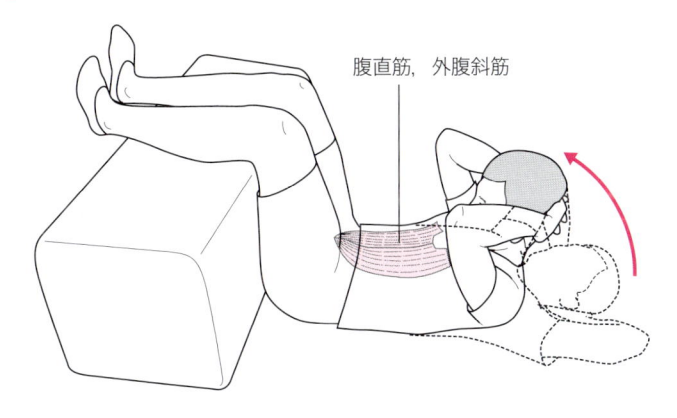

腹直筋，外腹斜筋

①仰臥位にて，膝下にボックスを置き，股関節，膝関節を90°に維持する。
②両手を組んで後頭部に置き，肩甲骨が床面から離れるまで体幹を挙上させる。
③1回の運動で行う実施回数は，30回前後とする。

＊体幹表層筋群（腹直筋，外腹斜筋）の活動が目的である。
＊体幹挙上時に左右にひねりを加えると，より効果的である。

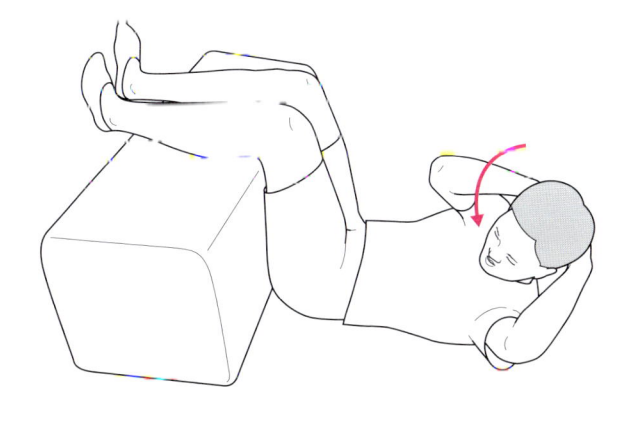

7 プランク（ボールなし）[10 〜 20 回／日]

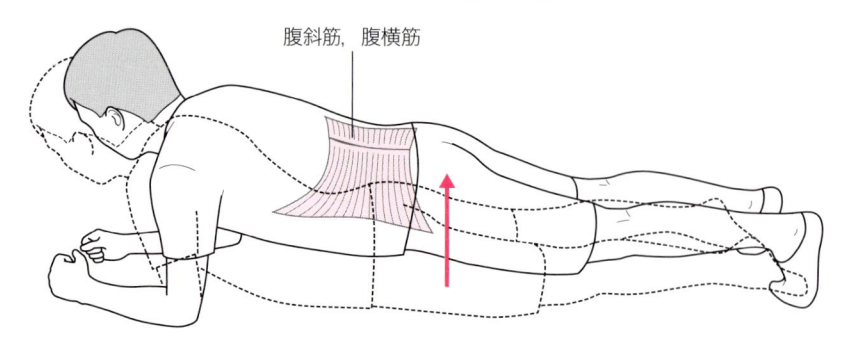

腹斜筋，腹横筋

①腹臥位にて，両肘で体幹を支える姿勢を保持する。

＊姿勢保持の間，体幹と下肢が必ず一直線となるように姿勢を維持する。
＊腕ではなく，下腹部に負担がかかるようにする。

②1回の運動で行う持続時間は，10 〜 20 秒の範囲とする。

＊体幹深部筋群（腹斜筋，腹横筋）の活動が目的である。

8 プランク（ボールあり）[10 〜 20 回／日]

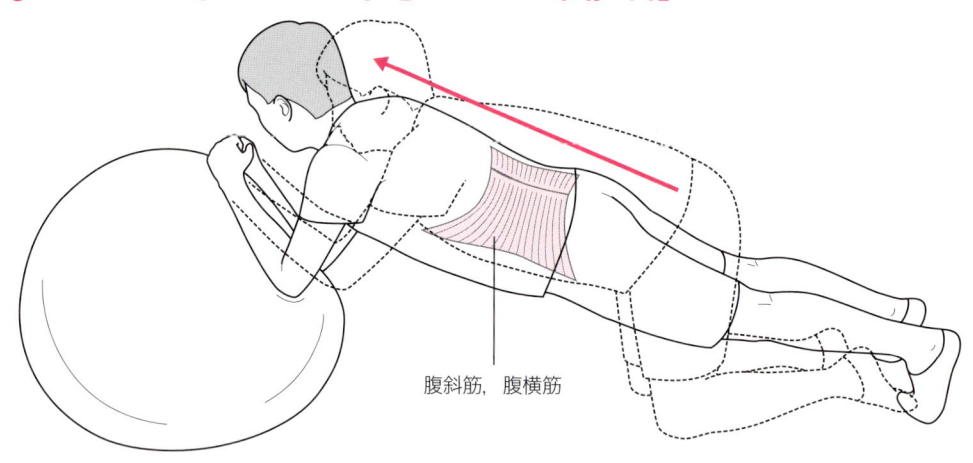

腹斜筋，腹横筋

①**7** の体勢を，ボールを使用することでより負荷強度を高める。
②1回の運動で行う持続時間は，10 〜 20 秒の範囲とする。

＊体幹深部筋群（腹斜筋，腹横筋）の活動が目的である。
＊プランク（ボールあり）で十分な姿勢保持ができない場合は，**7** のみでもよい。

9 サイドプランク［10〜20回／日］

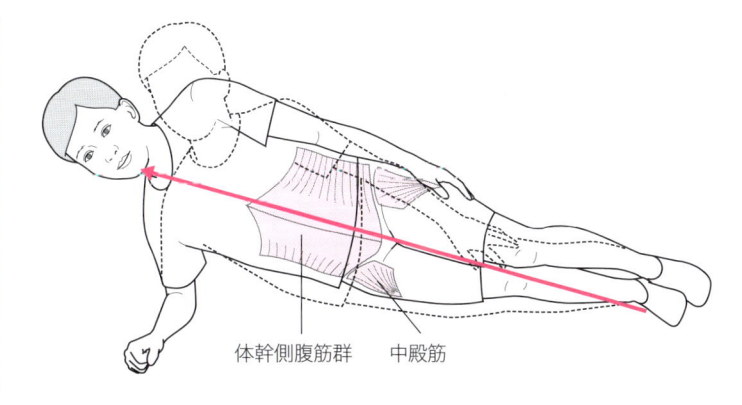

①側臥位にて，片肘で体幹を支える体勢にする。

＊体幹と下肢は必ず一直線になるように姿勢を維持する。

②1回の運動で行う持続時間は，10〜20秒の範囲とする。

＊体幹側腹筋群（内・外腹斜筋）ならびに中殿筋の活動を目的とする。

＊負荷が強く，体操の実施が難しい場合は，膝を床面に付くようにする。

体幹側腹筋群　中殿筋

10 サイドプランク（高負荷）［10〜20回／日］

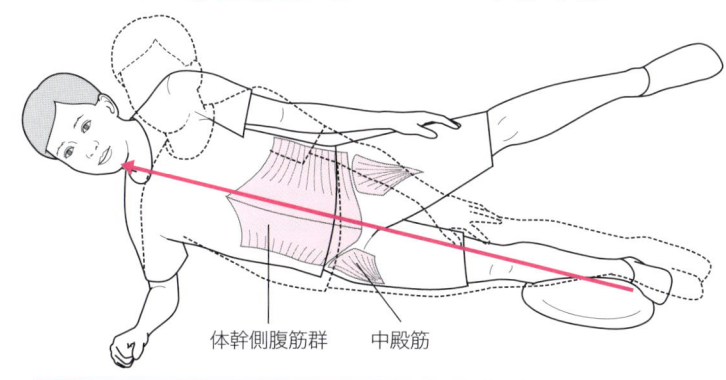

体幹側腹筋群　中殿筋

① **9** の体勢で，足部の下に不安定板を置き，負荷量を増加させる。

＊体幹と下肢は必ず一直線になるように姿勢を維持する。

②サイドプランクを保持した状態で，天井側の下肢を挙上する。

③1回の運動で行う持続時間は，5〜10秒の範囲とする。

＊体幹側腹筋群（内・外腹斜筋）ならびに中殿筋の活動を目的とする。

＊負荷が強く，体操の実施が難しい場合は，膝を床面に付くようにする。

Column

メタボリックシンドロームと腹筋群との関係

　肥満の方は歩行時に重心が後方化し，踵側に重心が移動します。その結果，背中を反らしながら歩くため背筋を優位に使用した歩行になります。肥満の方は腹筋と背筋の活動バランスが悪くなり，腰痛を生じやすくなります。したがって肥満の方の腰痛予防は，腹筋に比重を置いたトレーニングを実施することを勧めます。

　また，腹筋群のなかでも体幹の深部に位置する腹横筋や腹斜筋はウエストを細くする効果があります。腹筋群を強化することで歩行時の姿勢を改善させるだけでなく，メタボリックシンドロームの改善にもつながるスリムな身体作りに役に立ちます。

（北里大学医療衛生学部リハビリテーション学科理学療法学専攻　渡邊裕之）

実践 いざ体操の指導 ―健康増進のための体操―

3-2章

音楽を取り入れた体操

北里大学医療衛生学部リハビリテーション学科理学療法学専攻　**渡邊裕之**
一般社団法人スポーツリズムトレーニング協会　**津田幸保**

体操指導のための知識の整理

● 目的・目標

　スポーツや体操などの習慣化による身体活動量の向上は，体力増進や健康を目的に推奨されている。しかしながら，運動の継続は多くの運動やスポーツに関する指導書に記されている通り，困難な場合が多い。運動継続の困難さは，運動による成果が身体能力や健康に対して恩恵を与える反面，継続に対する苦痛や困難が上回ることではないだろうか。ヒトは楽しく運動やスポーツができれば問題ないが，苦痛や困難が伴った瞬間に継続性を難しくする。

　楽しく運動やスポーツをするためにはゲーム性を高める方法があるが，身体を動かすこと自体を楽しくすることも可能である。音楽を利用する体操やダンスは過去に多く創作されてきたが，エアロビクスなどは激しい運動にもかかわらず運動を楽しく継続させる効果がある。音楽による感情の高揚は運動を容易にするのである。

　スポーツリズムトレーニングは，ヒップホップダンスを参考に考案され，強いビートの音楽とともに実施される。スポーツリズムトレーニングは，ラインと呼ばれる幅10cm，長さ7mほどの帯状の直線を飛び越えたり，跨いだりする動作を加えつつ，種々の跳躍動作を行う。動作はヒップホップダンスに比較するとシンプルであるが，複数の動作を組み合わせることで応用的な動作も可能である。

　スポーツリズムトレーニングは，実施した小学生のアンケートより，95％が楽しく実施できたとする回答が得られるなど，音楽の効果が大きく反映されている。また，反復横跳びやジャンプ能力の向上など，身体の使い方に関する学習効果も認められている。

● インフォームドコンセント

　スポーツリズムトレーニングは跳躍動作を行うため，高齢者や障がい者が実施するのは難しい。運動習慣をもたない健常な壮年期から児童の運動習慣獲得が適当である。

　高齢者や障がい者に適応させる際には，ジャンプ動作を行わないリズムステップを用いることもできるが，適応を十分に確認する必要がある。

● 基礎疾患・合併症への配慮

　スポーツリズムトレーニングの基礎種目は比較的単純な動作が多いが，連続跳躍を実施するため，心肺機能への負担は大きい。循環器系への応答を十分に配慮して実施すべきである。

　膝関節など下肢関節の外傷・障害を有する患者の場合は症状を増悪させることがあるので，主治医と十分に相談してから実施すべきである。

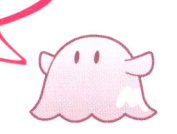

対象者
性差なし／50歳代まで

禁忌

- 運動が実施できれば特に禁忌はない。
- ジャンプ動作を繰り返すため筋腱への負担も大きい。アキレス腱症や膝蓋腱症を生じさせている患者には実施すべきではない。

術前後で留意すべき点

- 対象となる疾患や術式によるところが大きいが，術前後では基本的に実施すべきではない。術後スポーツ復帰のタイミングで段階的に適応すべきである。
- スポーツリズムトレーニングは限られたスペースで強度の高い運動を実践できるため，リハビリテーションから競技復帰の段階で，リハビリテーション室の中で実施することも可能である。

患者指導のコツ

- 日本人は基本的に「1・2・3・4」という4拍子のリズムに支配されている。これはラジオ体操や行進，準備体操のかけ声など，生活の中のリズムの中心が4拍子にほかならない。

  しかし，諸外国では「1＆2＆3＆4＆」といった8ビート（8拍子）やその半分の16ビート（16拍子）が身近な人々が多くいる。ヒップホップやサンバを好む人々である。

  仮に「ドリブル，ドリブル，構え，シュート」という4つの動きがあるとする。日本人は4つの動きを4つの□に当てはめて運動を行う（**図1**）。

  しかし，8拍子が頭の中にある人は，8つの□から4つの□を選んで動きを当てはめるので，動きのリズムにバリエーションが生まれる。

  さらに，16ビートでは16の□を選ぶので，リズムが非常に複雑になる。

  （スポーツリズムトレーニングディフューザー教科書より引用）

実施頻度

津田らは，週3回10分程度の頻度で身体機能の向上が得られたと報告している。

図1 リズムの細かさ

日本人				

ヒップポップ							

サンバ																

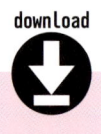

download

スポーツリズムトレーニング

1 バージャンプ［1 〜 10 回／日］

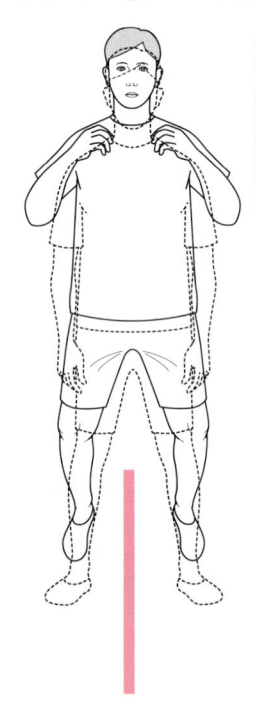

①足を開いた状態でラインを跨ぐ。
②両足を使って前方へジャンプする。
＊跳躍の際にしっかりと膝を持ち上げる。
③両膝を軽く曲げて着地する。

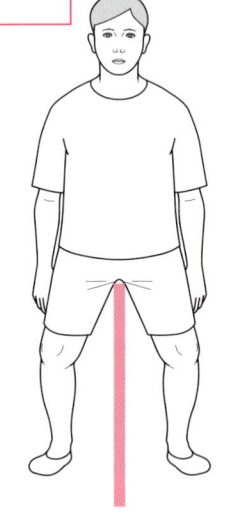

2 サイドジャンプ ［1 〜 10 回／日］

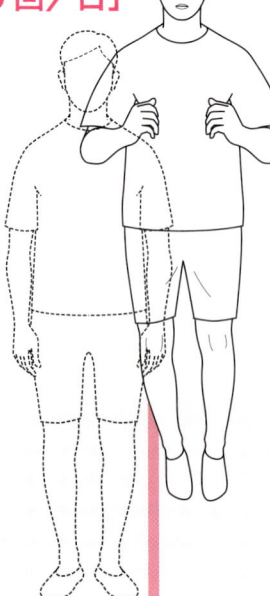

①ラインを身体の右か左側に配置させる。
②足を閉じた状態で両足を使って横方向へジャンプする。

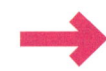

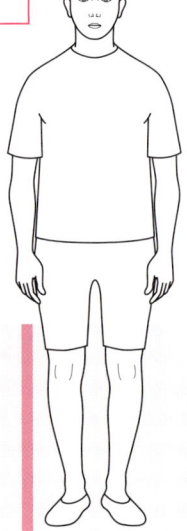

3 スクワット［1～10回／日］

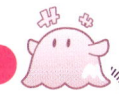

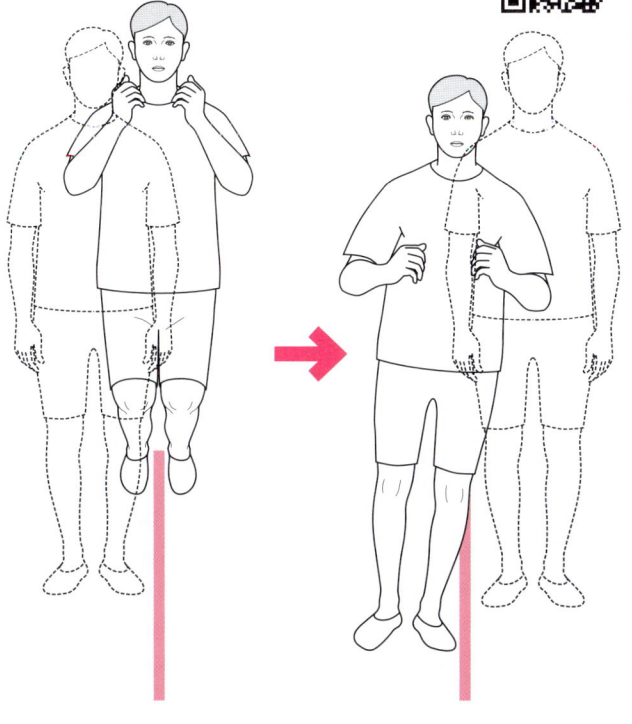
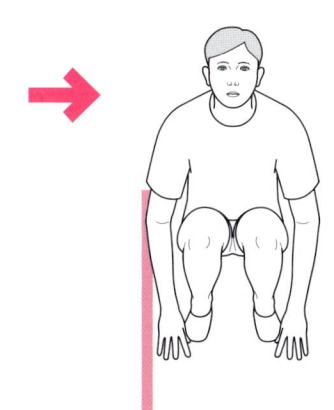

①サイドジャンプと同様に横方向へジャンプする。
②3回目のジャンプでしゃがみ込み床をタッチする。

4 ランジ［1～10回／日］

①横向きになり，ラインを前後の足の間に配置させる。
②右足・左足を交互に出しながら，縦方向へジャンプする。

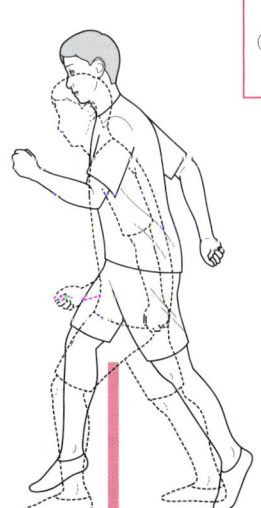
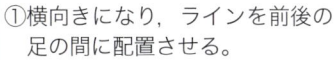
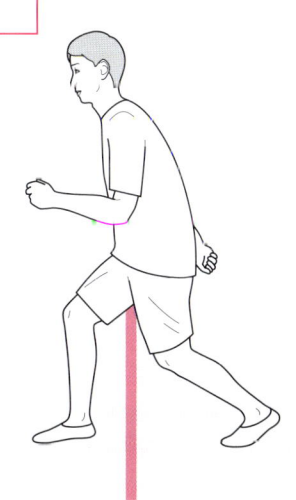

3-2章

実践 いざ体操の指導 —健康増進のための体操—

193

5 バージャンプ（リズムチェンジ）[1 〜 10 回／日]

①バージャンプ（足を開いた状態で前方へのジャンプ）を「タン・タン・タタタ」のリズムで行う。

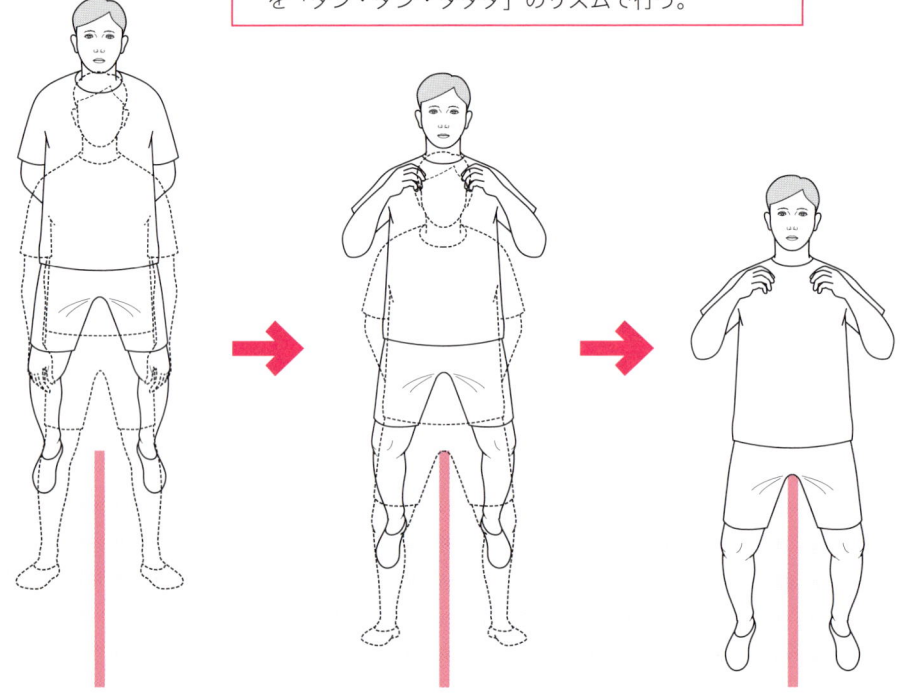

6 サイドジャンプ（リズムチェンジ）[1 〜 10 回／日]

①サイドジャンプを（足を閉じた状態で左右にジャンプ）を「タン・タン・タタタ」（右・左・右左右）のリズムで行う。

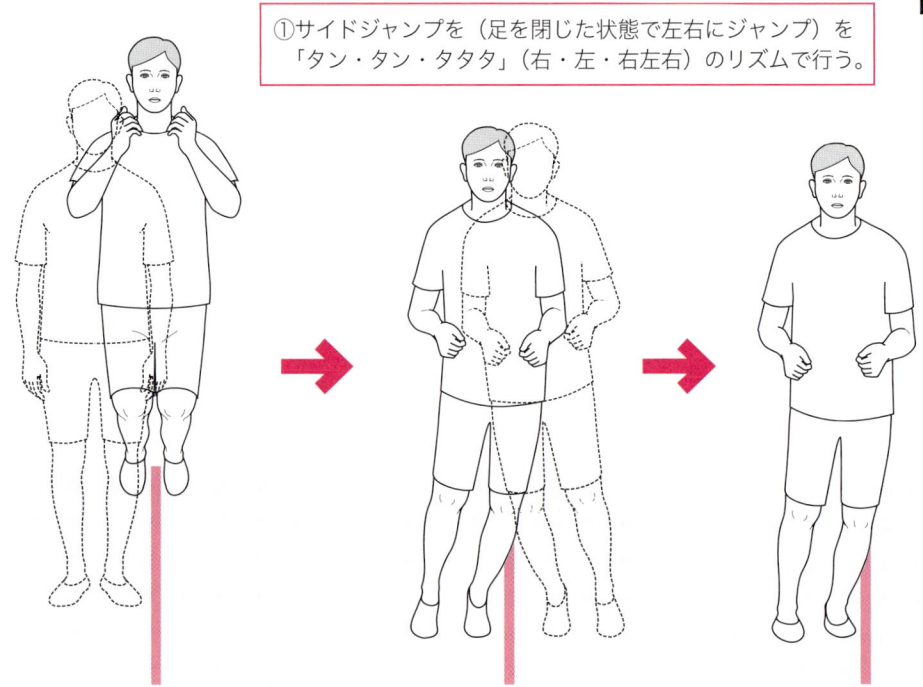

7 ヒールタッチ［1～10回／日］

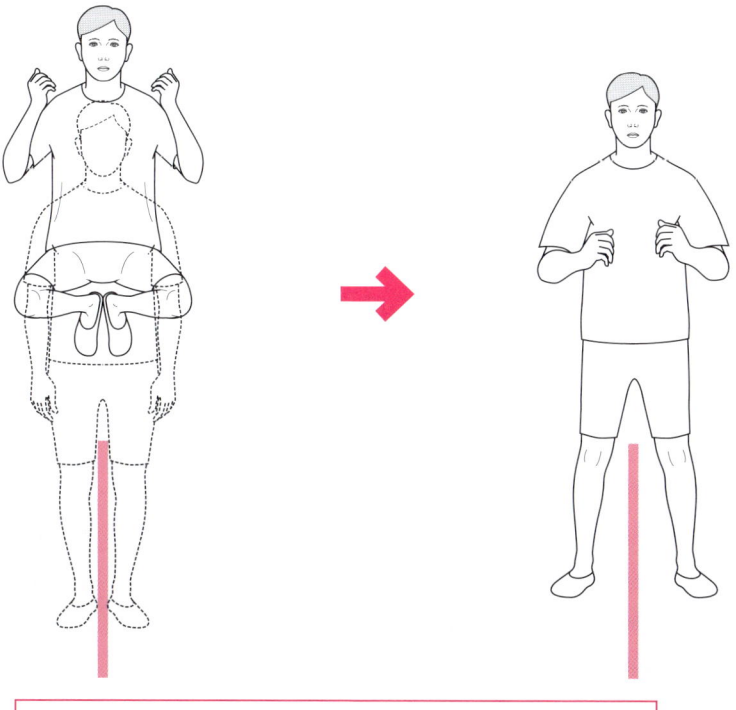

① バージャンプを1回したら裏拍（拍子の間）で踵をタッチする。

＊できるだけ高く飛ぶ。

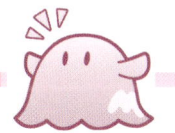

Column

音楽を取り入れた体操：ダンス

　楽しいことや好きなことは自然と上手になっていきます。運動が苦手な子どもであっても，リズムジャンプトレーニングのように音楽に合わせて楽しく運動を行うことができれば，運動能力の向上やケガの頻度が減るという報告もあります。リズムジャンプトレーニングは，2015年頃から全国的に行われています。子供から大人まで運動に対する苦手意識を取りはらい，運動の利点を提供できる画期的な方法といえるでしょう。

　われわれは，リズムジャンプトレーニングによってリズム能力が向上するかを検証しました。一定の間隔でジャンプを行い，リズムのズレを計測したところ，介入群のほうが対照群に比べて細かなジャンプ動作でリズムのズレが減少していました。これはつまり，身のこなしがよくなったと解釈できると思います。

　楽しいだけではなく，「身体を自在に動かすことができる」，「運動のセンスがよくなる」，そんな可能性を秘めています。これこそ傷害予防やパフォーマンス向上の原点といえるのではないでしょうか。

（北里大学医療衛生学部リハビリテーション学科理学療法学専攻　河端将司）

静脈血栓塞栓症予防のための体操

株式会社 HABILIS **中西啓祐**
北里人学大学院医療系研究科整形外科学，リハビリテーション科学，スポーツ医学 **高平尚伸**

体操指導のための知識の整理

● 目的・目標

静脈血栓形成の主要因は，血流のうっ滞，血液凝固能の亢進，血管壁の損傷であり，理学的予防法においては特に血流のうっ滞を防ぐことが有用である。生体の下肢筋ポンプ作用は静脈血の最大流速と還流量を増大させ，血流のうっ滞を改善するのみでなく，さまざまな血管作動物質を産生させ抗凝固作用および線維素溶解作用を活性化するため，血栓予防に有用とされている。

本体操の目的は，主に足関節運動を用いて下肢筋ポンプ作用を促進させ，静脈血栓塞栓症（venous thromboembolism；VTE）を理学的に予防することである。

● インフォームドコンセント

本体操は深部静脈血栓症（deep vein thrombosis；DVT）を予防することで，最終的にVTE の予防に寄与する体操であるが，すでに DVT を発症している場合では効果と安全性のエビデンスが明らかではない。そのため，特に DVT のリスクが高い患者では，体操指導の前に下肢の腫脹，熱感，痛み，静脈怒張などの症状に留意し，血液検査や画像検査の必要性も検討する。

DVT が確認された場合は，血栓の大きさや性状にもよるが，積極的な体操は勧められず，専門医への受診を必要とする。

本体操だけで DVT が予防できるという医学的根拠は乏しく，DVT の包括的な予防には，生活環境の改善をはじめとする一般的な予防や抗凝固薬使用の遵守など，複合的に予防を図る必要がある。

● 基礎疾患・合併症への配慮

下記の危険因子を有する場合には VTE の発症リスクが増大するため，体操指導に先立ち，血栓の存在には特に注意を要する。また，体操実施中にも VTE の徴候に留意する。

基礎疾患

VTE の既往，血栓性素因，下肢運動麻痺，下肢静脈瘤，血管炎，外傷，うっ血性心不全，慢性肺疾患，脳血管障害，呼吸不全，悪性腫瘍，感染症，炎症性腸疾患，骨盤内腫瘍性病変，熱傷，骨髄増殖性疾患，多血症，ネフローゼ症候群，発作性夜間血色素尿症　など

個人的因子および環境

高齢（40 歳以上），肥満（BMI $\geqq$ 25），脱水，安静臥床（48 時間以上），妊娠，産後　など

治療

下肢ギプス固定，癌化学療法，薬剤（エストロゲン，経口避妊薬，ステロイドなど），中心静脈カテーテル，カテーテル検査および治療，各種手術　など

対象者
女性／主に40歳以上，若年者から対象

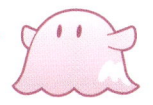

● **禁忌**

- 体操の指導に先立ち，すでにDVTが発症し，血栓遊離の危険がある場合には，本体操の励行は勧められない。体操を中止し，速やかに専門医への受診を勧める。

● **術前後で留意すべき点**

- 整形外科手術（脊椎, 骨盤, 下肢），脳腫瘍以外の開頭術, 帝王切開術, 良性疾患手術（開腹，経腟，腹腔鏡）後はDVTの発症リスクが高まるため，本体操の励行が望ましい。
- 特に整形外科大手術（人工股関節全置換術，人工膝関節全置換術，股関節骨折など股関節周囲の手術），悪性腫瘍による腹部や骨盤の手術，脳腫瘍の開頭術後は，DVT発症のリスクが極めて高い。血栓形成のリスクが持続する術後35日間は，主治医の許可を得たうえで，全身状態の許す限り積極的な体操の励行が望ましい。

● **患者指導のコツ**

- 血流促進体操では，下肢筋群の収縮強度が増大するほど静脈血流速度も増大するため，足関節を最大可動域まで力強く動かすよう指導する。
- しかし，疲労による運動遵守率の低下を避けるべく，運動強度は下肢が「楽である〜ややきつい」と自覚する程度を目安とし，疲労が蓄積しない範囲で継続する。
- 息を止めて運動を行うと静脈還流を妨げてしまう可能性があるため注意する。

● **実施頻度**

　　歩行量が十分に確保されない場合では，足関節運動は可能な限り毎日頻回に行うと効果的である。理想としては，睡眠時を除いて10分ごとに1セット実施することが望ましい。

　　しかし，実際にはこの頻度での遵守および継続は難しいため，生活に支障のない範囲で可能な限り頻回に実施することが推奨される。

　　また，次項で紹介する体操をすべて一度に実施する必要はなく，生活の場面や姿勢に応じて，実施しやすい体操を選んでこまめに取り入れることが重要である。

文献

1) Yngve FY, et al. Antithrombotic Therapy and Prevention of Thrombosis: American College of Chest Physician Evidence-Based Clinical Practice Guidelines(9th ed). Chest 2012；141：278-325.
2) Lachiewicz PF, et al. Two mechanical devices for prophylaxis of thromboembolism after total knee arthroplasty：a prospective randomized study. J Bone Joint Surg Br 2004；86：1137-41.
3) 森 知子. 特集 静脈血栓塞栓症予防のエビデンス 静脈血栓塞栓症の予防法 早期離床と下肢の運動. EBNURSING 2007；7：306-11.
4) Kearon C, et al. Antithrombotic Therapy for VTE Disease: CHEST Guideline and Expert Panel Report. Chest 2016；149(2)：315-52.

3-2章　実践 いざ体操の指導 ―健康増進のための体操―

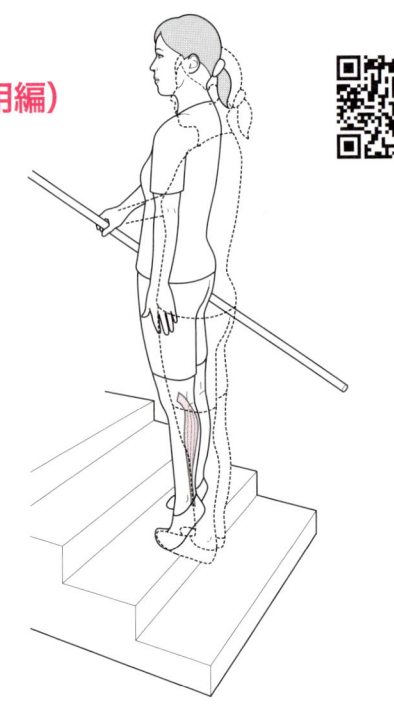

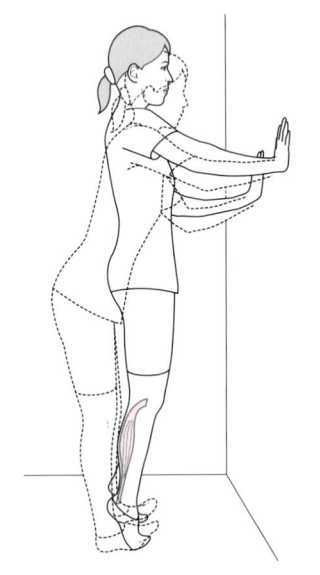

体操で DVT を直接的に予防し続けるには四六時中体操をし続ける必要があり，非現実的である

したがって，ここでは日常的に下腿三頭筋を活動させ，"血流がうっ滞しにくい身体づくり"を主目的に体操を紹介する

先行研究より，運動に抵抗を負荷することで血流速度がより増大するため，基本的に立位で体重をかけて行う

しかし，運動機会を担保することが最も重要なので，生活環境に応じて座位と臥位の体操も積極的に取り入れることが望ましい

実技解説

1 足関節底背屈運動（立位／基本編）［2～3 セット（60～90 回）／日］

①転倒しないように，壁に手を添えるか，イスや机などにつかまる。
②爪先と踵を交互に上げる。

＊踵を"速く""高く"上げるように意識する。
＊爪先挙上に合わせて腰を後ろに退くと，爪先を挙上しやすい。

③1 往復 /2 秒のペースで，30 回を 1 セットとする。
④ふくらはぎの疲労感を感じるまで，2～3 セット反復できると効果的である。

＊立位の時間が長い人（立ち仕事，など）に適した運動である。
＊底屈だけでなく背屈を交互に行うことで，下腿三頭筋が伸縮し，筋ポンプ作用が活性化する。しかし，爪先を上げるのが難しい人は踵だけでも構わない。
＊股関節の伸展も併せて意識することで，ストレッチ効果が増加する。

2 足関節底背屈運動（立位, 階段使用／応用編）［1 セット（30 回）／日］

①不安定な踏み台などは避け，手すりなどにつかまり，転倒に注意して行う。
②段差から踵を出し，踵をできるだけ下げてから素速く上げる。

＊このときは爪先を上げる必要はない。
＊踵はゆっくりと降ろし，素速く上げるようにすると効果的である。

③1 往復 /4 秒のペースで, 30 回を 1 セットとする。
④ふくらはぎの疲労感を感じるまで，2～3 セット反復できると効果的である。

＊余力がある場合は，階段を使うとより運動効果が高まる。
＊股関節の伸展も併せて意識することで，ストレッチ効果が増加する。

3 足関節底屈運動（座位）

サンクトバンド™がある場合

①座位で過ごす時間が長い人，立位で転倒リスクが高い人に適した運動である。

②土踏まずから爪先にかけて，サンクトバンド™（株式会社サンクト・ジャパン）で覆う。

③サンクトバンド™を自分の方に引っぱって足に負荷をかけながら，抵抗するように爪先を下に向ける。

④爪先を戻す際は，サンクトバンド™の力も利用して爪先を自分の方に向けるようにする。

＊この動きは下腿三頭筋が伸長され，効果的である。

⑤膝が曲がった状態では，「静脈の屈曲」と「心臓と足部の落差が増す」ことで，静脈血が床側に滞るため，可能なら下腿を水平に保って実施する。

⑥1往復/2秒のペースで，片足30回ずつを1セットとする。

⑦常に血流速度を持続させるには20分ごとに1セット実施するのが望ましいが，生活に支障のない範囲で，できるだけ頻回に行うのがいい。

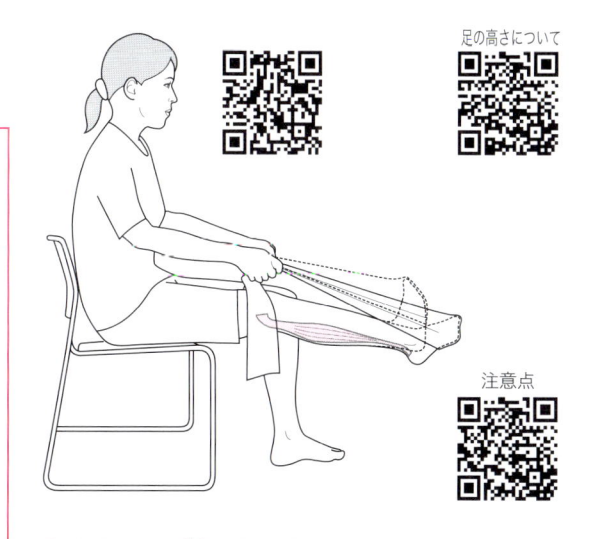

足の高さについて

注意点

＊サンクトバンド™が足から勢いよく外れてケガをしないように注意する。

＊サンクトバンド™の種類は，なるべく強い強度を用いると効果的である（青色のバンドを推奨）。

＊先行研究（※）にて，サンクトバンド™で抵抗をかけることで下肢深部静脈の血流速度がさらに増大することが明らかにされている。

（※ Kouji Tsuda, et al. Phlebology 2020；35：176-83.）

膝の伸展制限がある場合

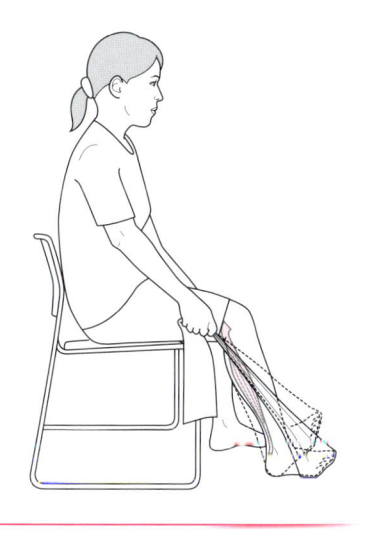

①膝の伸展制限がある場合は，下腿を水平に保つことが難しいので，踵を床につけて行う。

②1往復/2秒のペースで，30回を1セットとする。

サンクトバンド™がない場合

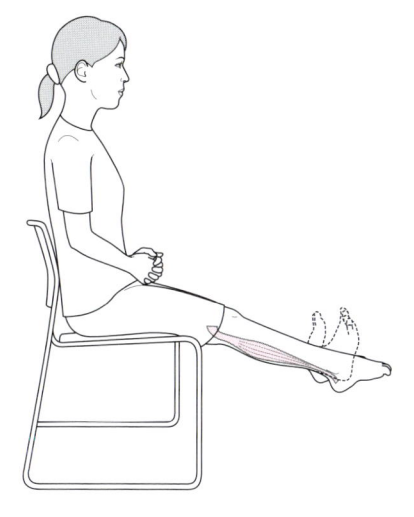

①両足同時に行う。

②両足を挙げて膝をできるだけ伸ばし，最大可動域まで底屈と背屈を行う。

③1往復/2秒のペースで30回を1セットとする。

❹ 足関節底屈運動（臥位または長座位）

サンクトバンド™がある場合

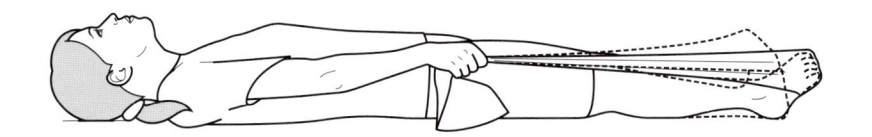

①臥位で過ごす時間が長い人，座位が不安定な人に適した運動である。
②土踏まずから爪先にかけて，サンクトバンド™（株式会社サンクト・ジャパン）で覆う。
③サンクトバンド™を自分の方に引っぱって足に負荷をかけながら，抵抗するように爪先を下に向ける。
④爪先を戻す際は，サンクトバンド™の力も利用して爪先を自分の方に向けるようにする。

＊この動きは下腿三頭筋が伸長され，効果的である。

⑤1往復/2秒のペースで，片足30回ずつを1セットとする。
⑥常に血流速度を持続させるには20分ごとに1セット実施するのが望ましいが，生活に支障のない範囲で，できるだけ頻回に行うのがいい。

＊身体を起こせるなら長座位で行ってもよい。
＊サンクトバンド™が足から勢いよく外れてケガをしないように注意する。
＊サンクトバンド™の種類は，なるべく強い強度を用いると効果的である（青色のバンドを推奨）。
＊サンクトバンド™がない場合は，両足同時に行う。

膝の伸展制限がある場合

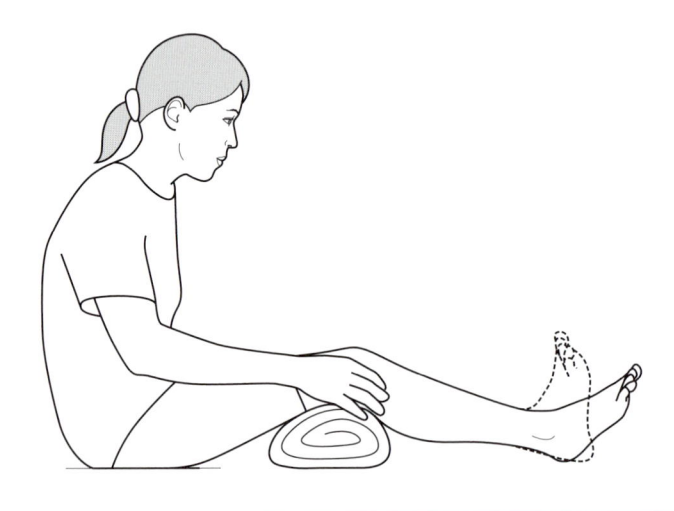

①膝の伸展制限がある場合は，膝の下にタオルや枕を入れて，踵を床につけて行う。
②両足同時に行い，1往復/2秒のペースで30回を1セットとする。

サンクトバンド ™ がない場合

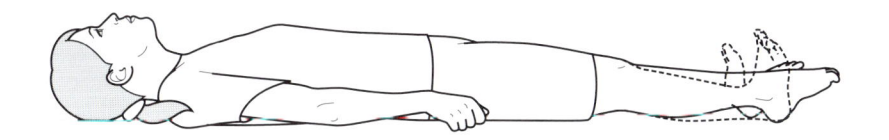

①両足同時に行う。
②両足を挙げて膝をできるだけ伸ばし，最大可動域まで底屈と背屈を行う。
③1往復 /2 秒のペースで 30 回を 1 セットとする。

5 呼吸体操：腹式深呼吸（座位）［空いた時間に頻回／日］

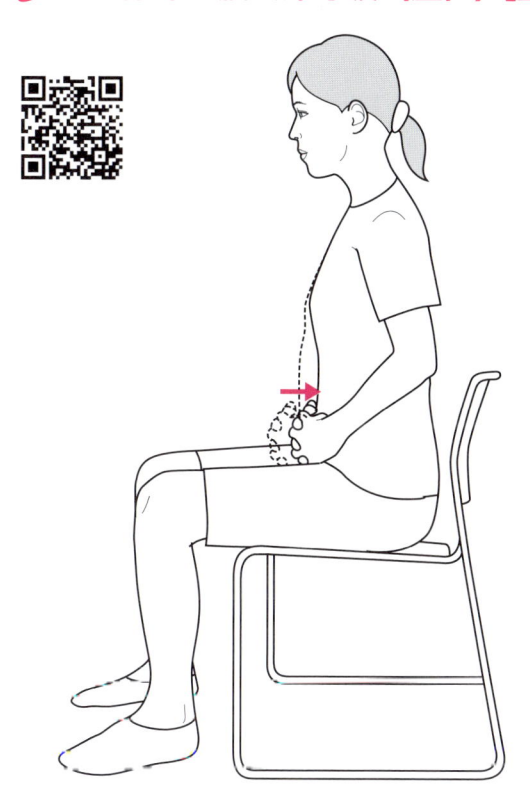

①足関節運動が困難な場面，下肢が疲労している場面（例：下肢ギプス固定時，下肢運動麻痺，被災地の避難所にて下肢に外傷を負っている場面　など），
活動や移動を制限され，十分に身動きがとれない場面（例：デスクワーク，被災地の避難所や車中泊時，飛行機，電車，バス内　など）で適した呼吸方法である。
②吸気時に腹部を膨らませる（4 秒間）（最大吸気位まで急速に吸うと効果的である）。

＊「手を押し退けるように大きく吸う」と指導する。

③呼気時に腹部を凹ませる（4 秒間）（最大呼気位まで急速に吐くと効果的である）。

＊「お腹を凹ませながら大きく吐く」と指導する。

④空いた時間に行うとよいが，特に①のように足関節運動が困難な場面では，睡眠時を除き，生活に支障のない範囲で，可能な限り頻回に実施することが望ましい。

＊呼吸苦や眩暈の誘発に注意して，無理のない範囲で実施する。
＊胸式と腹式は，やりやすい方を選択して実施する。もちろん両方実施しても構わない。

6 呼吸体操：胸式深呼吸（座位）［空いた時間に頻回／日］

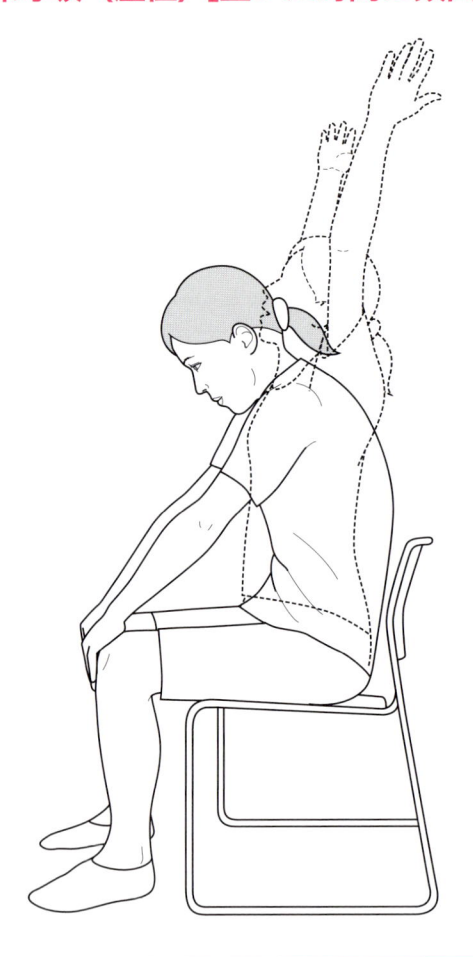

①足関節運動が困難な場面，下肢が疲労している場面（例：下肢ギプス固定時，下肢
　運動麻痺，被災地の避難所にて下肢に外傷を負っている場面　など），
　活動や移動を制限され，十分に身動きがとれない場面（例：デスクワーク，被災地
　の避難所や車中泊時，飛行機，電車，バス内　など）で適した呼吸方法である。
②吸気時に胸部を膨らませる（4秒間）（最大吸気位まで急速に吸うと効果的である）。

＊「胸を張って大きく吸う」と指導する。

③呼気時に胸部を縮小させる（4秒間）（最大呼気位まで急速に吐くと効果的である）。

＊「胸を縮めるように大きく吐く」と指導する。

④空いた時間に行うとよいが，特に①のように足関節運動が困難な場面では，睡眠時
　を除き，生活に支障のない範囲で，可能な限り頻回に実施することが望ましい。

＊呼吸苦や眩暈の誘発に注意して，無理のない範囲で実施する。
＊胸式と腹式は，やりやすい方を選択して実施する。もちろん両方実施しても構わない。

7 呼吸体操：腹式深呼吸（臥位）[空いた時間に頻回／日]

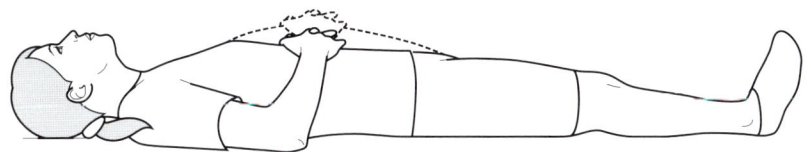

①足関節運動が困難な場面，下肢が疲労している場面（例：下肢ギプス固定時，下肢運動麻痺，被災地の避難所にて下肢に外傷を負っている場面　など），
活動や移動を制限され，十分に身動きがとれない場面（例：デスクワーク，被災地の避難所や車中泊時，飛行機，電車，バス内　など）で適した呼吸方法である。
②吸気時に腹部を膨らませる（4秒間）（最大吸気位まで急速に吸うと効果的である）。

＊「手を押し退けるように大きく吸う」と指導する。

③呼気時に腹部を凹ませる（4秒間）（最大呼気位まで急速に吐くと効果的である）。

＊「お腹を凹ませながら大きく吐く」と指導する。

④空いた時間に行うとよいが，特に①のように足関節運動が困難な場面では，睡眠時を除き，生活に支障のない範囲で，可能な限り頻回に実施することが望ましい。

＊呼吸苦や眩暈の誘発に注意して，無理のない範囲で実施する。
＊胸式と腹式は，やりやすい方を選択して実施する。もちろん両方実施しても構わない。

8 呼吸体操：胸式深呼吸（臥位）[空いた時間に頻回／日]

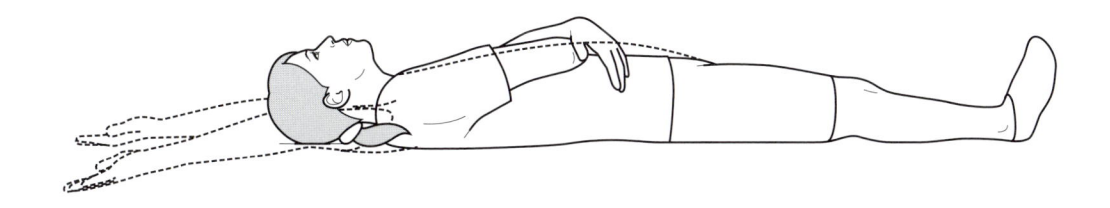

①足関節運動が困難な場面，下肢が疲労している場面（例：下肢ギプス固定時，下肢運動麻痺，被災地の避難所にて下肢に外傷を負っている場面　など），
活動や移動を制限され，十分に身動きがとれない場面（例：デスクワーク，被災地の避難所や車中泊時，飛行機，電車，バス内　など）で適した呼吸方法である。
②吸気時に胸部を膨らませる（4秒間）（最大吸気位まで急速に吸うと効果的である）。

＊「胸を張って大きく吸う」と指導する。

③呼気時に胸部を縮小させる（4秒間）（最大呼気位まで急速に吐くと効果的である）。

＊「胸を縮めるように大きく吐く」と指導する。

④空いた時間に行うとよいが，特に①のように足関節運動が困難な場面では，睡眠時を除き，生活に支障のない範囲で，可能な限り頻回に実施することが望ましい。

＊呼吸苦や眩暈の誘発に注意して，無理のない範囲で実施する。
＊胸式と腹式は，やりやすい方を選択して実施する。もちろん両方実施しても構わない。

3-2章

実践 いざ体操の指導 ―健康増進のための体操―

9 下腿三頭筋ストレッチ（立位） [1セット（1〜2分間）×朝・昼・晩／日]

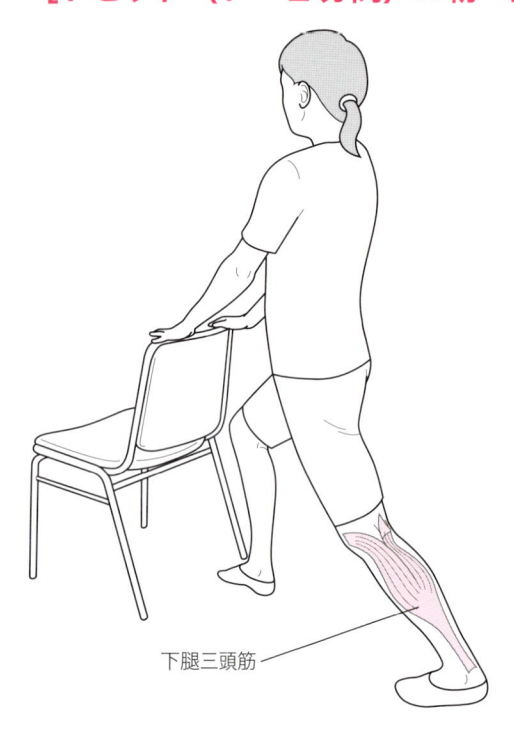

下腿三頭筋

①特に，下腿三頭筋の伸張性低下を有する人に適した運動である。
②後脚を伸展し，踵を着床する。
③体重を前脚に移し，後脚の下腿三頭筋を伸張する。

＊下腿三頭筋が「軽く痛むか気持ちいい」と感じるところで静止する。

④1〜2分間を1セットとし，朝・昼・晩に1セットずつ実施する。

＊下腿三頭筋の伸張性を向上し，下肢筋ポンプ作用の効率を向上する。
＊リラックスして，息をゆっくりと深く吐きながら行うとより効果的である。
＊1セット2分以上実施することで即時的な効果が得られる。
＊1カ月間毎日継続することで，長期的な効果も期待できる。

10 下腿三頭筋ストレッチ（座位） [1セット（1〜2分間）×朝・昼・晩／日]

①特に，下腿三頭筋の伸張性低下を有する人に適した運動である。
②サンクトバンド™を用いて最大背屈位まで爪先を挙上する。

＊下腿三頭筋が「軽く痛むか気持ちいい」と感じるところで静止する。

③1〜2分間を1セットとし，朝・昼・晩に1セットずつ実施する。

＊下腿三頭筋の伸張性を向上し，下肢筋ポンプ作用の効率を向上する。
＊リラックスして，息をゆっくりと深く吐きながら行うとより効果的である。
＊1セット2分以上実施することで即時的な効果が得られる。
＊1カ月間毎日継続することで，長期的な効果も期待できる。

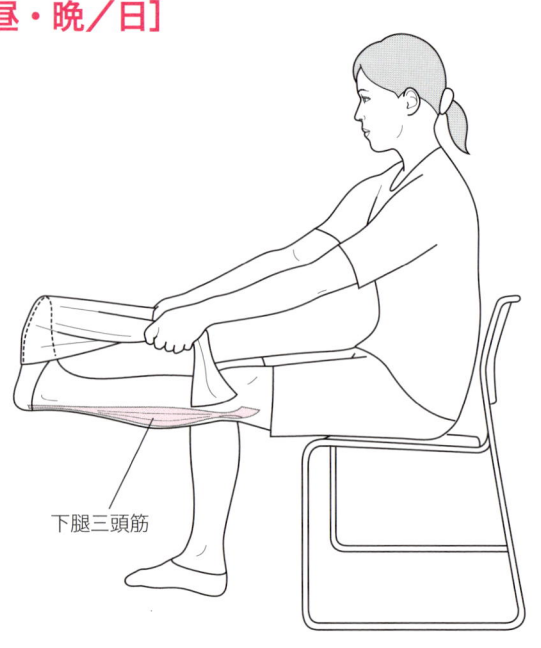

下腿三頭筋

11 股関節伸展位での大股歩行

効果的な姿勢 　　　　　　　　　非効果的な姿勢

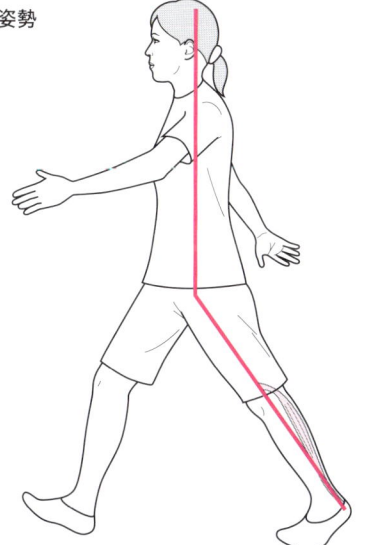 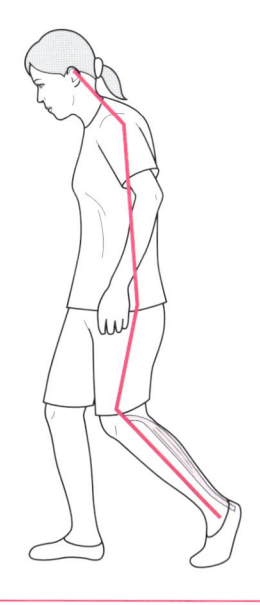

①上図（右側）のように，歩行時に股関節が屈曲してしまう方に適した運動である。
②"腰が退けない（臍が下を向かない）範囲"で，できるだけ大股で歩行する。

＊大股を意識し過ぎて腰が退けてしまうと，下腿三頭筋の荷重が上手く得られないので注意する。

③胸を張って手を振るのも有効である。
④足を上に挙げるのではなく，"踵を遠くへ着く"イメージで歩行する。
⑤1セットの回数や1日の頻度に決まりはないが，日常の歩行機会に可能な限り
　取り入れると望ましい。

＊歩幅を確保することで，歩行中の股関節伸展を促し，下腿三頭筋への荷重を向上する。
　これにより"生活場面で日常的"に下肢静脈血流を促進する。
＊股関節の伸展制限がある場合や，転倒リスクが高い方は無理のない範囲で実施する。

3-2章　実践 いざ体操の指導 ―健康増進のための体操―

Column

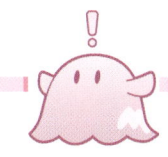

患者さんの生活習慣に合わせた提案を！

　患者さんの生活習慣に合わせた運動指導を行う際には，まず個々の生活スタイルや日常のスケジュール，趣味などを把握しましょう。これをもとに，患者さんが達成可能と感じる現実的な運動目標を設定し，運動を生活にスムーズに取り入れる方法を提案します。

　本書『改訂第2版 体操療法オールブック』の資料やYouTubeを見る人には，動画による運動もいいでしょう。例えば，朝の連続ドラマを見る習慣がある人には，それが終わったら10分間，この運動を行いましょう，などの具体的なきっかけをアドバイスすることもいいかも知れません。同じ運動の繰り返しによる飽きを防ぐために，効果的な運動を紹介しているYouTuberを把握し，提案できることも現代では重要なことかも知れません。

　さまざまな運動やヘルスケア関連のアプリも充実してきているので，それらも運動の継続には重要なツールとなってきています。

（北里大学医療衛生学部リハビリテーション学科理学療法学専攻　神谷健太郎）

心疾患患者を対象とした体操

東京工科大学医療保健学部リハビリテーション学科理学療法学専攻　**忽那俊樹**
北里大学医療衛生学部リハビリテーション学科理学療法学専攻　**東條美奈子**

体操指導のための知識の整理

● 目的・目標

　　心疾患患者を対象とする心臓リハビリテーションにおける運動療法は，心血管系に無理のない有酸素運動とレジスタンストレーニングが基本である。それらに加え，準備体操や整理体操のなかでストレッチングやバランストレーニングなどの体操を行うことが推奨されている。

● インフォームドコンセント

　　慢性心不全はさまざまな心疾患によって引き起こされるが，心肺機能の低下に加え，進行性の骨格筋萎縮が高頻度に生じる。このため，心疾患における運動療法は，重要な治療の1つとして位置付けられている。

　　急激な血圧上昇や傷害を避けるため，最初に十分なストレッチング体操を行う。

　　有酸素運動については，少し汗ばむが会話困難とならない程度の歩行速度での平地歩行を勧める。

　　レジスタンストレーニングは強度の高いものは避け，低強度～中等度の強度の体操を回数多く行うようにする。

● 基礎疾患・合併症への配慮

　　すでに血圧や血糖値などがコントロールされ，虚血が解除されている心疾患患者では，たとえ高齢であっても比較的安全に体操を行うことが可能である。

　　高血圧や心不全の患者では，運動療法の前に血圧と脈拍を自己測定し，無理のない範囲で運動できていることを確認するように指導する。

　　ただし，中等度～重症の心疾患患者においては，その病態に応じた運動処方が必要となるため，心臓リハビリテーション実施施設への紹介が望ましい。

禁忌

- ゆっくりした速度の平地歩行（2メッツ程度）で狭心痛を生じるような心筋虚血，過去3日以内の心不全の自覚症状（呼吸困難，易疲労感など）の増悪，およびコントロール不良の不整脈がある場合には，運動療法は絶対的禁忌である（**表1**）。
- 未治療で手術適応のある心大血管疾患や血行動態に異常を生じうる病態を有する患者についても，運動療法は禁忌となる（**表1**）。
- 整形外科的疾患に対する運動療法が必要な場合については，心疾患の病態に関する運動療法の禁忌について，循環器担当主治医や心臓リハビリテーション担当医に問い合わせる。

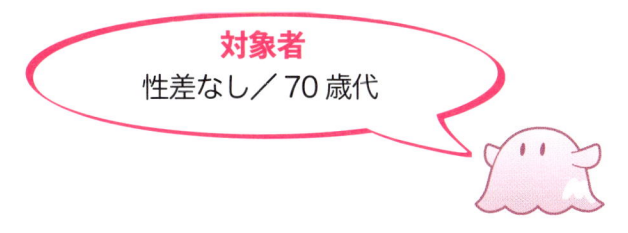

対象者
性差なし／70 歳代

表1 積極的な運動療法が禁忌となる疾患・病態

絶体的禁忌
1. 不安定狭心症または閾値の低い（平地のゆっくり歩行［2MET］で誘発される）心筋虚血
2. 過去 3 日以内の心不全の自覚症状（呼吸困難，易疲労感など）の増悪
3. 血行動態異常の原因となるコントロール不良の不整脈（心室細動，持続性心室頻拍）
4. 手術適応のある重症弁膜症，とくに症候性大動脈弁狭窄症
5. 閉塞性肥大型心筋症などによる重症の左室流出路狭窄
6. 急性の肺塞栓症，肺梗塞および深部静脈血栓症
7. 活動性の心筋炎，心膜炎，心内膜炎
8. 急性全身性疾患または発熱
9. 運動療法が禁忌となるその他の疾患（急性大動脈解離，中等症以上の大動脈瘤，重症高血圧[*1]，血栓性静脈炎，2 週間以内の塞栓症，重篤な他臓器疾患など）
10. 安全な運動療法の実施を妨げる精神的または身体的障害

相対的禁忌
1. 重篤な合併症のリスクが高い発症 2 日以内の急性心筋梗塞[*2]
2. 左冠動脈主幹部の狭窄
3. 無症候性の重症大動脈弁狭窄症
4. 高度房室ブロック
5. 血行動態が保持された心拍数コントロール不良の頻脈性または徐脈性不整脈（非持続性心室頻拍，頻脈性心房細動，頻脈性心房粗動など）
6. 最近発症した脳卒中[*3]
7. 運動負荷が十分行えないような精神的または身体的障害
8. 是正できていない全身性疾患[*4]

禁忌でないもの
1. 高齢者
2. 左室駆出率低下
3. 血行動態が保持された心拍数コントロール良好な不整脈（心房細動，心房粗動など）
4. 静注強心薬投与中で血行動態が安定している患者
5. 補助人工心臓（LVAD），植込み型心臓電気デバイス（永久ペースメーカ，植込み型除細動器〔ICD〕，両室ペーシング機能付き植込み型除細動器〔CRT-D〕など）装着

[*1]：原則として収縮期血圧＞200mmHg，または拡張期血圧＞110mmHg，あるいはその両方とすることが推奨されている。
[*2]：貫壁性の広範囲前壁心筋梗塞，ST 上昇が遷延するものなど。
[*3]：一過性脳虚血発作を含む。
[*4]：貧血，電解質異常，甲状腺機能異常など。

（日本循環器学会 / 日本心臓リハビリテーション学会．2021 年改訂版 心血管疾患におけるリハビリテーションに関するガイドライン．https://www.j-circ.or.jp/cms/wp-content/uploads/2021/03/JCS2021_Makita.pdf. 2024 年 7 月閲覧）

● 術前後で留意すべき点

●経皮的冠動脈インターベンションや冠動脈バイパス術などを予定されている患者においては，強度の低い運動のみに留める。特に，狭心痛や心不全の増悪症状（呼吸困難，

易疲労感，急激な体重増加，両下肢の浮腫など）には注意する。

- 開心術のなかでも，重症大動脈弁狭窄症の術前は，突然死の危険性が高い。術後は可能な限り早期から運動療法を開始するが，無理のない体位や，血圧・脈拍上昇を生じにくい体操を行うように留意する。
- 開心術後の上肢のレジスタンストレーニングについては，開始時期や許容される負荷量を必ず主治医に確認する。

患者指導のコツ

- 息止めをしないように指導する。筋肉を伸ばしたり，力を入れたりするときには，意識的に息を吐くよう指導するとよい。
- なるべく全身の筋肉を使った運動を行うために，可動範囲いっぱいに手足を動かすように説明するが，動作に弾みをつけないように注意する。
- 立位が不安定で転倒しそうな場合は，まず座ってできる運動から開始する。
- 日常生活のなかで行えるような運動を指導することで，長期間の継続が可能となる。

実施頻度

レジスタンストレーニングにおいては，1回反復最大負荷（1repetition maximum；RM）の $30 \sim 40\%$（上肢），$50 \sim 60\%$（下肢）を目安とし，自覚的運動強度（Borg 指数）13以下となるような運動処方を目指す（**表2**）。各運動について，以上の強度で $10 \sim 15$ 回／セット，$1 \sim 3$ セット／日，$2 \sim 3$ 日／週の回数・頻度で行う。

表2 Borg 指数

指数 (scale)	自覚的運動強度 RPE（ratings of perceived exertion）
20	もう限界
19	とてもつらい
18	
17	かなりつらい
16	
15	つらい
14	
13	ややつらい
12	
11	楽である
10	
9	かなり楽である
8	
7	とても楽である
6	

文献

1) 日本循環器学会／日本心臓リハビリテーション学会．2021 年改訂版 心血管疾患におけるリハビリテーションに関するガイドライン．https://www.j-circ.or.jp/cms/wp-content/uploads/2021/03/JCS2021_Makita.pdf．2024 年7月閲覧

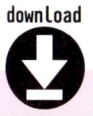
download

実技解説
下肢の運動を重点的に行い，体幹と上肢の運動を適宜組み合わせる

下肢

1 坐位でのストレッチング［準備体操・整理体操として，各1回］

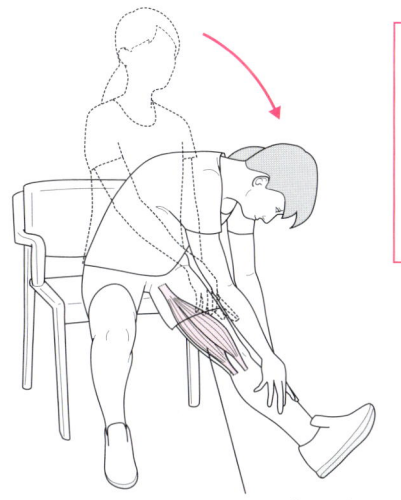

①椅子に浅く座る。
②片脚の膝を伸ばして踵を床に着け，上半身を前方に倒した状態で10秒程度保つ。
③左右交互に行う。

＊痛みを生じず気持ちがよい程度の強さで筋肉を伸ばす。

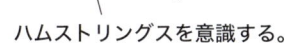
ハムストリングスを意識する。

2 立位でのストレッチング1
　　［準備体操・整理体操として，各1回］

①固定されたものにつかまって，左右の足を前後へ開く。
②後ろの脚の膝を伸ばし，踵を床に着けたまま，前の脚の膝を曲げた状態で10秒程度保つ。
③左右交互に行う。

＊痛みを生じず気持ちがよい程度の強さで筋肉を伸ばす。

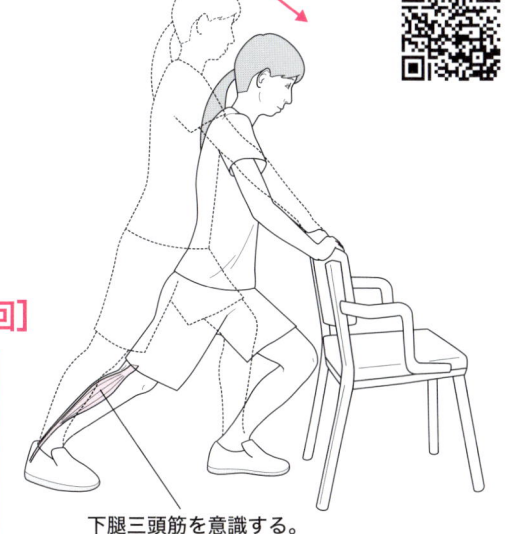
下腿三頭筋を意識する。

3 立位でのストレッチング2［準備体操・整理体操として，各1回］

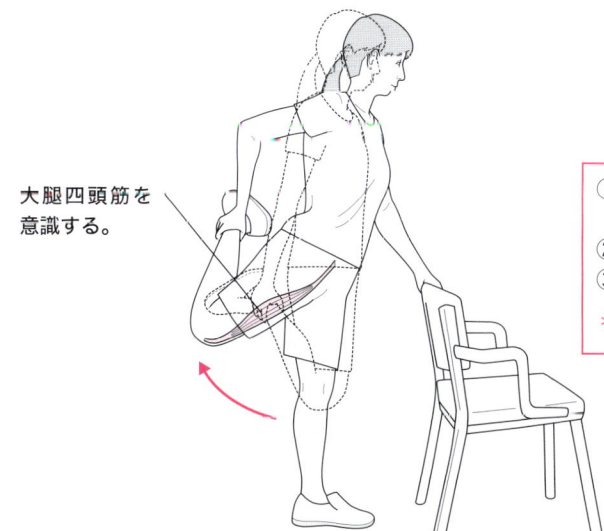

大腿四頭筋を
意識する。

①固定されたものにつかまって，ゆっくりと膝を曲げる。
②足首をつかんだ状態で10秒程度保つ。
③左右交互に行う。

＊痛みを生じず気持ちがよい程度の強さで筋肉を伸ばす。

3-2
章

実践 いざ体操の指導 —健康増進のための体操—

4 坐位でのレジスタンストレーニング1 [10〜15回×1〜3セット／日]

重錘なし

重錘あり

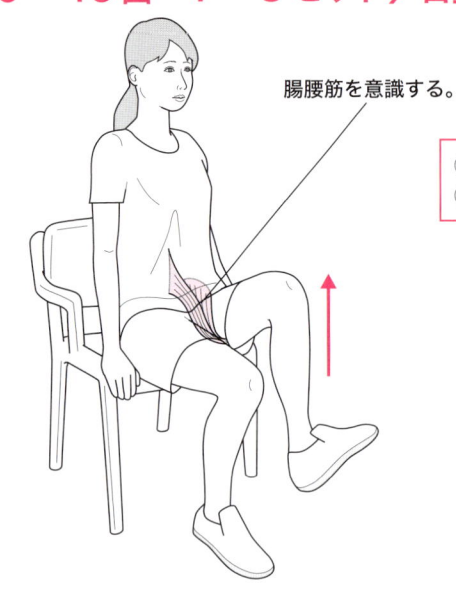

腸腰筋を意識する。

①椅子にはなるべく寄りかからずに浅く座る。
②片方の太ももを交互に持ち上げる。

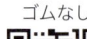
ゴムなし

ゴムあり

5 坐位でのレジスタンストレーニング2 [10〜15回×1〜3セット／日]

①椅子にはなるべく寄りかからずに浅く座る。
②足関節を反らしながら，膝を伸ばして太ももに 5秒程度力を入れる。
③左右交互に行う。

＊負荷が軽ければ，ゴムチューブを足首に巻き，抵抗を加える。

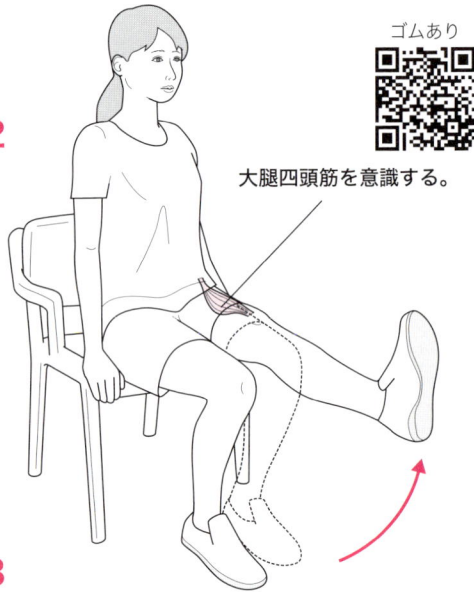

大腿四頭筋を意識する。

6 坐位でのレジスタンストレーニング3 [10〜15回×1〜3セット／日]

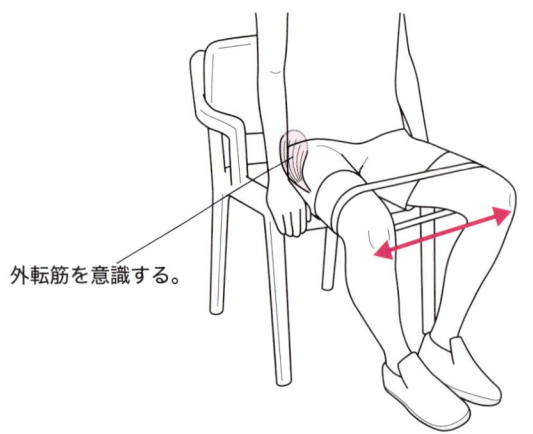

外転筋を意識する。

アップ動画

①椅子に浅く座る。
②太ももの膝に近い位置にゴムチューブを巻く。
③太ももを両側に開き，5秒程度保つ。

7 坐位でのレジスタンストレーニング4
［10〜15回×1〜3セット／日］

アップ動画

①太ももの間に枕や柔らかいボールをはさむ。
②太ももで枕やボールをつぶし，5秒程度保つ。

内転筋を意識する。

8 立位でのレジスタンストレーニング1
［10〜15回×1〜3セット／日］

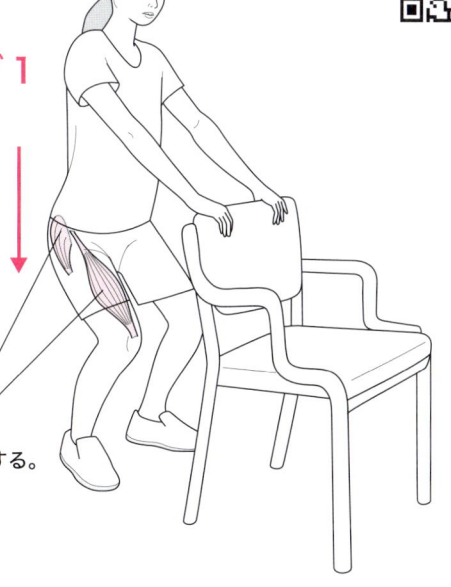

①両脚を肩幅よりやや広く開いて立つ。
②固定されたものにつかまって，椅子に腰かける
　イメージで膝の屈伸をゆっくりと行う。

＊膝を内側に向けずに，つま先より前に膝が出ないように
　気を付ける。

下肢の筋肉全体を意識する。

9 立位でのレジスタンストレーニング2
［10〜15回×1〜3セット／日］

アップ動画

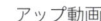

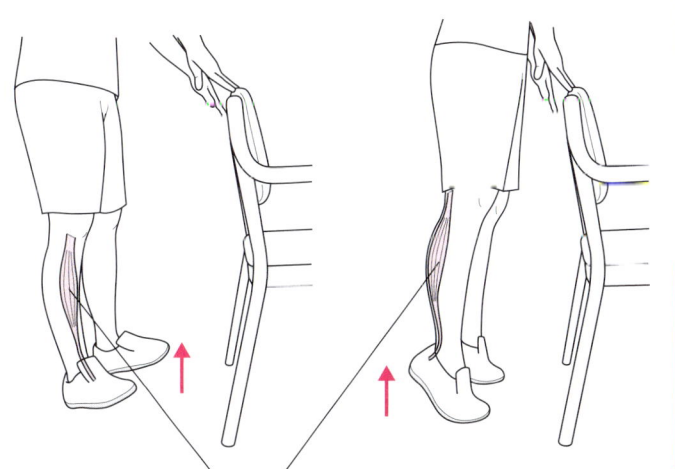

①固定されたものにつかまって立つ。
②ゆっくりと体重を後ろに移して，
　つま先を上げて踵で立つ。
③ゆっくりと体重を前に移して，踵
　を上げてつま先で立つ。
④以上を繰り返す。

前脛骨筋（踵立ち），下腿三頭筋（つま先立ち）を意識する。

3-2章

実践 いざ体操の指導 —健康増進のための体操—

10 立位でのレジスタンストレーニング3
[10〜15回×1〜3セット/日]

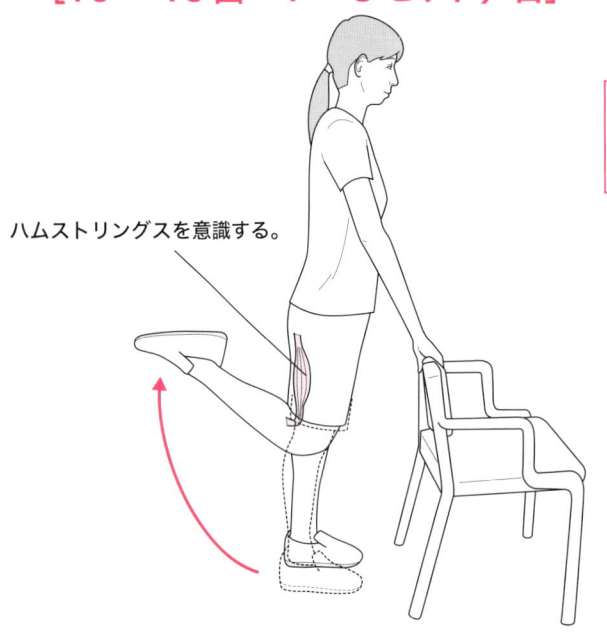

ハムストリングスを意識する。

> ①固定されたものにつかまって立つ。
> ②ゆっくりと膝を曲げ，5秒程度保つ。
> ③左右交互に行う。

体幹

1 坐位でのストレッチング
[準備体操・整理体操として，各1回]

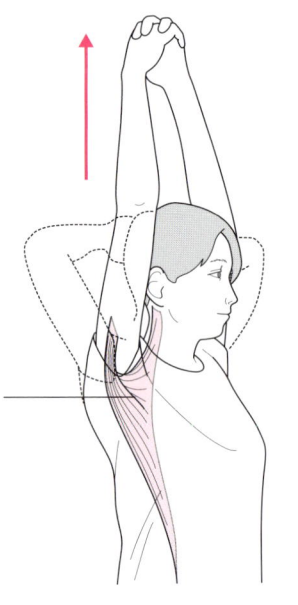

広背筋を意識する。

> ①頭の後ろで手を組む。
> ②息を吐きながら両手を頭の後ろで伸ばし，10秒程度背伸びをする。
>
> ＊痛みを生じず気持ちがよい程度の強さで筋肉を伸ばす。

2 背臥位でのレジスタンストレーニング1
[10〜15回×1〜3セット/日]

> ①背臥位にて両膝を立てる。
> ②殿部と腰を床から浮かせる。
>
> ＊腰を持ち上げ過ぎないように気を付ける。

大殿筋・ハムストリングスを意識する。

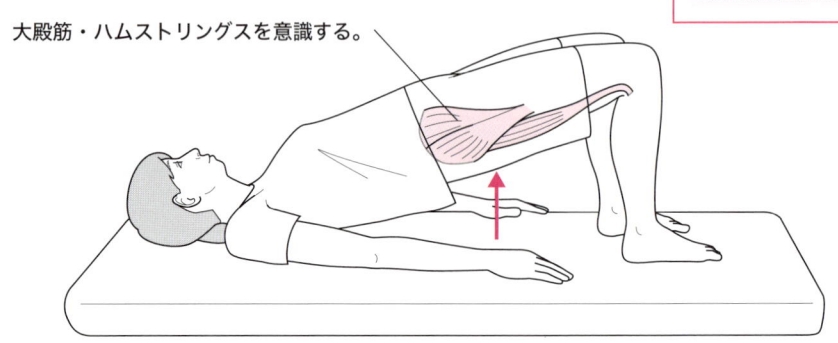

3 背臥位でのレジスタンストレーニング 2 ［10 〜 15 回 × 1 〜 3 セット／日］

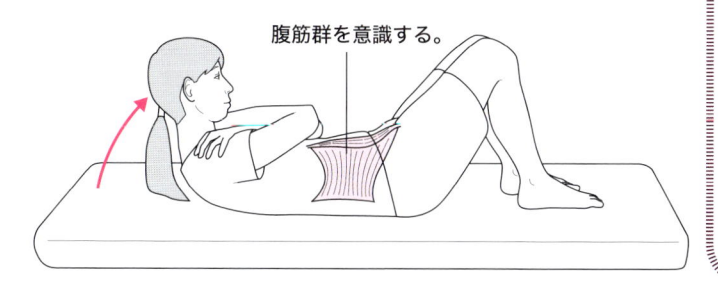

腹筋群を意識する。

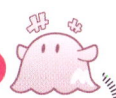

Q：運動を続けていてもなかなか効果を実感できなくて、このまま続ける自信がありません。
A：「効果が感じられない」と途中で体操を止めてしまう方がいます。体操を開始してから、その効果を実感できるまでには、相応の時間を要することが多いです。事前にその旨を説明して理解していただいたうえで、体操を継続できるような工夫を話し合って、個別のプログラムを作成するとよいでしょう。

①両膝を曲げて、両手を胸の前で組む。
②息を吐きながら頭を持ち上げ、へそをのぞき込み、上体を起こす。

＊膝は伸ばさずに、曲げた状態で行う。

上肢

1 坐位でのレジスタンストレーニング 1 ［10 〜 15 回 × 1 〜 3 セット／日］

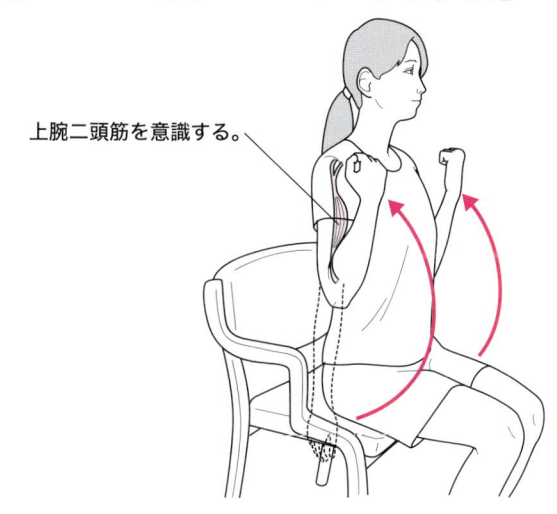

上腕二頭筋を意識する。

①ゆっくりと肘を曲げる。

＊負荷が軽ければ、ペットボトルなどを手に持つ。

2 坐位でのレジスタンストレーニング 2 ［10 〜 15 回 × 1 〜 3 セット／日］

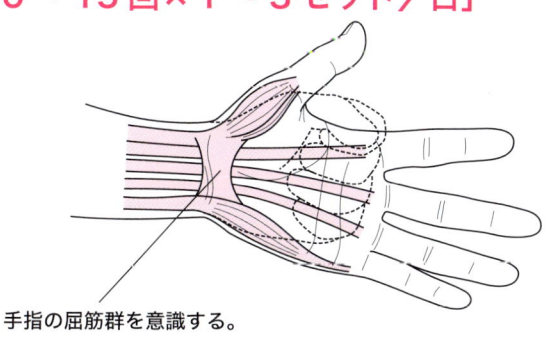

①手を「グー」「パー」と開閉する。

＊負荷が軽ければ、柔らかいボールを握る。

手指の屈筋群を意識する。

3-2章 実践 いざ体操の指導 —健康増進のための体操—

1 四つ這い位でのレジスタンストレーニング
［10～15回×1～3セット／日］

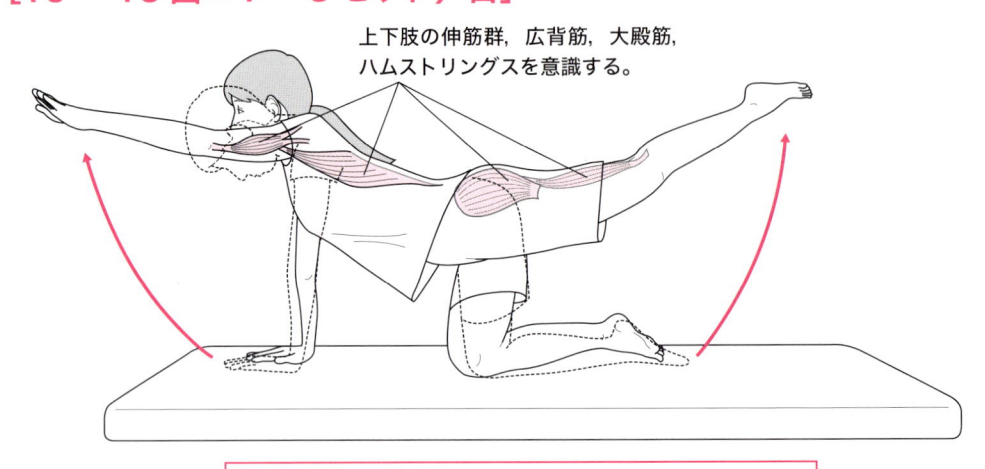

上下肢の伸筋群，広背筋，大殿筋，ハムストリングスを意識する。

①四つ這いになる。
②片手を持ち上げるのと同時に，逆の片脚を持ち上げて，その姿勢を5秒保つ。
③左右交互に行う。

2 立位でのバランストレーニング
［準備体操・整理体操として，各1回］

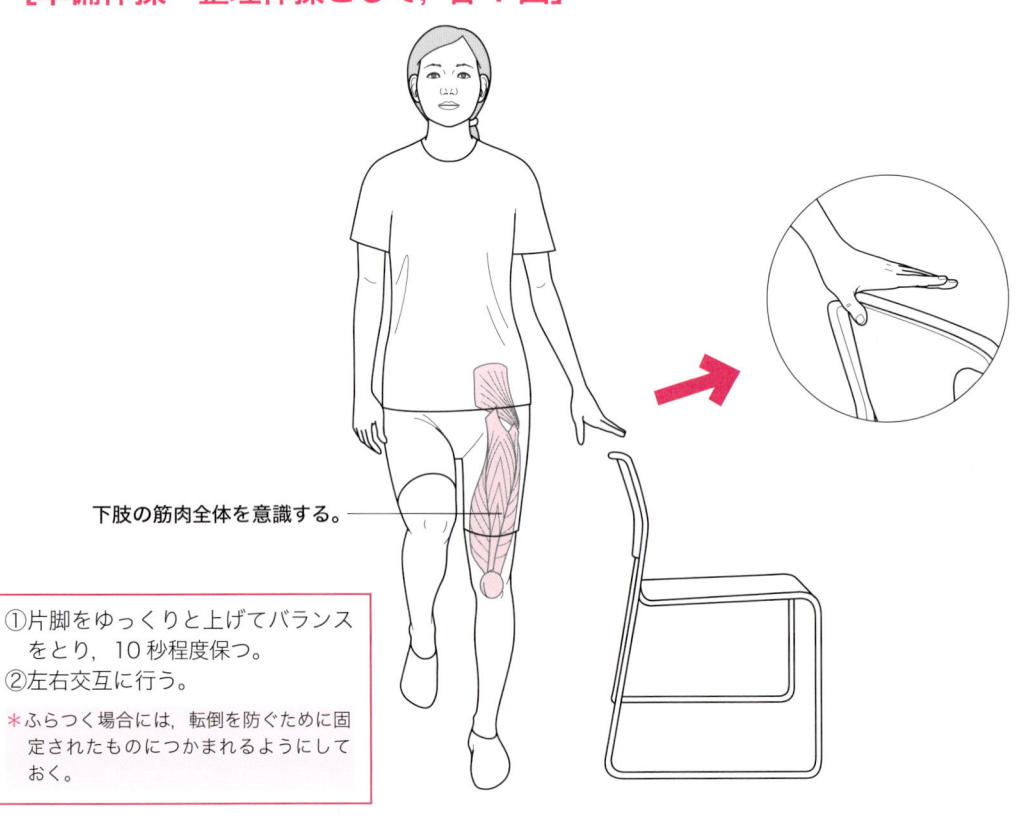

下肢の筋肉全体を意識する。

①片脚をゆっくりと上げてバランスをとり，10秒程度保つ。
②左右交互に行う。

＊ふらつく場合には，転倒を防ぐために固定されたものにつかまれるようにしておく。

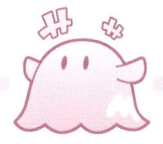

Column

運動のし過ぎで心不全？

　ボディービルが趣味という 62 歳男性が急性心筋梗塞を発症しました。早期の心臓カテーテル治療が奏効し，経過良好にて 2 週間で退院。高強度の運動は避けるように指導し，外来で経過をみていました。退院 3 カ月後から徐々に脳性ナトリウム利尿ペプチド（brain natriuretic peptide；BNP）の血中濃度が上昇し，半年後には，発作性心房細動を合併しました。心エコー検査では，左房・左室の拡大を認め，左心機能が低下していました。かなり高強度のレジスタンストレーニングを行っていたことが明らかとなり，高強度レジスタンストレーニングを制限し，有酸素運動を行うように指導しました。その後，血中 BNP 値は低下し，5 年後も発作性心房細動の出現なく，心機能も良好に保たれています。

（東京工科大学医療保健学部リハビリテーション学科理学療法学専攻　忽那俊樹）

腎臓病患者を対象とした体操

兵庫医科大学リハビリテーション学部理学療法学科　**松沢良太**

体操指導のための知識の整理

● 目的・目標

　　腎臓には体液の調節，老廃物の排泄，電解質の調節および酸塩基の調節といった尿生成器官としての役割のほかに，ビタミン D の活性化，エリスロポエチンの分泌およびレニンの分泌といった内分泌器官としての役割を有する。

　　腎臓病患者は腎機能低下に伴い，さまざまな身体的不調をきたす。加えて，透析療法を必要とする患者では，1 回 4 〜 6 時間の透析治療を 1 週間に 3 日実施しなければならず，身体活動量は著しく低下する。

　　2011 年に発足した腎臓リハビリテーション学会は，腎疾患や透析医療に基づく身体的・精神的影響を軽減させるべく，運動療法指導の重要性をガイドラインのなかで強調している [1]。腎臓病患者に対する運動療法指導（体操）の目的・目標は，身体的虚弱の予防・改善，日常生活活動能力の維持・向上，quality of life（QOL）の改善および生命予後の延伸にある。

● インフォームドコンセント

　　慢性腎臓病のなかでも，特に透析治療を必要としている患者の場合，透析治療に伴う身体不活動に加え，加齢，慢性的な低栄養，多くの合併症，異化亢進・同化抵抗性，透析治療によるアミノ酸の喪失や疲労感など，筋力や身体機能の低下をきたす要因が数多く存在している [2]。そのため，筋力や身体機能の向上を目的とした運動療法指導（体操）は重要な役割を担っている。こうした筋力や身体機能を低下させないように管理することは，日常生活活動動作の改善，QOL の向上につながる可能性がある。

● 基礎疾患・合併症への配慮

　　腎臓病患者は，骨や筋肉，血管系および神経系の合併症を高率に有する。また，透析治療を実施している患者では，特に電解質異常に伴う重症不整脈，骨粗鬆症，糖尿病性の神経障害，および造血ホルモンであるエリスロポエチンの分泌低下に伴う腎性貧血などを認めることから，運動療法指導（体操）を実施する際には留意する必要がある。

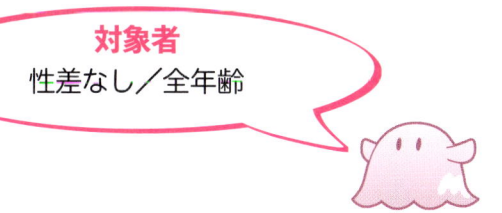

対象者
性差なし／全年齢

禁忌

- 不安定狭心症を有する者，重症不整脈の高リスク者および運動による痛みの増悪を認める者は，運動療法指導（体操）の禁忌である。
- 転倒・骨折リスクの高い者に対しては，非監視型の運動療法指導（体操）は避けるか，転倒リスクの低い運動様式に限定した指導を行う必要がある。
- ペースメーカー植え込み後の者に対する神経筋電気刺激の実施は禁忌である。

術前後で留意すべき点

- 腎臓病患者は入退院を繰り返し，入・退院を経験するごとに身体機能は低下することが明らかにされている。
- 特に透析治療を必要とする患者については，各透析施設が入・退院の後に身体機能の評価を行い，運動療法指導を開始することが望ましい。
- 腎移植後では，手術侵襲と術直後の安静に伴い一時的な身体機能の低下を認める。そのため，貧血や強い出血傾向，腎機能の急激な低下および日和見感染に留意しながら，運動療法指導（体操）を実施する。

患者指導のコツ

- 慢性腎臓病のなかでも特に透析患者は，運動に対するアドヒアランスが低いことが知られており，始めから強い強度での運動療法指導（体操）の実施は脱落率を高める恐れがある。そのため，運動療法指導（体操）を実施する際は，軽負荷から開始し，当日および翌日の疲れや痛みの発生状況を確認しながら，継続しやすい愛護的な強度で実施することが大切である。

実施頻度

週2〜3回程度の運動療法指導の実施を推奨する。ただし，疲労などを考慮し，実施頻度は患者ごとに適宜調節する必要がある。

文献
1) 日本腎臓リハビリテーション学会. 腎臓リハビリテーションガイドライン. 南江堂；東京：2018.
2) Matsuzawa R. Renal rehabilitation as a management strategy for physical frailty in CKD. Ren Replace Ther 2022；8：3.

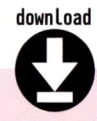
1 ウォーキング・散歩［4,000歩程度／日］

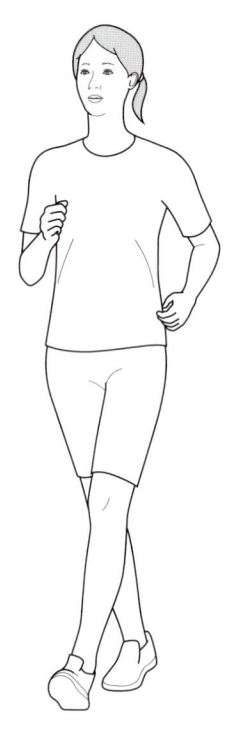

＊なるべく良い姿勢を心がけ，会話できる程度の歩きやすい
　速度で実施する。
＊1日4,000歩程度の活動量確保を目標にする。
＊透析治療を必要としている患者の場合，透析治療による時
　間的制約の影響を受けにくい，非透析日で，1日4,000歩
　を目指す。
＊4,000歩に届かない者については，初期値から10％増や
　すように指導するのも効果的である。
＊結果をフィードバックする際には，対面でかつ図表を用い
　るとさらに効果的である。

2 椅子からの立ち上がり運動　［10〜20回／日］

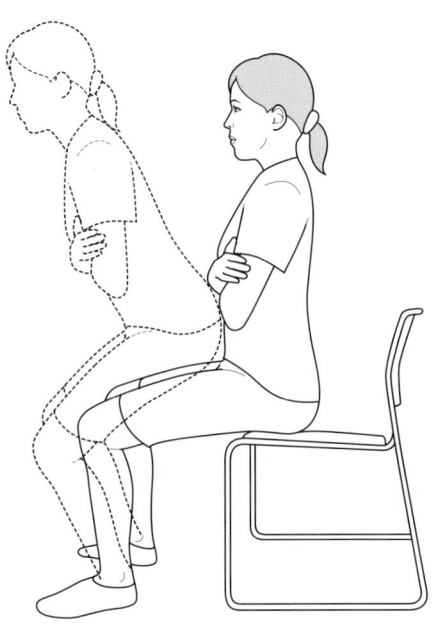

①椅子に浅めに座る。
②手すりなどを握るのは避け，立ち上が
　る際には素早く，座る際にはゆっくり
　行う。

＊腕の力は使わずに行うことを心がける。
＊腕の力が必要な場合には，両膝に手をついて実施
　するようにする。
＊椅子の高さを調節することで負荷の上げ下げが可能
　である。

3 不安定板（バランスパッド）用いたバランス運動 ［3〜4回／日］

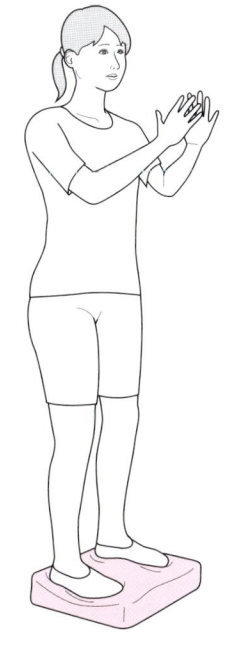

①手すりなどを握るのは避け，足関節や足趾を使って，なるべく揺れないように心がけ，立位保持する。

＊壁の近く，手すりの近くで実施する。

4 自転車エルゴメータ運動 ［20〜40分程度／日］

①ペダルが一番下のときに膝が伸びきらない程度にサドルの高さを調整する。
②運動中は，血圧および脈拍の過度な上昇あるいは低下がないかモニタリングする。
③自覚的な運動強度が11（楽である）〜13（ややきつい）になるように負荷を設定する。
④20〜40分程度の運動が推奨され，週2〜3回の頻度で実施する。

＊息切れが生じない程度で実施する。

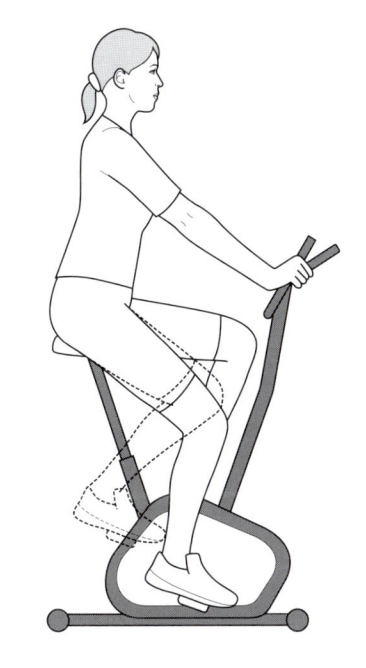

5 透析中のエルゴメータ運動 ［20〜40分程度／日］

①エルゴメータが動かないように固定する。
②運動中は，血圧および脈拍の過度な上昇あるいは低下がないか，モニタリングする。
③自覚的な運動強度が11（楽である）〜13（ややきつい）になるように負荷を設定する。
④20〜40分程度の運動が推奨され，週2〜3回の頻度で実施する。

＊抜針に注意して行う。

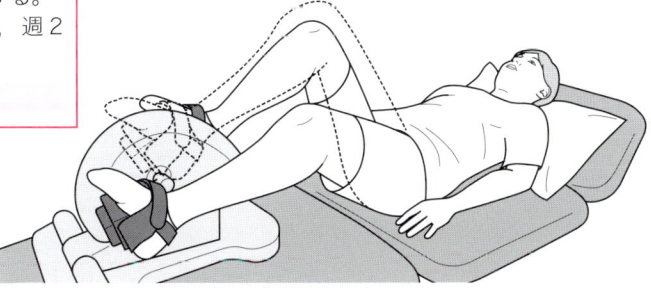

6 透析中のレジスタンス運動 ［10 〜 20 回／日］

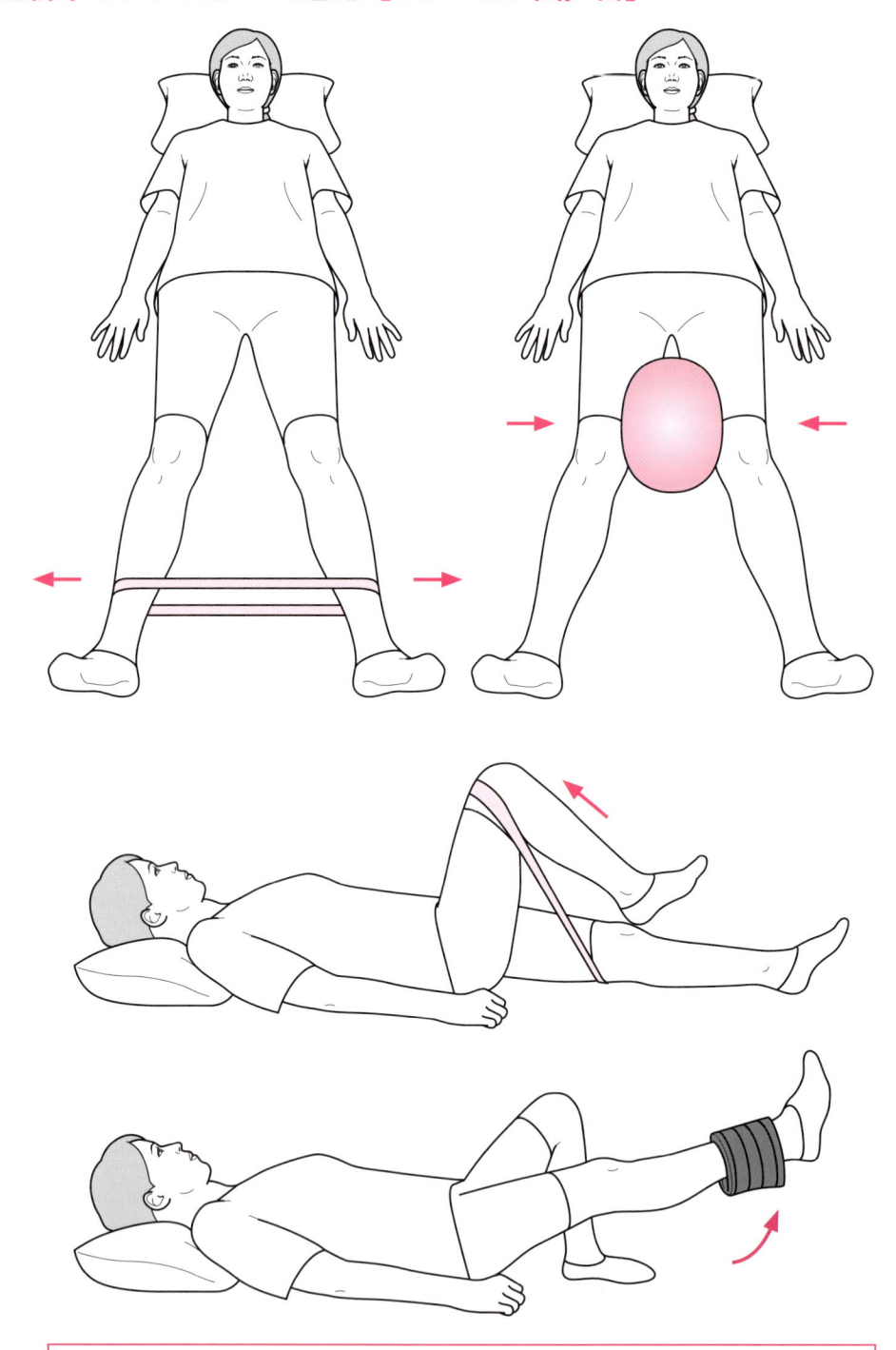

①仰臥位になり，ベルト・ボール・錘を用いて過負荷にならないように留意しながら行う。
②自覚的な運動強度が 11（楽である）〜 13（ややきつい）になるように負荷を設定する。

＊透析後あるいは翌日の疲労や痛みにつながらないように負荷を設定する。

7 神経筋電気刺激［1〜2回／日］

①耐えうる最大の出力で実施する。
②1回あたり20〜40分程度の使用が推奨される。

＊ペースメーカー植え込み後の者に対しては禁忌である。
＊電極ベルトや電極パッドが皮膚トラブルを招く恐れがあるため，使用後に皮膚の観察を行う。
＊透析中に実施することも可能である。

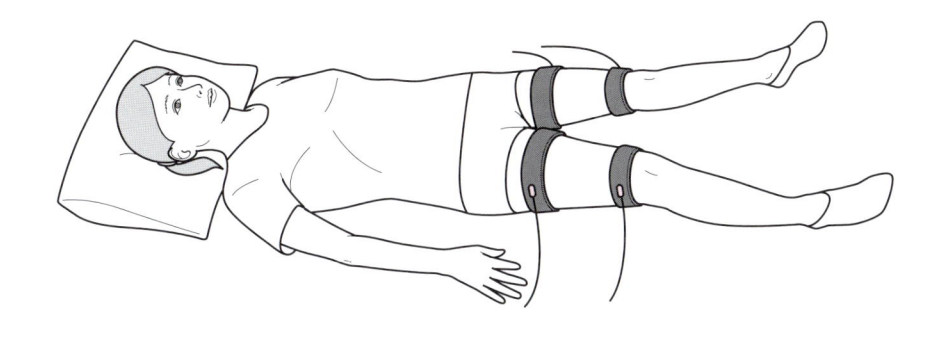

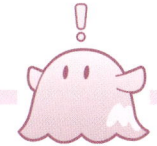

Column

痛みや骨折のリスクを考慮したうえで総合的な運動指導を！

　慢性腎臓病（CKD）は腎機能低下に伴い骨折のリスクが高まります。特にCKDに伴う骨ミネラル代謝異常による影響や加齢による骨粗鬆症，さらには長期血液透析による透析関連アミロイドーシス，低栄養や身体活動量低下などによって引き起こされる筋肉量ならびに筋機能の低下など，合併症も多岐にわたります。つまり，関節の可動性，筋力およびバランスなどの身体機能は著しく低下しています。

　このため，運動時の痛み，転倒による骨折のリスクを十分に考慮したうえで，全身のストレッチング，上下肢筋群の筋力増強トレーニング，さらには姿勢改善やバランストレーニングなど，身体機能の維持・改善を念頭においた総合的な運動指導（体操）が重要です。

（北里大学医療衛生学部リハビリテーション学科理学療法学専攻　松永篤彦）

地域在住高齢者を対象にした体操

福島県立医科大学保健科学部 **柴 喜崇**

体操指導のための知識の整理

● 目的・目標

地域在住高齢者のうち後期高齢者を対象とする。加齢に伴う速筋線維断面積の割合は，70歳までは比較的維持されるが，それ以降は減少し，速筋線維の減少率は遅筋線維との比較において大きいことが知られている。

後期高齢者（75歳以上）においては，速筋線維をターゲットとした運動速度を強調する視点，パワー*トレーニングが必要といえる。

(*パワー = 筋力 × 速度)

● インフォームドコンセント

住民主体の運動教室への参加者に対して，書面での「十分な説明」と「同意」は必要ない。住民自身の自由意志による参加であるため，運動が原因となる不測の事態の対応は自己責任となる。

ただし，実施主体が病院や行政の場合は，事前に団体傷害保険に加入しておくことをお勧めする。

● 基礎疾患・合併症への配慮

運動教室への参加の可否などについて，主治医への相談が必要と考えられる主な場合

①コントロールされていない心疾患・不整脈のある者。

②収縮期血圧180mmHg以上の者や180mmHg未満であっても状態などにより検討が必要な者。

③急性期の関節痛・関節炎・神経症状のある者。

④慢性閉塞性肺疾患（慢性気管支炎・肺気腫など）で息切れ・呼吸困難がある者。

⑤急性期の肺炎・肝炎などの炎症のある者。

⑥骨粗鬆症で，脊椎圧迫骨折のある者。

⑦認知機能低下により，プログラムの実施に支障をきたす者。

⑧そのほか，本サービスなどの実施によって，健康状態が急変あるいは悪化する危険性がある者。

運動教室参加者への事前注意

①運動直前の食事は避ける。

②水分補給を十分に行う。

③睡眠不足・体調不良のときには無理をしない。身体に何らかの変調がある場合には，実施担当者に伝える。

対象者
主に女性／ 75 歳以上（後期高齢者）

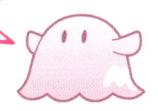

禁忌

運動教室を行う前の状態チェックで該当した場合（運動を実施しない）

- 安静時に収縮期血圧 180mmHg 以上，または拡張期血圧 110mmHg 以上である場合。
- 安静時脈拍数が 110 拍／分以上，または 50 拍／分以下の場合。
- いつもと異なる脈の不整がある場合。
- 関節痛など慢性的な症状の悪化。
- そのほか，体調不良などの自覚症状を訴える場合。

術前後で留意すべき点

- 主治医の運動制限にかかわる指示を遵守する。
- その制限の範囲において，日々の生活に不自由なく過ごせるよう徐々に運動範囲・運動強度を拡大していくことが大切である。

実施頻度

　一般的な運動頻度，強度，持続時間などについては，**表 1** に示したガイドラインを参照する。

　運動処方の構成要素である FITT（Frequency；どのくらいの頻度，Intensity；どのくらいの強さ，Time；時間または長さ，Type；方法または種類）を踏まえて実施することが重要である。

3-2
章

実践　いざ体操の指導　―健康増進のための体操―

表1 高齢者に対する FITT*の推奨事項

	有酸素運動	筋力トレーニング	ストレッチ
Frequency	中等度：週5日以上 高強度：週3日以上 上記の組み合わせ：3〜5日	週2日以上	週2日以上
Intensity	運動強度を0〜10で表し，中等度の運動強度を5〜6，高強度を7〜8とする。	段階的ウェイトトレーニング：初心者は軽めの強度（1-RMの40〜50％），中等度から高強度（1-RMの60〜80%），あるいは中等度（5〜6）から高強度（7〜8）を0〜10段階で選ぶ。	つっぱり感や軽い違和感を感じる程度に伸ばす。
Time	30〜60分の中強度の運動，20〜30分の高強度の運動，または中強度と高強度の運動を組み合わせた運動を，1日の間に積み重ねてもよい。	段階的なウェイトトレーニング：主要な筋肉群を使った8〜10種類のエクササイズ。初心者は10〜15回を1セット以上とし，各エクササイズ8〜12回を1〜3セット行う。	30〜60秒間ストレッチをキープする。
Type	歩行など，過度の整形外科的ストレスを与えない方法。水中練習や自転車運動は，体重を支える運動に対する耐容性が低い場合に有効である。	段階的あるいはパワーウェイトトレーニングプログラム，体重を負荷する体操，階段昇降，そのほかの主要筋群を使う強化活動。	急速な ballistic な動作ではなく，各筋肉グループの静的ストレッチで終わるゆっくりとした動きにて柔軟性を維持または向上させる身体活動。

1RM，最大1回の繰り返し
*FITT：F；Frequency（どのくらいの頻度），I；Intensity（どのくらいの強さ），T；Time（時間または長さ），T；Type（方法または種類）

（文献2を参考に作成）

文献

1) 介護予防マニュアル第4版, 厚生労働省. <https://www.mhlw.go.jp/stf/newpage_25277.html>, 2023/12/1 アクセス.
2) Liguori G. ACSM's Guidelines for Exercise Testing & Prescription 11th ed. American College of Sports Medicine.2022.p.184.

downLoad

ここで紹介する高齢者に対する運動トレーニングは,
1）ストレッチ（準備・整理体操），2）筋力増強トレーニング,
3）バランストレーニング，4）応用動作トレーニング
の4つで構成され，体力構成要素である柔軟性，筋力，バランスなどを包括
的にトレーニングすることを目標に開発した
特徴は運動課題実施にあたり"できるだけ速く"を目標とする，パワートレー
ニングといえる
「カウント」と「拍／分」については，**Column** (p.229) を参照

ストレッチ（準備・整理体操）

1 "もも"の後ろのストレッチ［3～5回／日］

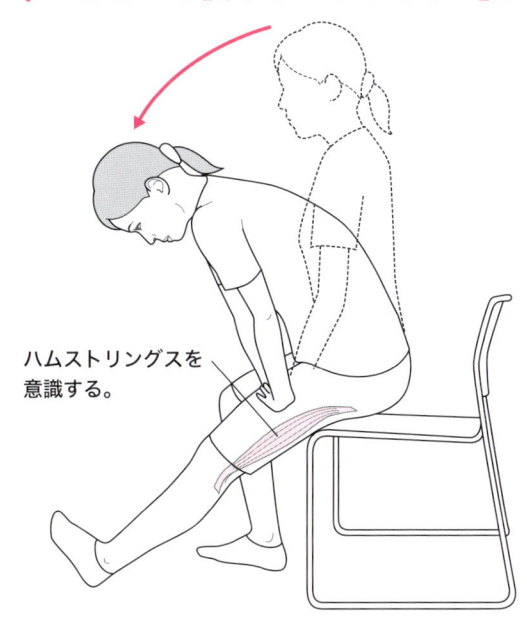

ハムストリングスを
意識する。

①椅子に浅く腰掛ける。
②非ストレッチ側の下肢は，屈曲位とする。
③ストレッチ側の下肢は，膝関節伸展位を保持可
　能な範囲内において体幹を屈曲する。
④息は吐きながら体幹を屈曲する。
⑤左右の下肢を入れ替えて，両側実施する。
⑥左右3回ずつ, 各4カウント, 80（拍／分）行う。

2 アキレス腱のストレッチ ［3～5回／日］

①椅子の背もたれや壁などを支えとし, 非ストレッ
　チ側の下肢を前にした立位をとる。
②ストレッチ側の下肢は，後ろに位置し，膝関節
　伸展位，踵が浮かないように指導する。
③徐々に前脚の膝関節を屈曲させながら，前方下
　肢に荷重する。
④前後の下肢を入れ替えて，両側実施する。
⑤左右3回ずつ, 各4カウント, 80（拍／分）行う。

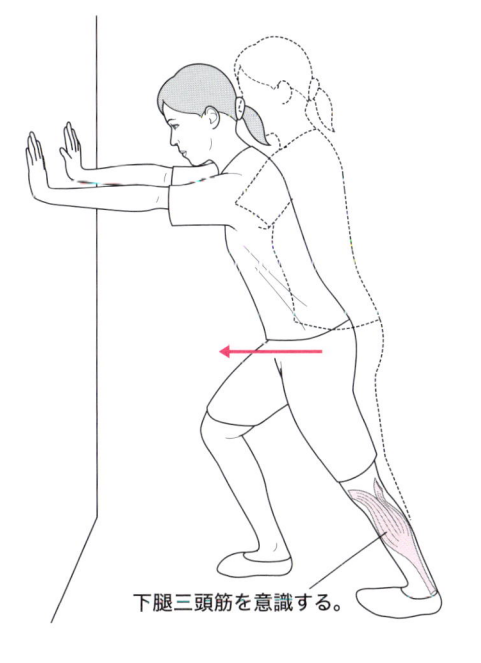

下腿三頭筋を意識する。

3 脇腹のストレッチ［3～5回／日］

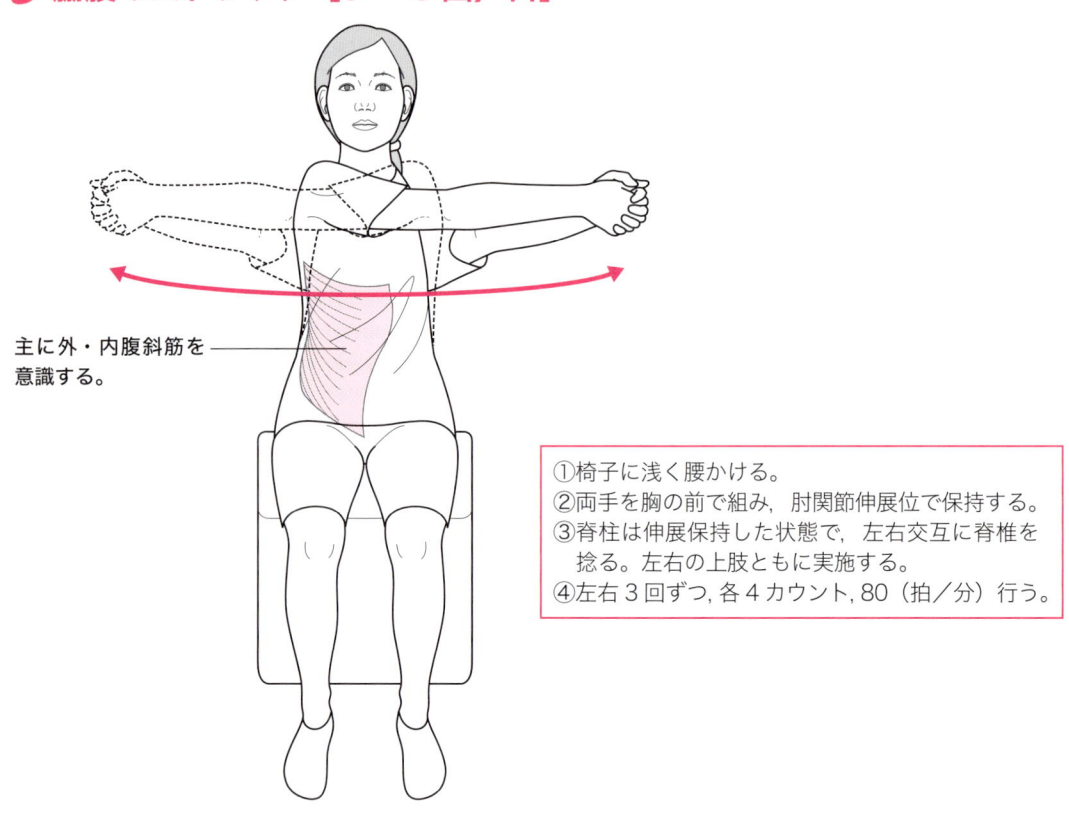

主に外・内腹斜筋を
意識する。

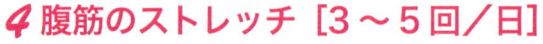

①椅子に浅く腰かける。
②両手を胸の前で組み，肘関節伸展位で保持する。
③脊柱は伸展保持した状態で，左右交互に脊椎を
　捻る。左右の上肢ともに実施する。
④左右3回ずつ，各4カウント，80（拍／分）行う。

4 腹筋のストレッチ［3～5回／日］

①椅子に浅く腰かける。
②両手を胸の前で組み，肘関節伸展位で保
　持する。
③脊柱は伸展保持した状態で脊椎を伸展さ
　せる。
④床，天井，可能であれば後方の壁を順番
　に見るように指導し，頚部伸展の動きも
　引き出す。
⑤左右3回ずつ，各4カウント，80（拍／分）
　行う。

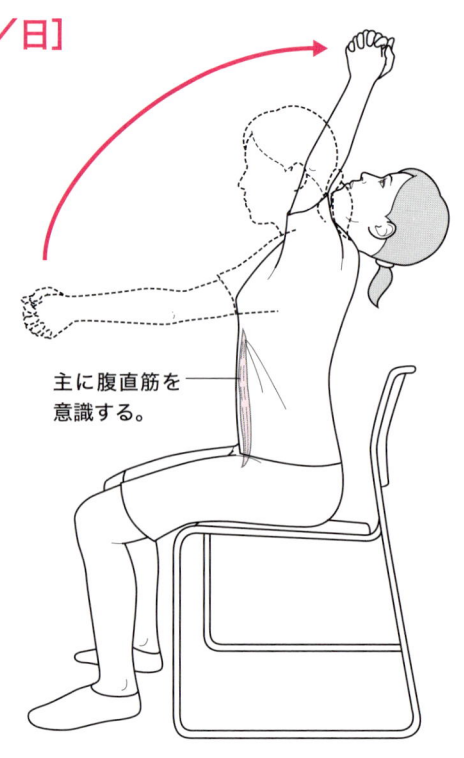

主に腹直筋を
意識する。

筋力増強トレーニング

1 股関節前面の筋力増強トレーニング［5〜10回／日］

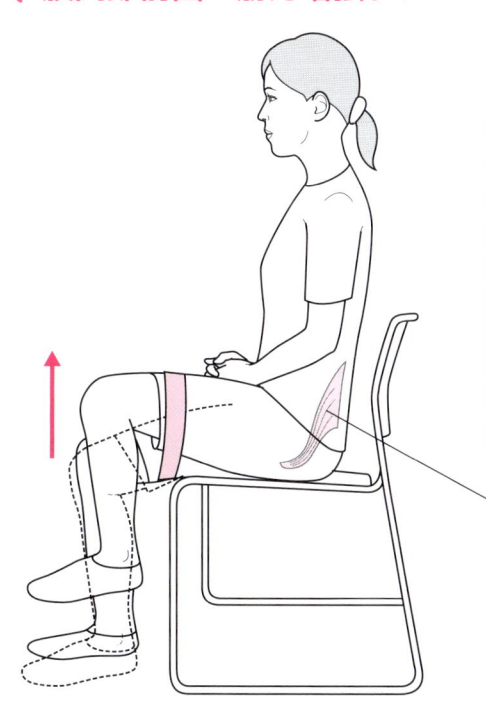

①椅子に浅く腰かける。
②両側大腿部をゴムで結ぶ。
③非筋力増強側の足底は，床から離れないようにする。
④筋力増強側は，股関節屈曲運動を4カウントかけて実施する。股関節屈曲位を4カウント保持後，4カウントかけて足を下ろす。
⑤左右10〜15回ずつ，各4カウント，80（拍／分）行う。

＊筋力増強側の股関節屈曲運動時に，体幹が伸展位とならないように注意する。
＊バルサルバ効果による血圧上昇をまねかないために，息は止めないように指導する。

主に腸腰筋を意識する。

2 太もも前面の筋力増強トレーニング［5〜10回／日］

①椅子に浅く腰かける。
②両側の足首をゴムで8の字に結ぶ。
③非筋力増強側の足底は，床から離れないようにする。
④筋力増強側は，膝関節伸展運動を4カウントかけて実施する。膝関節伸展位を4カウント保持後，4カウントかけて足を下ろす。
⑤左右10〜15回ずつ，各4カウント，80（拍／分）行う。

＊バルサルバ効果による血圧上昇をまねかないために，息は止めないように指導する。

主に大腿四頭筋を意識する。

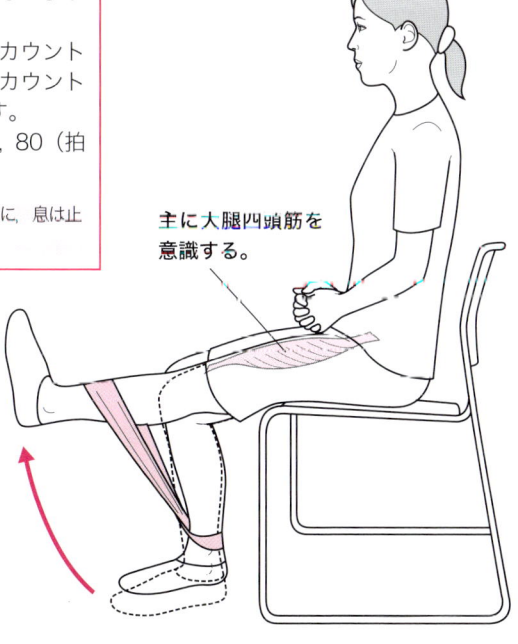

1 ステップトレーニング [10 〜 20 回／日]

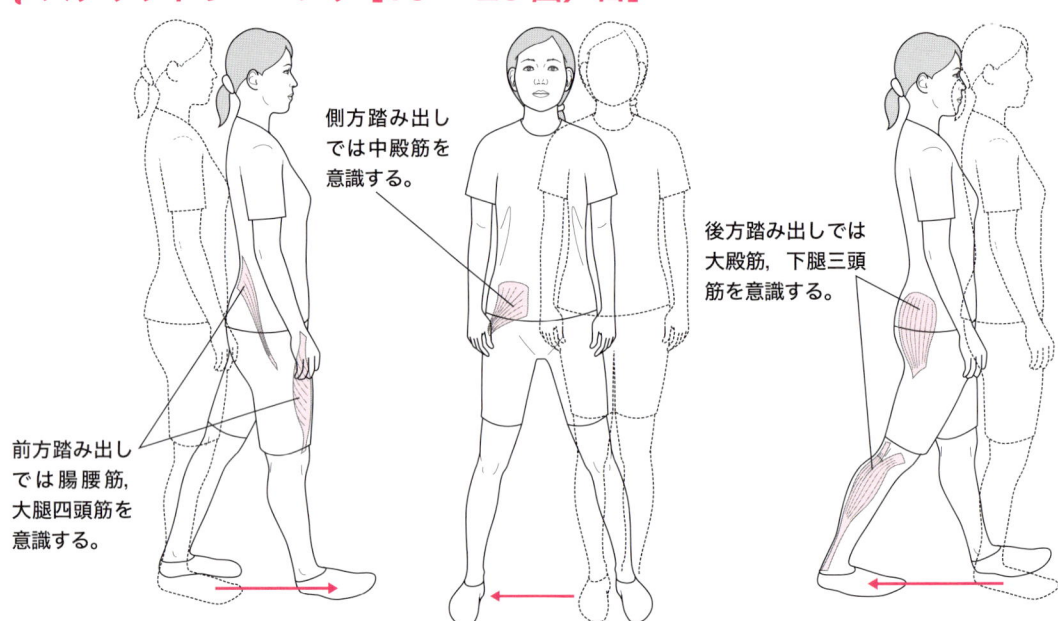

側方踏み出し
では中殿筋を
意識する。

後方踏み出しでは
大殿筋，下腿三頭
筋を意識する。

前方踏み出し
では 腸腰筋,
大腿四頭筋を
意識する。

①肩幅開脚立位とする。
②足を前後、左右に踏み出す。
③ 10 〜 15 回ずつ，各 4 カウント，120（拍／分）行う。

＊踏み出した下肢に荷重をかけるのがポイントとなる。
＊一歩を大きく踏み出し過ぎると転倒の恐れがあるので，一歩を徐々に広く踏み出すように指導する。
＊転倒のリスクが高い場合には椅子の背もたれに指先を添えるなどして転倒を未然に防ぐように指導
　する。

応用動作トレーニング

1 立位踵落とし [5 〜 10 回／日]

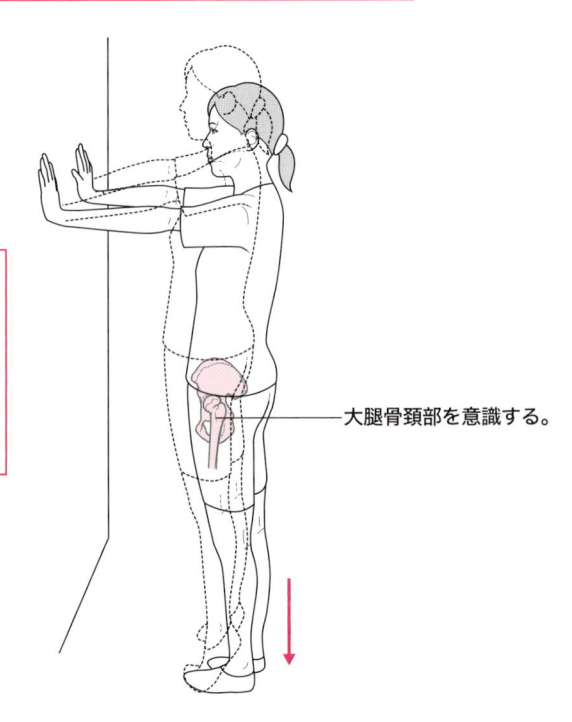

①椅子の背もたれや壁などを支えとする。
②つま先立ち位の状態から下腿三頭筋を弛緩させ，
　重力に従い踵部を床に落とす。
③ 10 回ずつ，各 4 カウント，120（拍／分）行う。

＊股関節頚部へ骨刺激を与えるのが目的であるので，膝関節伸展
　位を保持位とする。

大腿骨頚部を意識する。

❷ チェア・スタンディングトレーニング［5～10回／日］

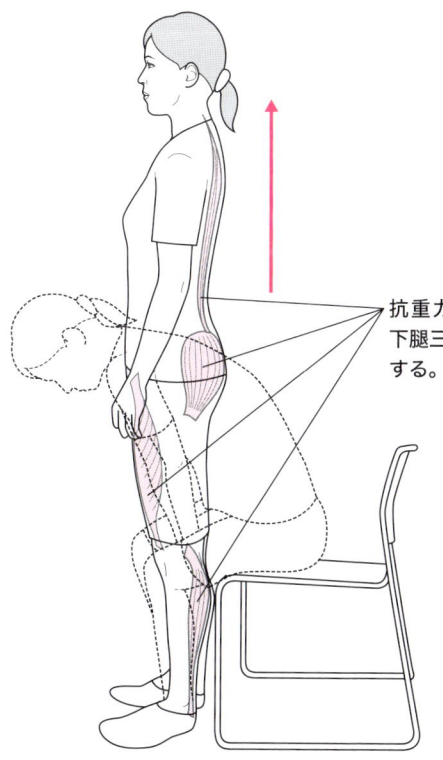

抗重力筋（大腿四頭筋，大殿筋，下腿三頭筋，脊柱起立筋）を意識する。

①椅子に浅く腰かける。
②足部の位置は，膝関節の真下にする。
③体幹を屈曲させながら，膝関節の位置を前方移動させる。
④殿部を座面より一気に引き上げ，体幹を伸展位とさせながら立位をとる。
⑤休むことなく，膝関節屈曲運動を意識しながら腰かける。
⑥坐位，立位，坐位を1回とする。
⑦5回ずつ，各4カウント，120（拍／分）行う。

＊立ち上がり時に膝関節の痛みがある場合は，足部を後ろに引いて立ち上がる。場合によりテーブルなどを配置して上肢を添え，痛みの軽減を図る。

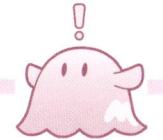

Column

嬬恋村村民のためのキャベササイズ

　北甲大学介護予防研究チームは，群馬県嬬恋村（キャベツの名産地）において運動スピードを強調した地域介入を実施しました。

　運動速度は1）ストレッチと2）筋力増強トレーニングは，地元で親しまれている"嬬恋音頭：4カウント，80（拍／分）"，3）バランストレーニングと4）応用動作トレーニングについては"嬬恋村の歌：4カウント，120（拍／分）"，各々編曲してCDを作製・配布しました。

　キャベササイズを利用した運動は，群間比較において歩行速度が有意に速くなることが明らかとなっています。

（福島県立医科大学保健科学部　柴　喜崇）

3-2章

実践 いざ体操の指導 ―健康増進のための体操―

健康増進のためのラジオ体操

東京都健康長寿医療センター研究所，東京都介護予防・フレイル予防推進支援センター **植田拓也**
福島県立医科大学保健科学部 **柴 喜崇**

体操指導のための知識の整理

● 目的・目標

対象者は地域在住者全般，対象年齢は小児〜高齢者まで幅広い。

みんなの体操，ラジオ体操は，全身運動であり，柔軟性，バランス能力，心肺機能など全身的な体力の向上，健康増進に資する運動である。著者らは，早朝のラジオ体操会への参加が，高齢者の1年後の歩行能力の維持と社会的ネットワークの拡大に効果があることを明らかにした[1]。このようにラジオ体操は，身体的側面に加え，精神的・社会的側面にも好影響を与えると考えられる。

各体操の負荷は，みんなの体操（坐位），みんなの体操（立位），ラジオ体操第1，ラジオ体操第2の順に運動負荷および運動スピードが増加するため，各個人のもつ疾患および身体状況に合った体操の選択と指導が必要である（**表1**）。

● インフォームドコンセント

ラジオ体操をはじめとする体操は，バリスティックストレッチやバランストレーニングとしての運動効果のみでなく，地域の体操グループへの参加により，健康増進のうえで重要な他者とのコミュニケーション機会の獲得や社会参加につながり，健康増進に向けた運動の導入として最適である。

運動制限のある疾患および手術の既往を有する場合には，それに対応した禁忌事項を遵守したうえで体操を実施する。また，疼痛の増悪などがある場合には，即時中止することを勧め，自己の身体状況に合わせて，可能な範囲での体操の実施を促すことが必要である。各体操の運動内容については **表2**（p.232〜233）に示す。

表1 **各体操の時間と負荷レベル**

体操名	所要時間	運動負荷レベル（運動スピード）	運動強度[2]	同強度の運動	予防レベル	対象高齢者
みんなの体操（坐位）	4分29秒	1	─	─	三次（重症予防）	障害
みんなの体操（立位）	4分29秒	2	─	─	二次（虚弱予防）	虚弱
ラジオ体操第1	3分11秒	3	4.0メッツ	卓球，パワーヨガ，自転車に乗る（≒16km/時未満，通勤），階段を上る（ゆっくり），動物と遊ぶ（歩く/走る，中強度）	一次（健康増進）	元気
ラジオ体操第2	3分03秒	4	4.5メッツ	速歩（93m/分）（4.3メッツ）テニスダブルス，水中歩行（中等度），耕作，家の修繕	一次（健康増進）	元気

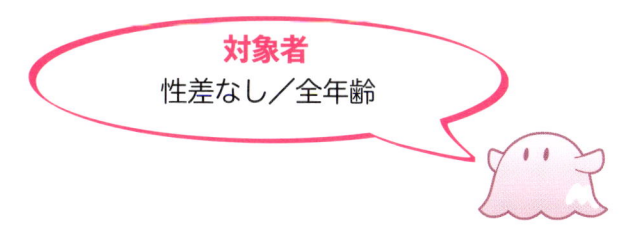

対象者
性差なし／全年齢

● 基礎疾患・合併症への配慮

高血圧症

多くの高齢者がラジオ体操を実施している早朝（6時30分から）において，拡張期血圧90mmHg以上の者が46.4％，収縮期血圧140mmHg以上の者は73.8％であり，早朝高血圧の症状を呈している場合も多いことが明らかとなっている[2]。

一方，同調査により，冬季では夏季に比較し，収縮期血圧が5mmHg程度上昇がみられるものの，冬季・夏季ともに，体操前後の血圧変動には有意な変化はなく，ラジオ体操は，比較的安全に実施可能な運動であることが明らかとなった[3]。ただし，早朝高血圧の症状を有する者や，高血圧症と診断されていても，降圧薬の服薬前で血圧が高値の場合があるため，早朝に実施する場合には，体操実施前の血圧測定の実施により，状態に合わせた安全な体操の実施が可能となる。また，寒い時期は屋内で実施することや屋外でも十分な防寒対策をとったうえでの実施を勧めるとよい。

整形外科疾患

身体に疼痛がある場合には，体操自体の動作を小さくするなどの対応をするとよい。実際にラジオ体操を長期間実施している自立高齢者においても，疼痛の有無に関わらず，40％以上の方が「無理をしないで実施している」，もしくは「避けている」動作があると回答しており，体操内容や負荷を自己調整していることが明らかとなっている[4]。

疼痛の増悪が確認される場合には，一時的に中止し，ケガや疼痛の回復に合わせ，実施肢位の変更や，体操の種類を選択して実施する，音楽のスピードを遅くして実施するなどの工夫をするとよい。

● 禁忌

● 整形外科疾患の急性期および循環器疾患など，いかなる術直後も体操の実施は推奨しない。

● 禁忌の動作や姿勢，肢位がある場合は，**表2**を参考に，実施可能な動作を選択的に実施するとよい。

● 患者指導のコツ

● 一次および二次予防の対象となる元気高齢者の場合には「みんなの体操」，「ラジオ体操」の実施に制限はなく，自身のできる範囲での実施を促す。

● 三次予防の対象である障害高齢者については，各患者のもつ疾患および身体状況に応じて体操を選択することが望ましい。

表2 各体操の運動要素

部位	主動作内容	みんなの体操（坐位）	みんなの体操（立位）
上肢	手指屈伸，上肢運動	動作①	動作①
	腕振り運動	動作⑦（体幹前傾を伴う）	—
	上肢の挙上運動	—	—
	肩前後回旋運動	—	—
	肩関節水平外転・水平内転・伸展・屈曲運動	—	—
頚部・体幹	上部体幹伸展運動	動作②	動作②
	体幹側屈運動	動作③（軽度：肩関節外転）動作⑤（軽度：上肢の挙上）	動作③（軽度：膝関節軽度屈伸）動作⑤（軽度：上肢挙上，膝関節軽度屈伸）
	頚部伸展，側屈，回旋運動	動作④	動作④
	体幹前屈運動	動作⑥（肩関節水平外転）	—
	体幹前後屈運動	—	—
	体幹回旋運動	—	—
下肢	下肢の踏み込み運動	—	動作⑥（肩関節水平外転と体幹前屈）
	足踏み運動	—	動作⑦（腕振り運動と左右方向ステップ）
	膝関節軽度屈曲，踵上げ運動	—	—
	踵上げ運動	—	—
	両脚での跳躍運動	—	—
	片脚での跳躍と足踏み		
深呼吸		動作⑧	動作⑧
総動作項目数		8	8

※○内の数字は各体操の動作順であり，p.235 〜 240 の実技解説の運動番号。
（　）内は主動作に伴う動作内容。

ラジオ体操第1	ラジオ体操第2
—	—
—	—
動作①	
動作③	—
—	動作③
動作④（肩関節外転）	動作④（肩関節外転，頚部屈曲）
動作⑤（中等度：肩関節外転）	動作⑤（中等度：肩関節外転，手掌での大腿部のタップ運動）
—	—
—	動作⑩（前屈位保持，肩関節屈曲伸展運動）
動作⑥ 動作⑨（体幹軽度回旋）	動作⑥（肩関節屈曲伸展） 動作⑨（体幹回旋，肩関節屈曲）
動作⑦（体幹捻転，肩関節水平内外転） 動作⑩（体幹回旋）	動作⑦（肩関節水平外転，頚部回旋）
—	—
—	—
動作②（肩関節外転） 動作⑫（肩関節外転）	動作②（上肢挙上，肩関節回旋） 動作⑫（肩関節屈曲，外転）
動作⑧（上肢の挙上運動）	
動作⑪（下肢の開閉，肩関節外転）	動作①（軽度） 動作⑪（下肢の開閉，肩関節外転）
	動作⑧
動作⑬	動作⑬
13	13

3-2 章

実践 いざ体操の指導 —健康増進のための体操—

- ●バランス能力の低下がみられる場合には，坐位での「みんなの体操」の実施などを勧める。
- ●疼痛の程度や身体機能（例：疼痛の増悪がないか，会話ができないほどの息切れをしないかなど）に合わせて，患者自身の自制の範囲で実施することが重要である。
- ●負荷が高い場合，正しい姿勢で実施できない場合には，坐位での実施にするなど，体操の肢位や方法などの工夫が必要である。工夫のポイントは「**実技解説**」で提示する。

● 実施頻度

実施頻度は各自の体調に合わせての実施で構わないが，ラジオ体操第1で4.0メッツ，ラジオ体操第2で4.5メッツと比較的軽い負荷[5]のため，週4日以上など高頻度の実施を勧めてもよいが，有する疾患などを踏まえて検討する。

文献

1) 植田拓也, ほか. 地域在住高齢者における早朝のラジオ体操会への参加が，身体的，精神的，社会的側面に及ぼす効果. 日本予防理学療法学会雑誌 2023. 早期公開 . (https://doi.org/10. 57304/jptp.JPTP-D-23-00012.)
2) 渡辺修一郎, ほか. 朝のラジオ体操による血圧の変動とその関連要因. 日本老年医学会雑誌 2012；49：72.
3) Ueda T,et al.Evaluating the seasonal variations in the circulatory dynamics of community-dwelling older people while exercising outdoors in the early morning.J Physical Therapy Science 2020；32：98-103.
4) 植田拓也, ほか. 地域在住高齢者における早朝のラジオ体操実施の安全性 - 外傷・疼痛の発生状況に着目した検討. 理学療法学 Supprement 2019；47：111.
5) 厚生労働省：健康づくりのための身体活動基準 2013. 厚生労働省ホームページ (http://www.mhlw.go.jp/stf/houdou/2r9852000002xple.html)，(2015.9.15 アクセス).

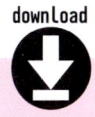
download

実技解説	みんなの体操，ラジオ体操は，一連の体操を可能な範囲ですべて行うのが望ましい しかし，跳躍運動など比較的負荷が高く，実施の際に腰痛，膝痛などがある場合には，下記の変法を用いると安全に実施が可能となる 本項では，体操のすべての動作ではなく，安全に行うための変法の一案を紹介する なお，ここでの拍数は，手のひらを打ち合わせるタイミングで自ら調整する回数とする

みんなの体操（立位）

動作⑥：下肢の踏み込み運動

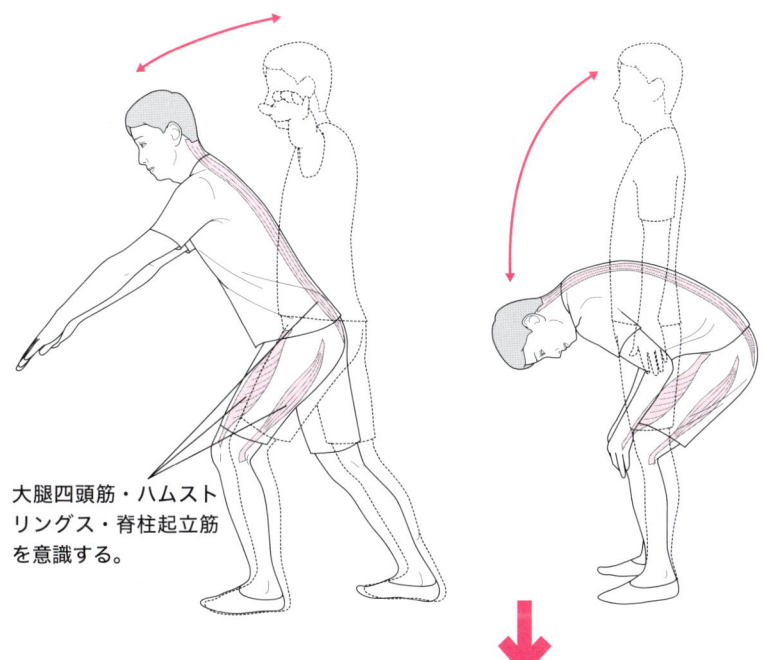

大腿四頭筋・ハムストリングス・脊柱起立筋を意識する。

①1〜4拍で立位からゆっくり上体を前に倒しながら，左足を踏み出す。
②5〜8拍で上体を起こし，両脚に負荷がかかっていることを意識する。
③1〜4拍で立位へ戻り，5・6拍で膝に手を当て軽く膝を曲げ，7・8拍で再び立位をとる。
④リズムに合わせ左右脚を変えながら4セット繰り返す。

動作⑥変法：下肢の踏み出し運動（腰痛・膝痛のある患者の変法）

①1〜4拍で立位から体幹正中位のまま左脚を軽く踏み出す。
②5〜8拍で左脚にゆっくりと体重を乗せ，大腿四頭筋に負荷がかかっていることを意識する。
＊①，②体幹は垂直のまま，膝を少しだけ曲げるようにする。
③1〜4拍で立位へ戻り，5・6拍で膝に手を当て軽く膝を曲げ，7・8拍で再び立位をとる。
＊腰痛がある場合は，体幹を曲げる量は少しにする。
④リズムに合わせ左右脚を交互に変えながら4セット繰り返す。

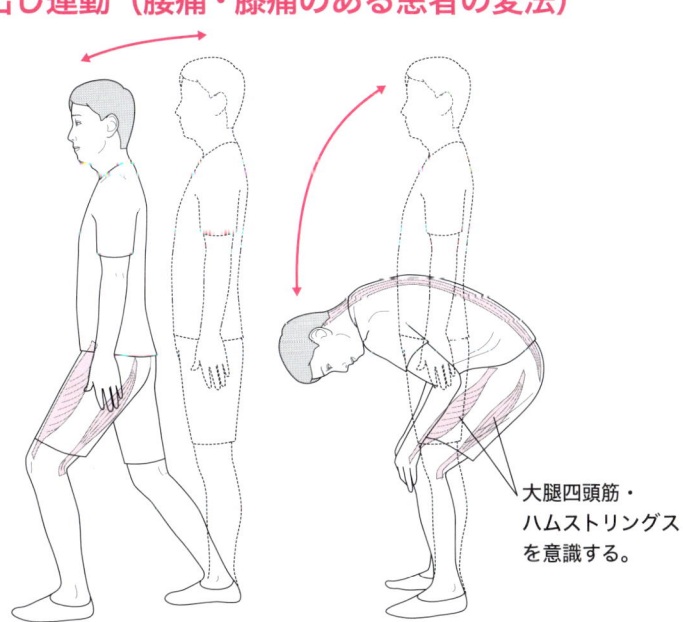

大腿四頭筋・ハムストリングスを意識する。

3-2章 実践 いざ体操の指導 ―健康増進のための体操―

動作⑩：体を回す運動

①1〜4拍で腕を大きく振り,
　体を左から右へ大きく回す。
②5〜8拍で腕を大きく振り,
　体を右から左へ大きく回す。
③息を止めないように気を付
　け，リズムに合わせ2セッ
　ト繰り返す。

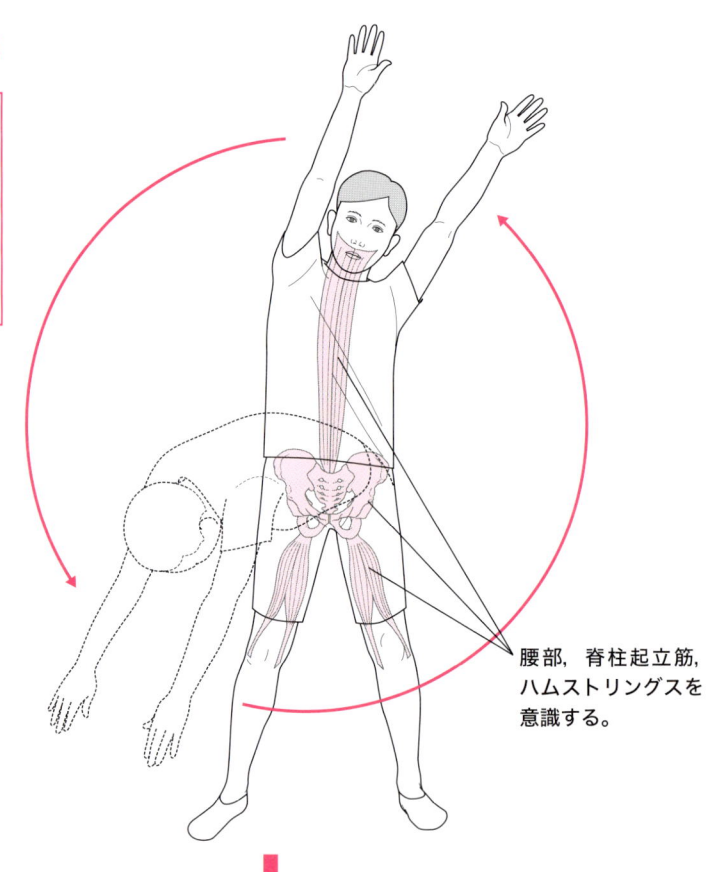

腰部，脊柱起立筋,
ハムストリングスを
意識する。

動作⑩変法：軽く腰を回す運動（腰痛のある患者の変法）

①1〜4拍で腰に手を当て，左から右へ腰
　を軽く回す。
②5〜8拍で腰に手を当て，腰を軽く体を
　右から左へ回す。

＊①，②腰痛がある場合は，動かす量は痛みの出ない範
　囲にする。

③リズムに合わせ2セット繰り返す。

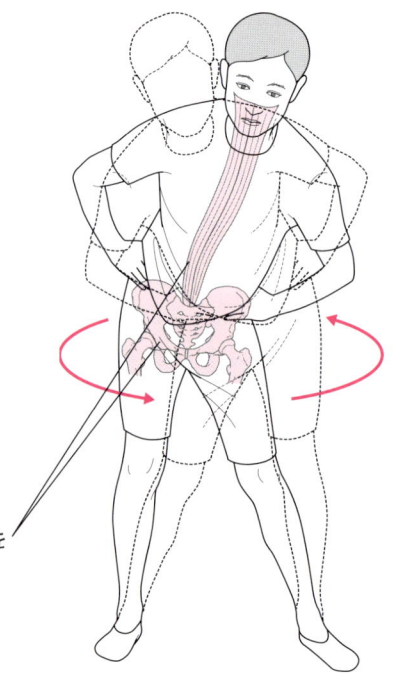

腰部，骨盤，股関節，脊柱起立筋を
意識する。

動作⑪：開閉ジャンプ運動（4拍子）

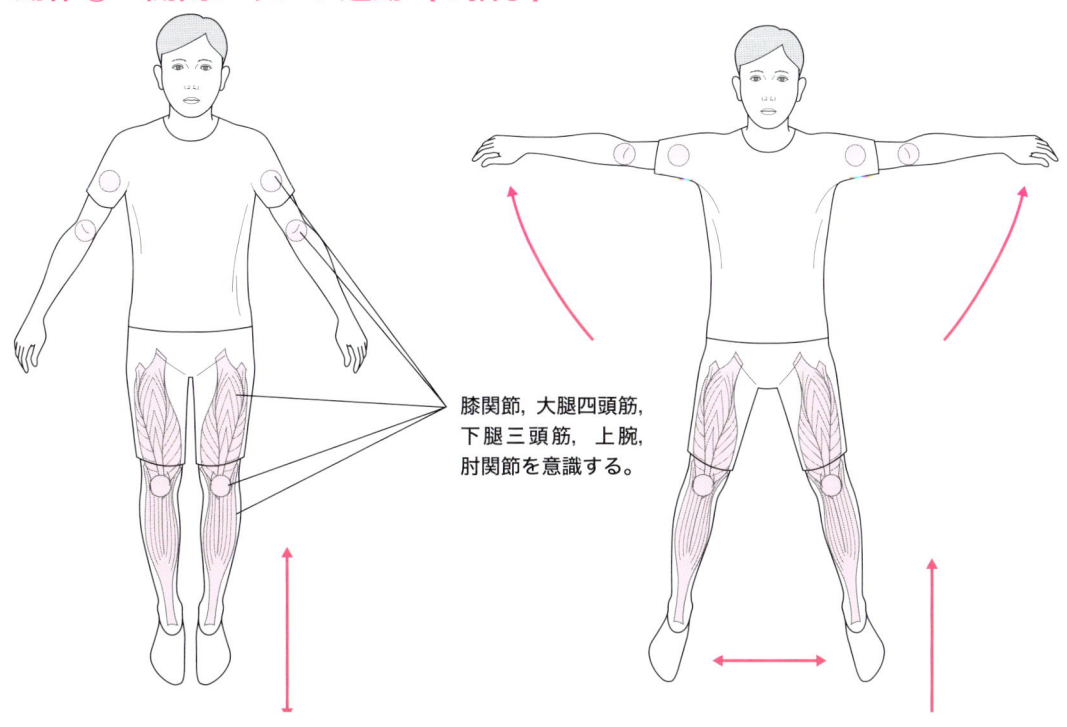

膝関節, 大腿四頭筋,
下腿三頭筋, 上腕,
肘関節を意識する。

①1〜4拍で両脚をそろえて4回跳ぶ。
②5〜8拍で両腕を横に広げるのに合わせて, 両脚を開閉しながらジャンプする (開→閉→開→閉)。
③息を止めないように気をつけ, リズムに合わせ2セット繰り返す。

動作⑪変法：足踏み運動（4拍子）
（腰痛・膝痛のある患者, ジャンプに自信のない患者の変法）

①1〜4拍でリズムに合
　わせて足踏みをする。
②5〜8拍で足踏みをし
　ながら, 1拍ずつ両腕
　の横への上げ下ろしを
　繰り返す (開→閉→開
　→閉)。

＊①, ②足踏みの高さは, バラン
　スを崩さない高さまでにする。
　少しでもOK‼椅子やテーブル
　に触りながらでもOK。

③リズムに合わせ2セッ
　ト繰り返す。

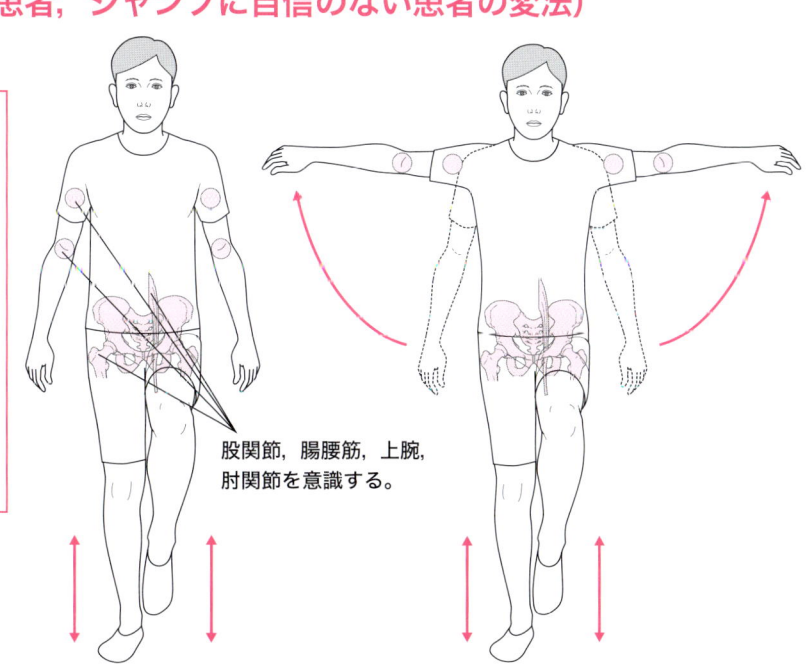

股関節, 腸腰筋, 上腕,
肘関節を意識する。

3-2章 実践 いざ体操の指導 —健康増進のための体操—

動作①：両脚でのジャンプ運動

①1〜7拍でリズムに合わせて軽く
　ジャンプをする。
②8拍目で両腕を胸の前で交差させ
　1セットで終了。
③肩の力を抜き，全身をゆするよう
　にジャンプするとよい。

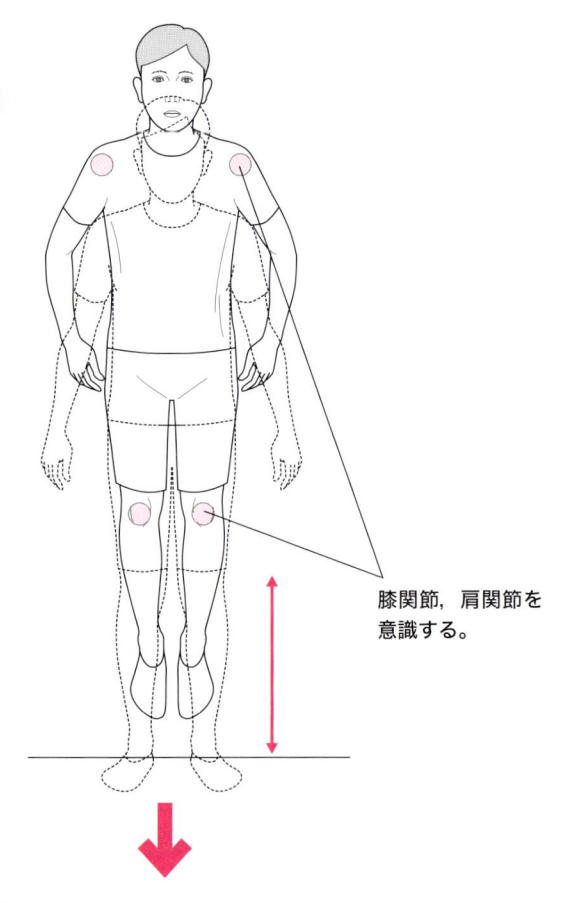

膝関節，肩関節を
意識する。

動作①変法：軽めの膝曲げ運動
（腰痛・膝痛のある患者，ジャンプに自信のない患者の変法）

①1〜8拍で軽く腕を振りながら，
　リズムに合わせて軽く膝を曲げ
　伸ばしする。

＊膝を曲げる量は，痛みが出ない範囲で行う。

②全身をゆするように行うとよい。

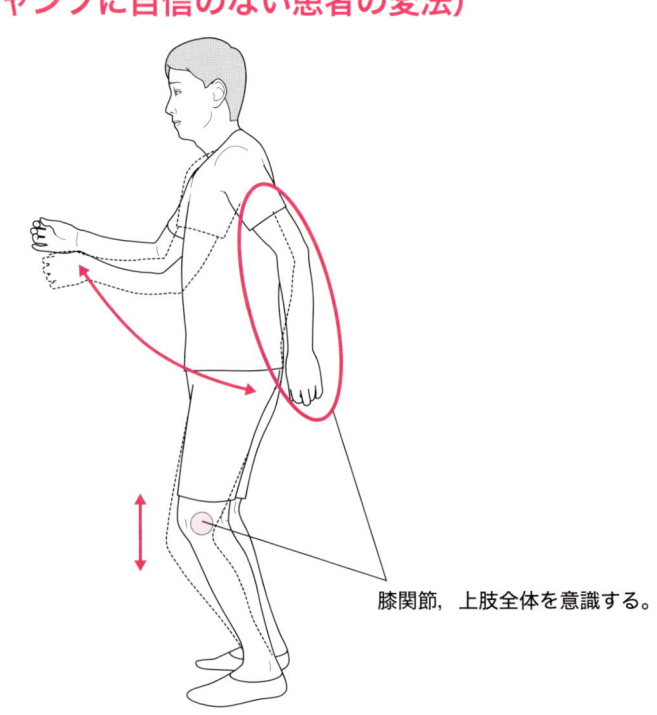

膝関節，上肢全体を意識する。

動作⑧：片脚ジャンプ・かけ足あし踏み運動

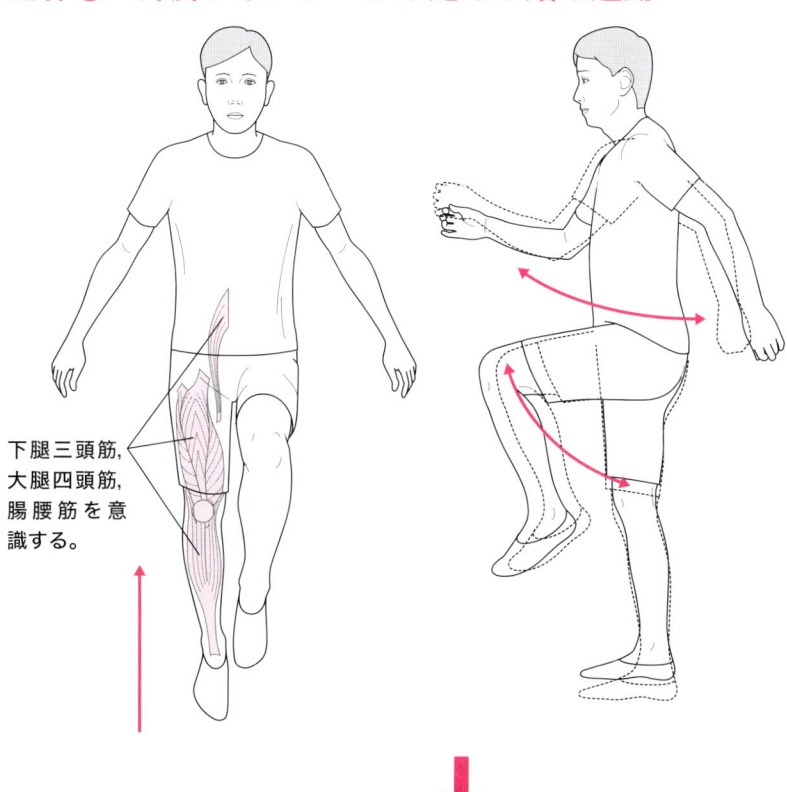

下腿三頭筋, 大腿四頭筋, 腸腰筋を意識する。

① 1・2拍で姿勢が大きく崩れないように注意しながら，左脚のももを高く上げ，右足で高く跳ぶ。
② 3・4拍で①同様注意しながら，右脚のももを高く上げ，左足で高く跳ぶ。
③ 5〜8拍でかけ足あし踏みをする。
④ リズムに合わせて2セット繰り返す。

動作⑧変法：片脚立ち・早足踏み運動
（腰痛・膝痛のある患者，ジャンプに自信のない患者の変法）

① 1・2拍で姿勢が大きく崩れないように注意しながら，左脚のももを高く上げた状態で一時静止する。
② 3・4拍で①同様注意しながら，右脚のももを高く上げた状態で一時静止する。
※①，②ももを上げる高さは，バランスを崩さない高さまでにする。少しでもOK。椅子やテーブルに触りながらでもOK。
③ 5〜8拍で，静止から切り替え，できる範囲でリズムに合わせて，早足踏みをする。
④ リズムに合わせて2セット繰り返す。

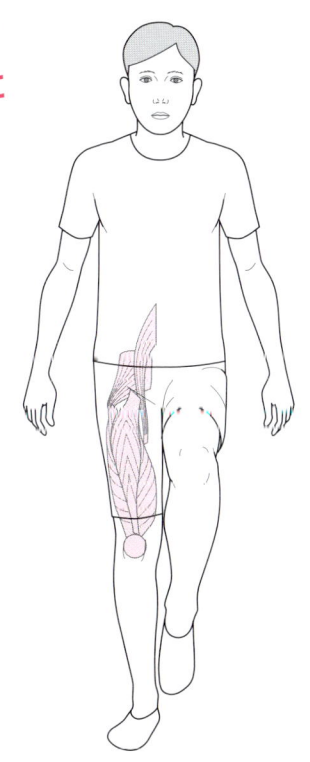

動作⑪：開閉ジャンプ運動（3拍子）

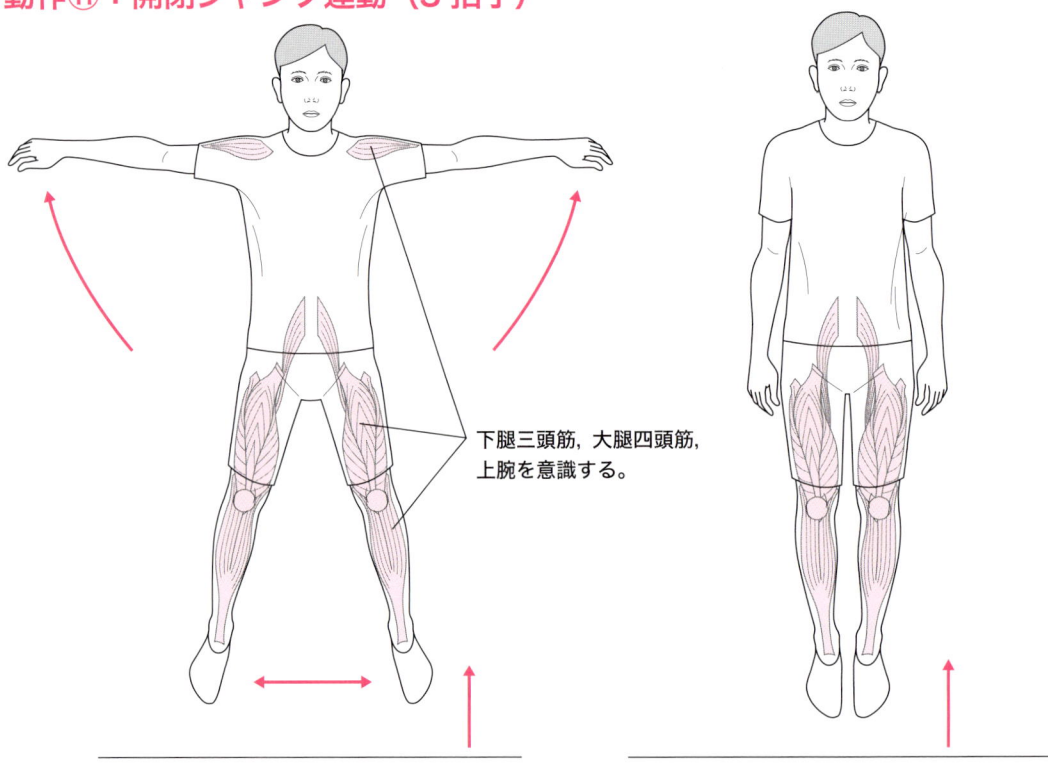

下腿三頭筋，大腿四頭筋，
上腕を意識する。

①1拍で両脚を開いてジャンプすると同時に，両腕を横に上げる。
②2·3拍で腕を下ろし，両脚を閉じて，ジャンプする。
③3拍子(開→閉→閉)のリズムに合わせて，4セット繰り返す。

動作⑪変法：足踏み運動（3拍子）（腰痛・膝痛のある患者，ジャンプに自信のない患者の変法）

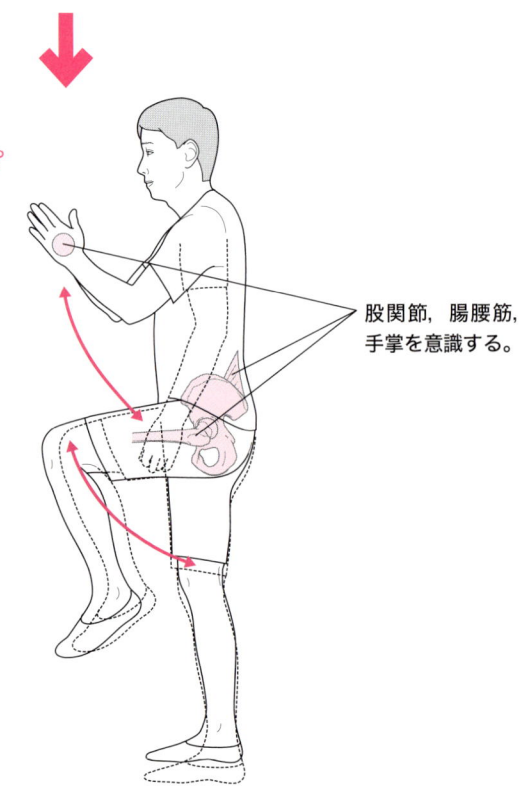

股関節，腸腰筋，
手掌を意識する。

①1拍で足踏みをしながら拍手をする。
②2·3拍で腕を下ろし，足踏みのみ行う。
③3拍子(拍手→無→無)のリズムに合わせて，
　4セット繰り返す。

＊足踏みの高さは，バランスを崩さない高さまでにする。少し
　でもOK。椅子やテーブルに触りながらでもOK。その際は，
　拍手をしなくてもよい。

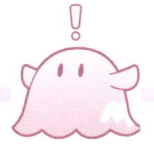

Column

ラジオ体操などの運動継続の効果
〜 Covid-19 での自粛から見えたこと〜

　2020 年から始まった新型コロナウイルス感染症の感染拡大により，半強制的に活動量や外出機会が抑制されました。われわれは，ラジオ体操を実施している高齢者への体力測定会を，コロナ禍においても継続して実施しました。

　2018 年 9 月，2019 年 9 月，2020 年 9 月の 3 時点にすべて参加したラジオ体操を実施している高齢者 49 名（男性：22 名，平均年齢：77.9±5.0 歳）を，第 1 回緊急事態宣言中の運動頻度減少群（19 名）と，維持増加群（30 名）の 2 群に分類し，歩行速度と精神的健康状態（WHO-5 得点）の変化の相違を検討しました。

　反復測定分散分析の結果，WHO-5 得点にのみ群と調査時期での交互作用が確認され，運動頻度減少群に有意な低下がみられました（p = 0.046）。運動頻度の減少は，即時的には精神的健康状態の低下につながることが明らかとなり，Covid-19 の感染拡大により，改めて運動継続の効果が明らかになったといえます。

（東京都健康長寿医療センター研究所，東京都介護予防・フレイル予防推進支援センター　植田拓也）

3-2 章

実践 いざ体操の指導 ―健康増進のための体操―

姿勢改善のための体操

北里大学大学院医療系研究科整形外科学，リハビリテーション科学，スポーツ医学 **高平尚伸**

体操指導のための知識の整理

● 対象となることの多い患者の年齢・性別

年齢は小学生以上のすべての年齢であり，性別は特にない。

基本的に健常者を対象としており，姿勢調節障害は除外する。ただし，加齢による軽度の運動器（骨・関節）疾患などは含まれる。

主に健常者の上半身，特に体幹を中心とした，いわゆる不良姿勢に絞る。さらに，動作での動的な姿勢も重要であるが，ここでは静的な姿勢を対象とする。

職業（学生や会社員などのデスクワーク，PC利用者，ドライバー，一部の農業などの前かがみ姿勢や音楽家などの非対称性姿勢が強いられる場合），スポーツ（テニスや野球などの非対称性スポーツ，自転車やボクシングなどの前傾スポーツの場合），環境（床や椅子への坐位の多い状況，寒い地域）などの習慣による不良姿勢が主な対象である。

● 目的・目標

個々の患者に適した良好かつ負担の少ない姿勢を目標とするが，理想的には，矢状面バランスをよくさせる。すなわち側面で骨盤を立たせて，脊柱の生理的S字カーブに回復・維持させる。

理想的アライメントは，あごを引いて背筋を伸ばし，側面で耳朶，肩峰突起，大転子，膝関節のやや前方，外果のやや前方が直線上になっている姿勢である。後面からは，頭蓋骨，全脊椎，骨盤，両膝間，両内果間まで，正中線が通過する。

近年注目されているファシアを意識させる。ファシアは姿勢改善に重要な要素の一つである。

目的は，短期的には腰痛や肩こりなどの症状改善あるいは健康維持であり，長期的には健康寿命の延伸である。

● インフォームドコンセント

仕事や家庭などで以前と変わらない環境のもとで不良姿勢が継続されれば，姿勢改善体操の長期的な効果は望めないため，体操を継続することが重要である。

加齢により胸腰椎が後弯し，骨盤が後傾して，脊柱アライメントが不良になる姿勢では，身長が短縮して下肢にも影響を及ぼし，全身の不良姿勢につながる。長期に続けば，拘束性換気障害や逆流性食道炎などの内臓障害の発生につながることがある。

姿勢には認知・情緒的要素，環境，文化，習慣，運動学習などの要因が複合的に関与している。

● 基礎疾患・合併症への配慮

構築的要因（先天性疾患，重度の脊椎変形性疾患，真の下肢脚長差や筋力低下のある下肢の関節症，関節リウマチなど），疾患的要因（脳卒中，神経・筋疾患，変性疾患，前庭迷路系・

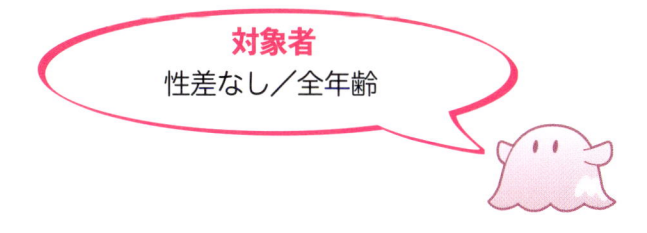

対象者
性差なし／全年齢

視覚系・体性感覚系の障害による感覚性運動失調，脳血管障害，小脳脳幹病変，脊髄小脳変性症，パーキンソンあるいはパーキンソニズム，脳性麻痺，認知症など）には配慮が必要であり，特殊な病態や疾患では疾患特有の評価を最優先する。

　高齢者の特徴として，変形性脊椎症，変形性関節症，骨粗鬆症による脊椎椎体骨折，サルコペニアなどの筋骨格系，注意力や判断力などの高次神経機能の低下などの神経系，白内障などの視力低下や明暗順応の低下あるいはふらつき・めまい感や関節位置覚の低下などの感覚受容器系などの退行変化を念頭に置く必要がある。

● 禁忌

- 救命救急領域の疾患，急性外傷患者や骨折患者（骨粗鬆症の脊椎椎体骨折の新鮮例なども含む）。
- 入院による長期の疾患罹患による患者。
- 何らかの原因により疼痛を回避している患者。
- 姿勢改善のための体操により疼痛が著しく増悪する患者，など。

● 術前後で留意すべき点

- 脊椎脊髄病や側弯症などで脊椎インストウルメンテーション手術などの脊椎の手術の前後や基礎疾患がある場合の不良姿勢では，主治医や担当理学療法士から「行ってはいけない留意すべき点」を確認する。
- 姿勢改善のための体操を行うことで，疼痛が出現あるいは増悪した場合には直ちに中止し，必要があれば原因を究明する。

● 患者指導のコツ

- 個々の患者にとって適切な姿勢すなわち「よい姿勢」がある。理想的な正しい姿勢は，必ずしも個々の患者にとって適切でよい姿勢であるとは限らない。
- 無理のない範囲で姿勢改善のための体操を勧め，個々の患者に合った負担の少ない姿勢を目指して姿勢改善のための体操を指導する。
- 不良な姿勢が継続すると，一部の軟部組織は伸張あるいは圧迫などのストレスを長期的に受け，身体に負担がかかる。そのため姿勢改善のための体操の継続による効果と必要性を伝える。
- 環境改善などの指導が必要な場合もある。

一般的には 1 日 2 回程度を推奨するが，特に制限はない。

初期の段階では，気が付いた時点で，姿勢の自己チェックをするとよい。

なお，体操の効果を体感できたとしても，継続して毎日実施することが望ましい。

壁際エクササイズ（骨盤傾斜を正す姿勢学習，および身体機能改善トレーニングとしての壁際スクワットと壁押しストレッチング）（p.251 ～ 253）を行った場合では，4 週間後には対象者の 100% に姿勢の改善が認められた。介入を中止した 1 週間後では，計測したすべての項目で姿勢が維持されていた対象者の割合は 20% のみであり，大幅に低下していた[1]。このことから，毎日のトレーニングは姿勢を改善するために重要であり，定期的な運動の繰り返しが必要であることが示唆された。

文献

1) Takahira N, et al：Effect of devised simultaneous physical function improvement training and posture learning exercises on posture. Healthcare (Basel)2023; 11:1287: 1-10. doi: 10.3390/healthcare11091287.

2) Janda V：Muscle and cervicogenic pain syndromes. In Physical Therapy for the Cervical and Thoracic Spine; Grant, RE, Ed.; Churchill Livingstone：Melbourne, Australia, 1988,p153–166.

3) Janda V：Janda Compendium Vol II; Orthopaedic Physical Therapy Practice: Minneapolis, MN, USA, 1997,p7–13.

4) Takahira, N：Low Back Pain Improves with a Rolled Towel; Kawade Shobo Shinsha：Tokyo, Japan, 2013,p51–76. (In Japanese) .

5) Rancour J, et al：The effects of intermittent stretching following a 4-week static stretching protocol: A randomized trial. J Strength Cond Res 2009; 23：2217–22.

download

実技解説
ストレッチは **1** を，筋力トレーニングは **8** を行うだけでも効果は感じられる。さらに **3** を行うと，より効果的である
その場の環境や姿勢に応じてストレッチと筋力トレーニングを分けて意識し，できそうな体操から少しずつ増やしていくのがよい

ストレッチと筋肉トレーニング

1 体幹・脊柱周囲筋のストレッチ（上部）[2〜3回 / 日]

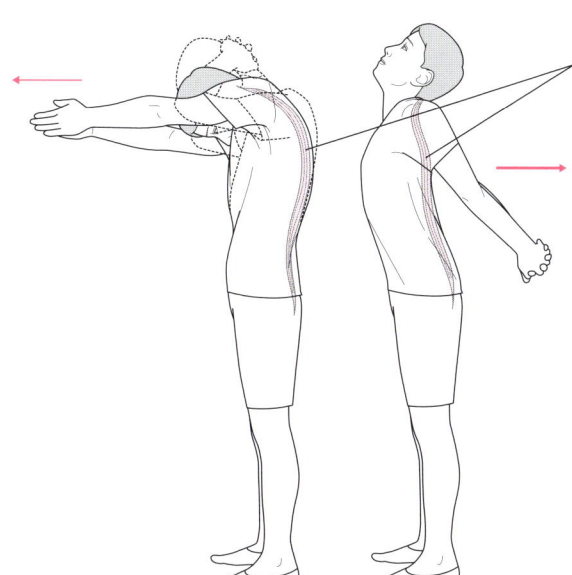

脊柱起立筋，僧帽筋，菱形筋を意識する。

①立位で，後頭部の後ろに手を組み，頚部を最大屈曲させる。
②両上肢を伸展させ，前方で手を合わせて前に引っ張られるようなイメージで押し出し，左右の肩甲骨が離れることを意識する。片手ずつ左右交互に行ってもよい。
③身体の後ろに手を回して手を組み，手を後方に引いて胸を張り，左右の肩甲骨を寄せる。
④顎を引いてからゆっくりと頚椎を最大伸展させる。
⑤15〜20秒姿勢を維持する。

2 体幹・脊柱周囲筋のストレッチ（下部）[2〜3回 / 日]

①椅子あるいはソファに座り，両手を椅子の座面の下にかける。
②両肘を屈曲させながら体幹をゆっくりと最大屈曲させる。
③15〜20秒姿勢を維持する。

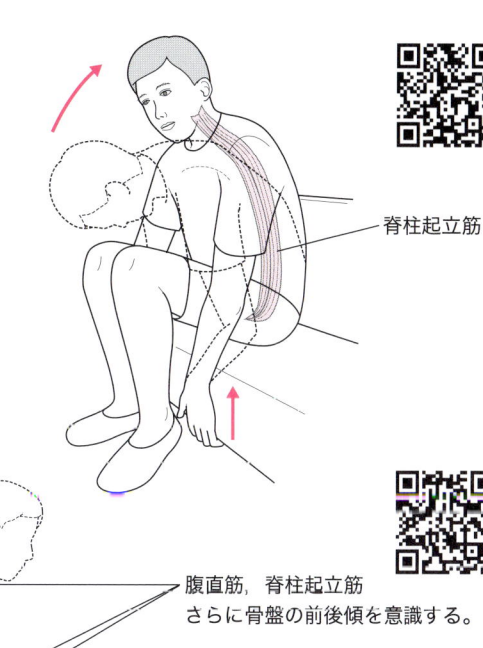

脊柱起立筋

3 坐位での骨盤前後傾運動 [前後を5回／日]

①椅子に座り背すじを伸ばし骨盤の前傾と後傾を繰り返す。
②1〜2秒をかけて，ゆっくり行う。

＊難しいようであれば，両腸骨稜にそれぞれの両手を当てるとより意識できる。

腹直筋，脊柱起立筋
さらに骨盤の前後傾を意識する。

4 体幹の側屈 [2〜3回/日]

対象者アルアル情報

Q：体操が正しくできているか心配なんです。

A：もしも立位で行う体操でしたら，鏡やガラスにご自身の姿や動作を映してチェックされてはいかがでしょうか。

広背筋，腹斜筋を意識する。

①両上肢を伸展し，両肩を最大外転して，両手を合わせて，背伸びをする。
②左右交互に体幹を側屈させる。
③5〜10秒姿勢を維持する。

5 体幹の回旋 [2〜3回/日]

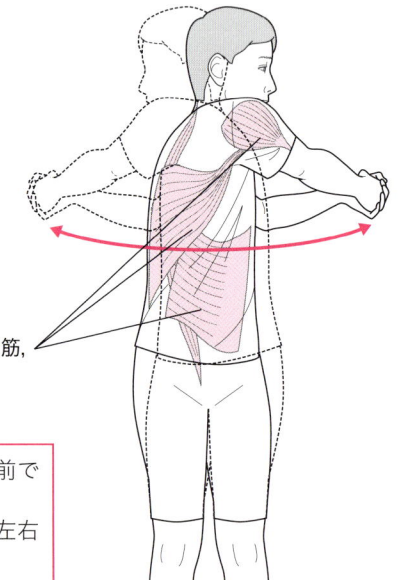
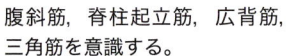
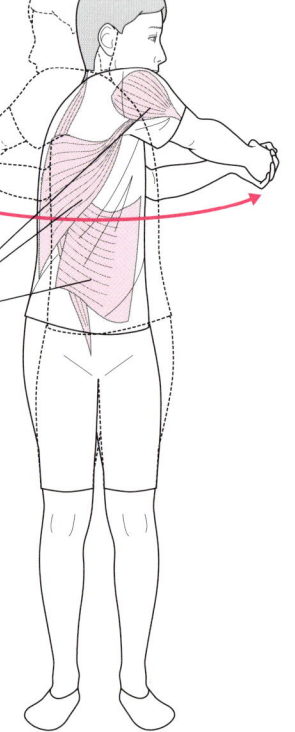

腹斜筋，脊柱起立筋，広背筋，三角筋を意識する。

①両上肢を伸展させて，肩を90°屈曲し，身体の前で両手を合わせる。
②両手を水平に後ろに回して体幹を回旋させる。左右交互に行う。
③5〜10秒姿勢を維持する。

6 床での体幹の回旋［2〜3回 / 日］

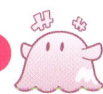

対象者アルアル情報

Q：体幹がしっかりと正しく回旋しているのか不安です。体幹が直線状に真っ直ぐにならなくて，下肢の移動で屈曲してしまうこと（リスク）があります。
A：そのような場合は，別の人に動作と姿勢を確認してもらいましょう。

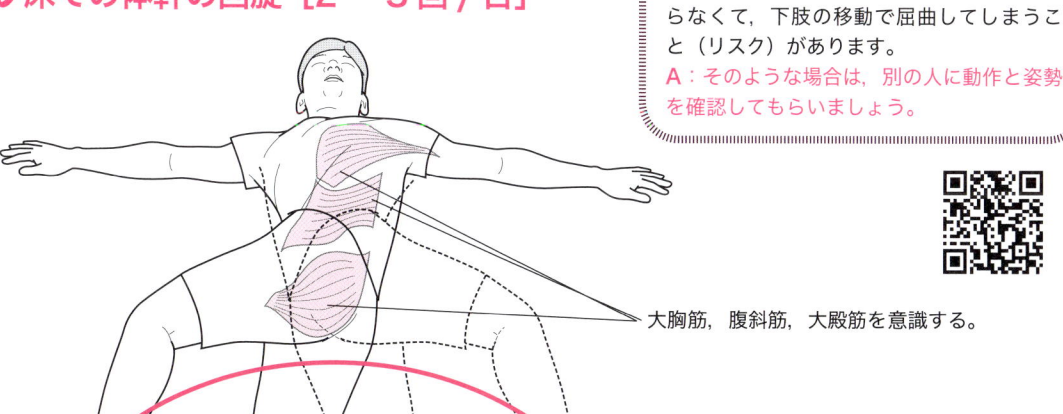

大胸筋，腹斜筋，大殿筋を意識する。

①床に仰臥位で，両上肢を広げ，肩関節外転 90°，股関節と膝関節を 90°に屈曲させて，体幹を回旋させる。
②下側の下肢は上半身の延長線上に真っすぐにして維持する。左右交互に行う。
③5〜10秒姿勢を維持する。

7 四つ這いでの脊柱・骨盤の前後屈［2〜3回 / 日］

脊柱の前後弯，骨盤の前後傾を意識する。
脊柱起立筋，菱形筋を意識する。

①脊柱起立筋と菱形筋については，脊柱後弯姿勢ではストレッチング，脊柱前弯姿勢では筋力トレーニングになる。
②基本姿勢では，四つ這いになり，手は肩の真下よりやや外側，膝は股関節の真下に置く。
③5〜10秒姿勢を維持する。

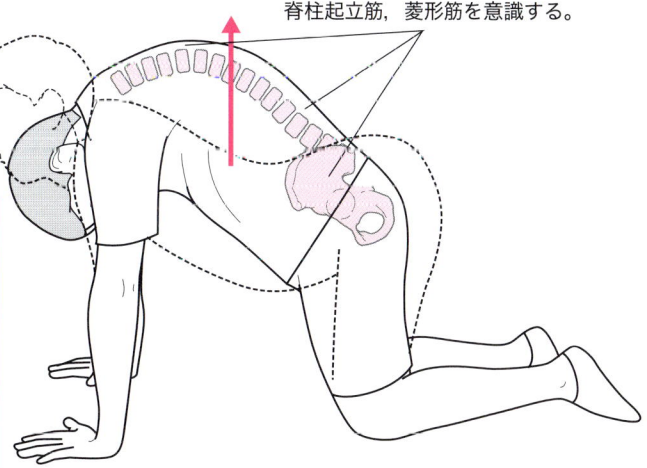

3-2
章

実践 いざ体操の指導 ―健康増進のための体操―

8 スクワット［2〜3回/日］

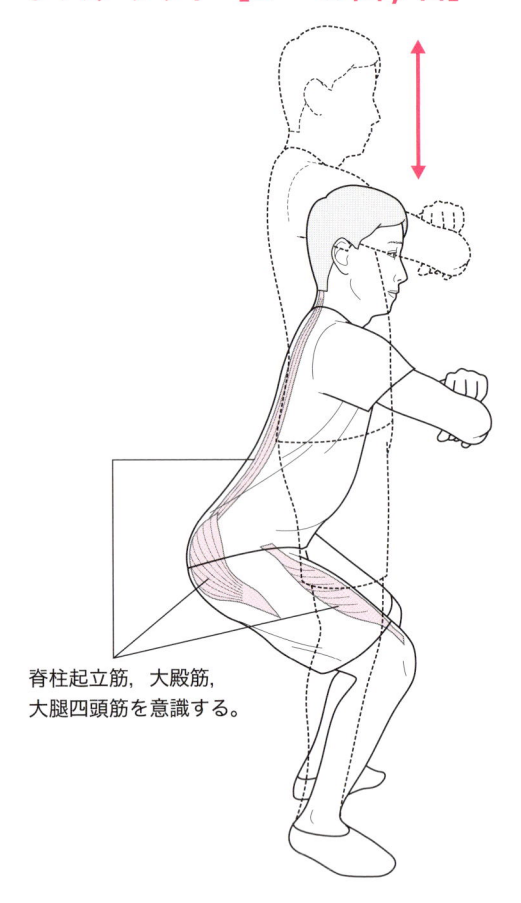

脊柱起立筋，大殿筋，
大腿四頭筋を意識する。

①両脚を肩幅ほどに開き，背筋を真っすぐに伸ばした姿勢を維持する。
②殿部を後方に出しながら，ゆっくりと腰を落とし，股関節と膝関節を屈曲させる。

＊その際，膝蓋骨がつま先より前に出ないようにする。
　できれば顔面・膝蓋骨・つま先が一直線になるようにする。
　両手を頭の後ろで組んで行ってもよい。

③3秒姿勢を維持して立ち上がる。
④15〜20回繰り返す。

9 腹部引き込み（ドローイン）［3〜5回/日］

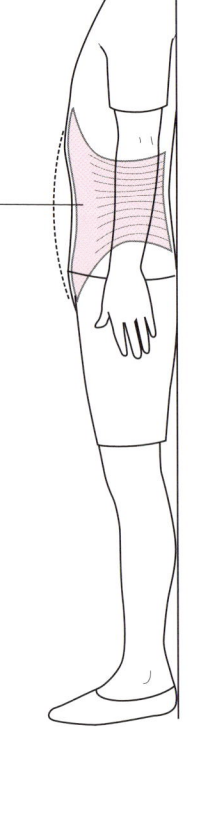

腹横筋を意識する。

①立位（あるいは坐位）で理想的な正しい姿勢にする。
②呼吸は止めずに2〜3秒かけてゆっくり息を吸い込む。
③ゆっくり息を吐きながら，腹部を最大に凹ませた状態を維持する。
④10〜15秒姿勢を維持する。

＊呼吸を止めてはいけない。

10 腕立て，肘立て［2〜3回／日］

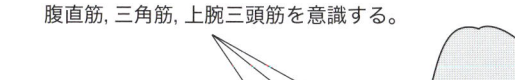

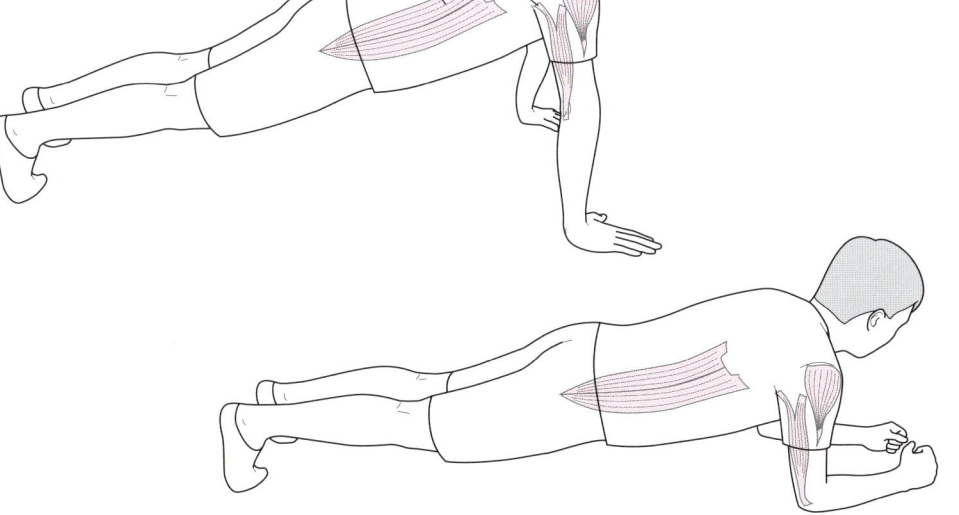

腹直筋，三角筋，上腕三頭筋を意識する。

①腹臥位になり，手掌とつま先を床につけて，腕立て伏せ前の姿勢になる。
②手は肩の真下にして（やや幅を広げてもよい），頭，肩，殿部，つま先まで一直線にする。
　肘立ては両前腕を床につける。
③10〜20秒姿勢を維持する。
＊反り過ぎた脊柱前弯姿勢や殿部が出た姿勢にならないようにする。

11 サイドプランク［2〜3回／日］

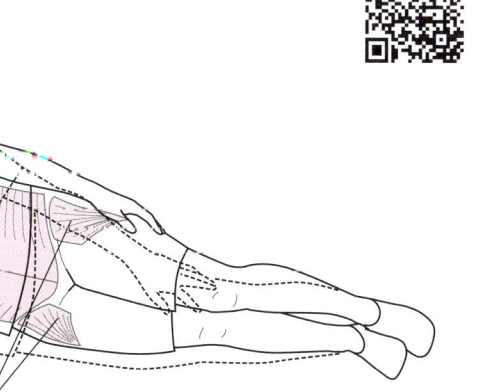

①側臥位になり，下側の前腕を床につけて，上側の手を腰に当てる。
②腰を持ち上げた姿勢を10〜20秒維持する。

腹斜筋，広背筋，上腕三頭筋，中殿筋を意識する。

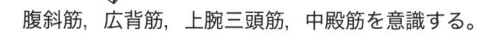

12 殿部持ち上げ［2〜3回／日］

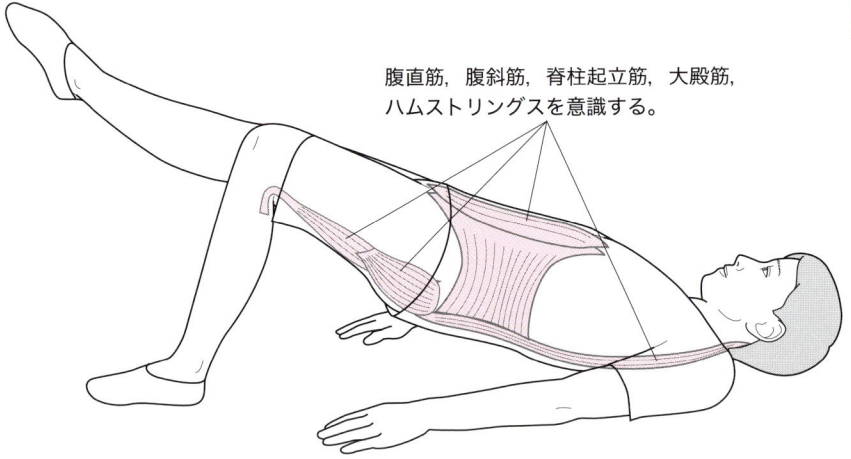

腹直筋，腹斜筋，脊柱起立筋，大殿筋，
ハムストリングスを意識する。

①仰臥位で，両膝を立て，両上肢を伸展したまま手掌を床につける。
②両足を床につけたまま腰を床から持ち上げ，片膝を伸展する。
③左右交互に行う。
④10〜20秒姿勢を維持する。

13 腹臥位（うつ伏せ）での上半身と下肢の挙上 （体幹そらし）［2〜3回／日］

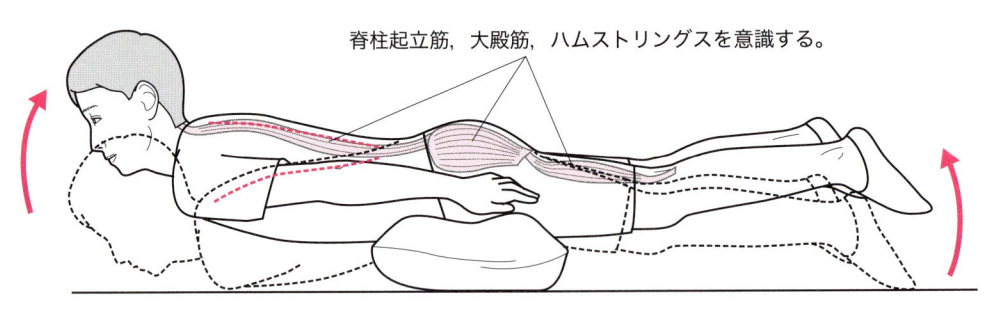

脊柱起立筋，大殿筋，ハムストリングスを意識する。

①腹臥位で，股関節の前面に枕を置く。
②頭を上げて上半身を反らし，同時に両下肢を伸展させたまま挙上
　させる。
③10〜20秒姿勢を維持する。

壁際エクササインズ：身体機能改善トレーニング

1 壁際スクワット［5〜10回／日］

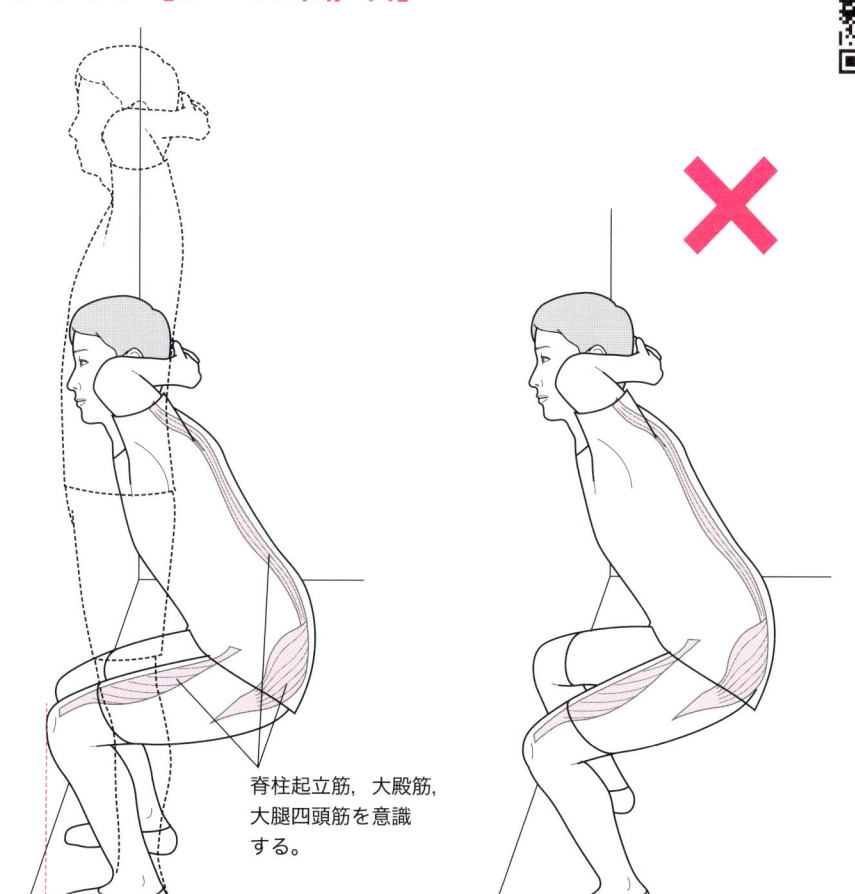

脊柱起立筋，大殿筋，
大腿四頭筋を意識
する。

①足を肩幅に広げて壁に向かって立ち，両足を各々 30° 外旋させてつま先を再び壁に付け，手を後頭部に置く。
②息を吸いながら 3 秒間で膝関節を 70°〜90° に曲げる。
③息を吐きながら 3 秒間かけて膝関節を伸ばす。
＊この間，頭を前に向け続けることと，膝が内側または外側に曲がらないように（外反または内反）意識する。
　さらに，膝が壁に触れないよう注意する。
④膝関節の 1 回の屈曲とその後の膝関節の伸展を 1 動作とし，10 動作を 1 セットとする。

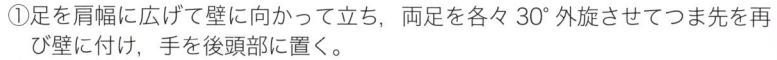

壁際スクワットは，通常のスクワットとは異なる 2 つの利点がある。
利点 1：通常のスクワットでは膝がつま先よりも前に出てしまいがちであるが，壁際に立つと膝が 前に出なくなり，膝への負担が軽減される。
利点 2：脊柱起立筋，大殿筋，大腿四頭筋などの姿勢を保持するための筋肉，すなわち抗重力筋を刺激できる。

2 壁押しストレッチング［2〜3セット／日］（3動作で1セット）］

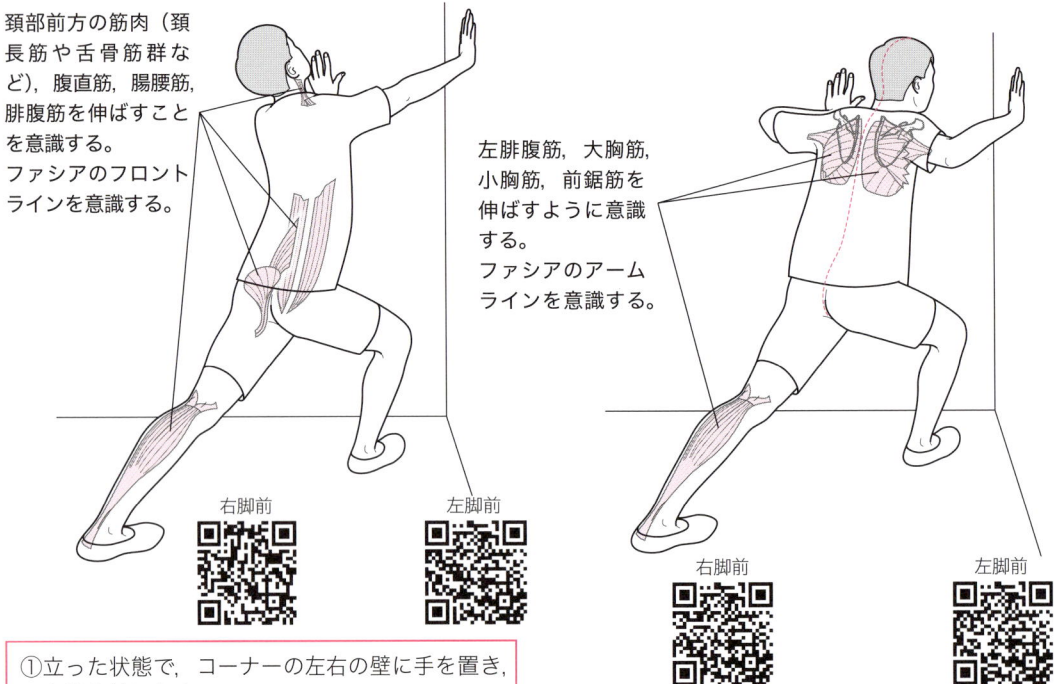

頚部前方の筋肉（頚長筋や舌骨筋群など），腹直筋，腸腰筋，腓腹筋を伸ばすことを意識する。
ファシアのフロントラインを意識する。

左腓腹筋，大胸筋，小胸筋，前鋸筋を伸ばすように意識する。
ファシアのアームラインを意識する。

右脚前　左脚前

右脚前　左脚前

①立った状態で，コーナーの左右の壁に手を置き，右脚を前に出す。
②右膝を曲げて，左かかとを床につける。
③両側の肩甲骨が正中線にくるように，両肘関節を屈曲させる。この状態を10秒間維持する。
④頚部を伸展させ，体幹も伸展させ，骨盤を前傾させた状態を10秒間維持する。

＊頚部前方の筋肉（頚長筋や舌骨筋群など），腹直筋，腸腰筋，腓腹筋のストレッチを意識する。

⑤左右の脚を入れ替えてストレッチを継続し，これを1セットとする。

①立った状態で，コーナーの左右の壁に手を置き，右脚を前に出す。
②右膝を曲げて，左かかとを床につける。
③両側の肩甲骨が正中線にくるように，両肘関節を屈曲させる。
④この状態を10秒間維持する。

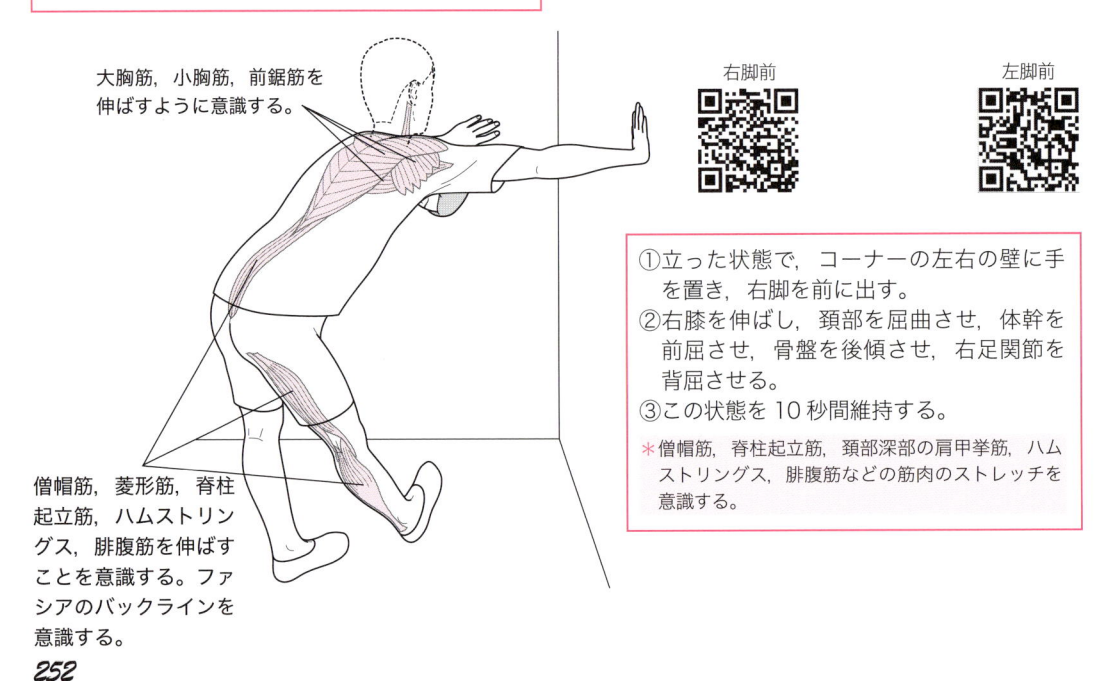

大胸筋，小胸筋，前鋸筋を伸ばすように意識する。

僧帽筋，菱形筋，脊柱起立筋，ハムストリングス，腓腹筋を伸ばすことを意識する。ファシアのバックラインを意識する。

右脚前　左脚前

①立った状態で，コーナーの左右の壁に手を置き，右脚を前に出す。
②右膝を伸ばし，頚部を屈曲させ，体幹を前屈させ，骨盤を後傾させ，右足関節を背屈させる。
③この状態を10秒間維持する。

＊僧帽筋，脊柱起立筋，頚部深部の肩甲挙筋，ハムストリングス，腓腹筋などの筋肉のストレッチを意識する。

壁際エクササインズ：骨盤傾斜を正す姿勢学習

1 立位 ［2～3セット／日］

①壁に背を向けて立ち，両かかととを合わせて，かかとを壁に押し付ける。
②顎を引き，力を入れずに胸を伸ばす。
③この状態で両肩を壁につけて，直立姿勢をとる。
④この位置での10秒間を1セットとする。

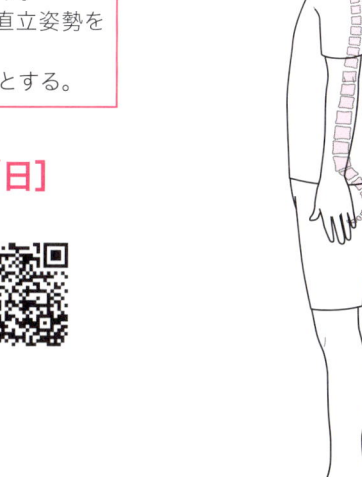

2 座位 ［2～3セット／日］

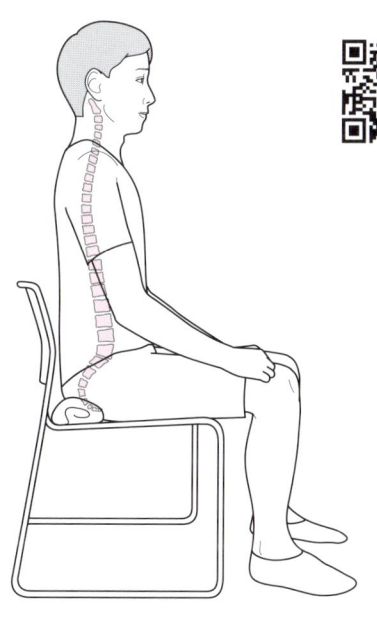

①バスタオルを筒状に丸めて，椅子の座面と背もたれの間に置き，丸めたバスタオルの上にお尻の後ろ半分，すなわち仙骨を乗せて椅子に座る。

＊座り姿勢で起こりやすい骨盤の後傾を防ぎ，骨盤の前後傾の中間位置での座り姿勢を意識する。

②10秒間を1セットとする。

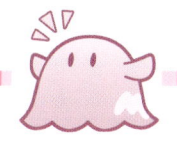

Column

正しい姿勢のチェックは日常的に実施を！

　姿勢改善のための体操によって，問題となる異常姿勢の原因が矯正され，よい姿勢が獲得できても，日常の活動中（姿勢をあまり意識していないとき）には，よい姿勢が保たれていない場合も少なくありません。特に，静的な動作，例えば，座って仕事をしているとき（デスクワークなど）や同じ位置で長時間の立ち仕事を行っているときなどは，悪い姿勢となっていることがよく見受けられます。

　このため，意識しなくても（日常的に）よい姿勢が保たれるようになるまで，姿勢の自己チェックを常日頃から心がける必要があります。つまり，いったんよい姿勢が獲得できたら，姿勢の自己チェックの方法を指導することが重要といえます。

（北里大学医療衛生学部リハビリテーション学科理学療法学専攻　松永篤彦）

3-2章 実践 いざ体操の指導 —健康増進のための体操—

索引

改訂第2版
患者指導に役立つ！

体操療法　オールブック

エビデンス＆プラクティス

2016 年　4 月　1 日	第 1 版第 1 刷発行	
2022 年　7 月 10 日	第 4 刷発行	
2024 年 11 月 10 日	第 2 版第 1 刷発行	

■ **編　集**　高平尚伸　　たかひら　なおのぶ

■ **発行者**　吉田富生

■ **発行所**　株式会社メジカルビュー社
〒 162-0845 東京都新宿区市谷本村町 2-30
電話　　　　03(5228)2050(代表)
ホームページ　https://www.medicalview.co.jp/

営業部　FAX 03(5228)2059
　　　　E-mail　eigyo@medicalview.co.jp

編集部　FAX 03(5228)2062
　　　　E-mail　ed@medicalview.co.jp

■ **印刷所**　三美印刷株式会社

ISBN978-4-7583-2188-4 C3047

© MEDICAL VIEW, 2024. Printed in Japan